国家自然科学基金面上项目（72174033）
重庆市社会科学规划项目（2022NDYB196）
重庆医科大学未来医学青年创新团队支持计划项目（W0013）

支持

自我
健康管理

Healthy self-management

主编　刘薇薇　张俊辉

重庆大学出版社

图书在版编目（CIP）数据

自我健康管理 / 刘薇薇 , 张俊辉主编 . -- 重庆：
重庆大学出版社 , 2023.5
ISBN 978-7-5689-3834-1

Ⅰ . ①自… Ⅱ . ①刘… ②张… Ⅲ . ①保健 – 基本知
识 Ⅳ . ① R161

中国国家版本馆 CIP 数据核字（2023）第 058626 号

自我健康管理
ZIWO JIANKANG GUANLI

主　　编：刘薇薇　张俊辉
策划编辑：胡　斌

责任编辑：胡　斌　版式设计：胡　斌
责任校对：刘志刚　责任印制：张　策

*

重庆大学出版社出版发行
出版人：饶帮华

社址：重庆市沙坪坝区大学城西路 21 号
邮编：401331
电话：（023）88617190　88617185（中小学）
传真：（023）88617186　88617166
网址：http://www.cqup.com.cn
邮箱：fxk@cqup.com.cn（营销中心）

全国新华书店经销
重庆长虹印务有限公司印刷

*

开本：720mm×1020mm　1/16　印张：22.75　字数：285 千
2023 年 5 月第 1 版　2023 年 5 月第 1 次印刷
ISBN 978-7-5689-3834-1　定价：68.00 元

编 委 会

主　编　刘薇薇　张俊辉

副主编　吴婷婷　王　春　邓秀云　高　西

　　　　张　静　卞　晶

编　委　赵星雨　杨倩茹　孙瑞钦　王一帆

　　　　陈　宇　龚晓涵　王娅楠　聂芯雨

　　　　牟彦锦　郑渊杰　闵　雪　陈辉龙

　　　　雷　迅　黎明静　游秋香　付玉环

　　　　倪慧孜

前　言

世界卫生组织（World Health Organization，WHO）提出：健康是一种在生理、心理和社会上的完满状态，而不仅仅是指没有疾病和虚弱的状态。一个人的健康状态并不是一成不变的，也不能只靠医生和药品来维系，更多的是需要自我管理。自《"健康中国2030"规划纲要》实施以来，大众对健康的认知逐渐发生了变化，人们的生活方式也不断朝着更健康的方向加速转变：从关注食品配料表、选择低糖低盐饮食、把运动健身作为日常等都可以看出，健康作为一种理念，正渗透每个人的生活。

自我健康管理，是指通过监测分析自身健康信息，并通过一系列措施不断减少疾病影响、治疗自身疾病并预防疾病的一种维持和促进自身良好健康状态的健康行为。这种健康行为的功能医学主要是在疾病发生前，通过饮食调整、营养补充剂及其他相关的辅助疗法，维护好人体器官系统的功能，使人不发病、少发病，在健康状态下发挥着更重要的作用。这是对卫生健康领域的良好补充，也启发我们进一步思考怎样利用自我健康管理来保障健康生活。

在生活中，我们的身体健康与很多因素息息相关，例如合理营养和平衡膳食有助于保持健康和预防疾病。人的生命必须通过饮食来维持，人的生命质量和心理健康又与饮食营养有着极其密切的关系，人的生长发育、免疫力也都与营养饮食有不可分割的联系。同时，健康的身体状态也离不开运动，运动可以燃烧多余的脂肪，强化人体骨骼，增强肌肉，提高免疫力，减少心理问题。除此之外，良好的睡眠也有利于恢复精力……为了让更多的人更加充分地了解自我健康管理的知识和技能，本书将从饮食、运动、睡眠、心理、营养、养生这六个方面逐一介绍如何合理、科学地保持身心健康，希望可以帮助您学会自我健康管理，提高健康水平。

Contents
目 录

自我

健康管理

第一章

健康小讲

第一节

什么是健康

★ <u>什么是健康</u>

　　健康是现代人类的基本权利，任何人都有权利维护。健康是人生的首要财富，健康亦是一种心态。知己知彼，百战不殆。谈到健康，我们首先就要清楚什么是健康。

　　在词典中，"健康"通常被简单扼要地定义为"机体处于正常运作状态，没有疾病。"这是传统的健康概念，我们确实是把机体受到干扰，导致功能下降，生活质量受到损害看成疾病。那么，没有疾病就是健康吗？身体感觉良好就是健康吗？行动能力强就是健康吗？显然，这些对健康的简单定义都是片面的。事实上，要对"健康"作出确切的定义很难，因为即使没有明显的疾病，人对健康或不健康的感觉也具有很大的主观性。毫无疑问,自我感觉身体健康,不等于身体没有疾病。

《辞海》对"健康"的描述是:"人体各器官系统发育良好、功能正常、体质健壮、精力充沛并具有良好劳动效能的状态。通常用人体测量、体格检查和各种生理指标来衡量。"这种说法要比"健康就是没有病"更加完善,但仍然是把人作为生物有机体来对待。因为它虽然提出了"劳动效能"这一概念,但仍未把人当作社会人。一般大众关于健康的认识,就是"机体处于正常运作状态,没有疾病"。此外,《简明不列颠百科全书》中文版对健康的定义是:"健康,是个体能长时期地适应环境的身体、情绪、精神及社交方面的能力。"

目前为止,对于健康最科学的定义就是 WHO 在 1946 年成立时在其宪章中所提到的健康概念:"健康乃是一种在身体上、心理上和社会上的完满状态,而不仅仅是没有疾病和虚弱的状态。"世界卫生组织关于健康的这一定义,把人的健康从生物学的意义,扩展到了精神和社会关系(社会相互影响的质量)两个方面的健康状态,把人的身心、家庭和社会生活的健康状态均包括在内。

此外,WHO 根据健康的定义,提出了 10 条健康标准,我们一起来看看你符合几条:

①精力充沛,能从容不迫地应对日常生活和工作的压力而不感到过分紧张;

②处事乐观,态度积极,乐于承担责任,事无巨细不挑剔;

③善于休息,睡眠良好;

④应变能力强,能适应环境的各种变化;

⑤能够抵抗一般性感冒和传染病;

⑥体重得当,身材均匀,站立时头、肩、臂位置协调;

⑦眼睛明亮，反应敏锐，眼睑不发炎；

⑧牙齿清洁，无空洞，无痛感；齿龈颜色正常，不出血；

⑨头发有光泽，无头屑；

⑩肌肉、皮肤富有弹性，走路轻松有力。

关于健康的定义众说纷纭，如果一时不知所措，不妨对比WHO 的健康标准进行自我测试！

★ 健康的重要性

1. 健康是人生幸福的源泉

健康是生命之基，是人生幸福的源泉。健康不能代替一切，但是没有健康就没有一切。要创造人生辉煌、享受生活乐趣，就必须珍惜健康，人生是否幸福，或许有很多的衡量标准，而健康永远被列在第一位。失去了健康，没有了健全的体魄与饱满的精神，生命就会黯然失色、生趣索然。

2. 健康是个人生活幸福的前提

拥有健康身心的人，更容易保持乐观，而乐观正是培养积极生活态度所不可缺少的条件，只有具有充沛的生命力，才可以抵抗各种疾病，渡过各种难关，迎接一个又一个的挑战。健康的身体是人生最为宝贵的财富，没有健康，一切都无从谈起。而拥有了健康，就可以去创造一切、拥有一切，也只有健康，才是人生最为宝贵的财富。

3. 健康是事业成功的保障

健康是成就事业的本钱。身体健康与心理健康相辅相成、互相影响，两者又同时制约着人际关系，尤其是信心和勇气两种心理状态，直接关系到事业的成败。一个身体不健康的人，常常是思想消极、悲观、缺乏信心和勇气的，难以产生创造性的思维。人生不是一帆风顺的，具有健康的体魄才能经受得起各种挑战和挫折，成就一番事业。本固枝荣，根深叶茂。要成就一番事业，就必须要有健康做支撑。只有拥有了健康，才能有足够的精力去成就事业。

4. 健康是家庭幸福的源泉

现代人生活节奏快、压力大，于是忽视了对家人健康的经营。其实，我们需要将家人健康列为家庭的一个重点来维护，因为无论贫困或富裕，健康才是幸福的基础。健康是一种自由，健康是一种财富，健康更是一种幸福！对于所有幸福美满的家庭来说，它们都拥有共同的财富，那就是健康。健康是每个家庭幸福的源泉！

5. 健康是社会发展的基础

不仅如此，健康还是社会发展的基础，是全国人民对美好生活的共同追求。党的二十大报告指出：把保障人民健康放在优先发展的战略位置，完善人民健康促进政策。健康是人生命之所系，是人全面发展的基础，还是全体人民的最大财富，对我国发展极具现实和长远的意义。当前我国人口数量已突破14亿，个人健康指标的改善会形成巨大的健康人力资本。"十二五"期间，首次提出将人均预期寿命提高1岁，而实际结果是提升了1.5岁，这就相当于在5年间总健康人力资本增加了20多亿人岁。应该说，健康水平的提高将为我国的现代化进程带来直接且深远的影响。

健康幸福皆无价，无奈生活压力大，物质文明是基层，未来可期你我他。

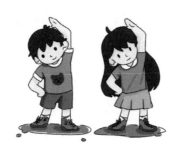

★ **健康详解**

1. 身体健康

身体健康一般是指人体生理的健康。可以结合自身情况从以下几个方面进行合理判断。

（1）心肺功能好。心脏和肺脏是主要的内脏器官。健康的心脏，心肌发达，心容量大，一般来说，心跳减慢是一种好现象，能使心脏在跳动后有较长的时间休息，不容易疲劳，可以为参加体力劳动储备力量，即使担负重体力劳动，也不致心跳过速而产生心慌头晕等不舒服的感觉。健康的肺脏，肺活量较大，肺内气体交换良好，胸廓发达，呼吸肌强壮、呼吸缓慢而深沉，每分钟呼吸 10 次左右就能满足身体对氧气的需要。这种功效高、用力省的呼吸方法，能够防止呼吸器官过度劳累而导致呼吸道疾病。

（2）生长发育好。健康的人，身体发育比较好，表现为个子高大、身材匀称、肌肉丰满、四肢有力。同样年岁的两个人，身高、体重、胸围、呼吸差、肺活量、握力、弹跳力指标较高者身体更健康。当然，身体发育是否良好，还和地区、遗传、种族、营养等有关，不能单从某一方面进行判断。

（3）身体素质好。人们的劳动、运动以及日常生活中的各种动作，都是由神经系统支配不同形式的肌肉实现的。肌肉所表现出来的力量、速度、耐力、灵敏、柔韧等素质差别，能够反映出人神经系统和内脏的功能。因此它也是健康的主要标志。健康的人，肌肉的体积大、力量大，可占体重40%~50%。

（4）神经系统功能好。大脑是身体的主宰，指挥着身体的一切活动。不管是工作、学习、思考、判断，还是日常生活中各方面的行动都受大脑的支配。

（5）对外界环境的适应能力和抗病能力强。外界环境不断地变化，人体必须适应外界的各种变化。例如当气温升高时，身体通过皮肤毛细血管的扩张向外散热；当温度降低时，身体通过肌肉产热，皮肤血管收缩，减少向外散热，以便保持体温的平衡。健康的人，天热不易中暑，天冷不易感冒就是这个道理。人体对传染病的抵抗力也是一样，身体健康的人，血液中的抗体多，在同样的环境中，不容易患传染病。

2. 心理健康

心理健康指心理的各个方面及活动过程处于一种良好或正常的状态。心理健康的理想状态是保持性格完好、智力正常、认知正确、情感适当、意志合理、态度积极、行为恰当、适应良好的状态。心理健康主要有以下几方面的标志：

（1）人格是完整的，自我感觉是良好的；情绪是稳定的，积极情绪在整体情绪中占主导地位，有较好的自控能力，能保持心理上的平衡；有自尊、自爱、自信心以及自知之明。

（2）在自己所处的工作生活环境中，有充分的安全感，且能保持正常的人际关系，同时，能受到他人发自内心的欢迎和信任。

（3）对未来有明确的目标和规划，能切合实际地不断进取，有理想和事业的追求。

3.社会关系健康

社会关系健康是指一个人的心理活动和行为，能适应当时复杂的环境变化，为他人所理解，为大家所接受。社会关系主要包括与家庭和亲属的关系；工作、学习中与同事、同学的关系；亲密的朋友和熟人的关系；社团活动，如参加俱乐部、协会等组织；参加其他社会活动，如到动物园、美术馆去。

心理、生理、社会关系健康三位一体，牵一发而动全身，当前的疾病谱已由过去的生物—医学模式转变为生物—心理—社会医学模式。所谓生物—医学模式，是指维持动态平衡的医学观所形成的医学模式，在这一模式下，人们运用生物与医学联系的观点认识生命、健康与疾病。关于健康与疾病，人们认为健康是宿主（人体）、环境与病因三者之间动态平衡，这种平衡被破坏便产生疾病。随着现代社会的发展，医学科学有了更大的进步，一些由生物因子（细菌、病毒、寄生虫）所致的疾病已被控制，而另一类疾病，如心脑血管疾病、肿瘤、精神疾病等，已成为人类健康的主要危害；同时，人们还惊讶地发现，曾经为人类健康作出重大贡献的生物—医学模式，在这些疾病面前束手无策，因为发生这类疾病的主要原因并不是生物学因素，而是社会因素或（和）心理因素，于是便出现了综合生理、心理和社会因素对人类健康与疾病影响的医学观，这就是生物—心理—社会医学模式。它不再是头疼医头、脚疼医脚，而是关注个体，关注个体的心理、社会关系。可见，心理、生理、社会关系健康三者是相辅相成、密不可分的，即三位一体的关系。

★　亚健康

　　我国很多学者都提出过亚健康的评价方法或诊断标准，其中陈国元、陈青山、刘保延、陶茂萱等学者提出的评价方法或诊断标准具有一定的影响力。2007 年，中华中医药学会发布了《亚健康中医临床指南》，从中医的角度对亚健康的概念、常见临床表现、诊断标准等进行了明确阐述。

　　《亚健康中医临床指南》指出：亚健康是指人体处于健康和疾病之间的一种状态。处于亚健康状态者，不能达到健康的标准，表现为一定时间内的活力降低、功能和适应能力减退的症状，但不符合现代医学有关疾病的临床或亚临床诊断标准。

　　亚健康的主要特征包括：①身心不适所反映出来的种种症状，如疲劳、虚弱、情绪改变等，其状况在相当时期内难以明确；②与年龄不符的组织结构或生理功能减退所导致的各种虚弱表现；③微生态失衡状态；④某些疾病的病前生理病理学改变。

　　亚健康的临床表现多种多样，躯体方面可表现为疲乏无力、肌肉及关节酸痛、头昏头痛、心悸胸闷、睡眠紊乱、食欲不振、胃脘不适、便溏便秘、性功能减退、怕冷怕热、易于感冒、眼部干涩等；心理方面可表现为情绪低落、心烦意乱、焦躁不安、急躁易怒、恐惧胆怯、记忆力下降、注意力不能集中、精力不足、反应迟钝等；社会交往方面可表现为不能较好地承担相应的社会角色，工作、学习困难，不能正常地处理好人际关系、家庭关系，难以进行正常的社会交往等。

根据亚健康状态的临床表现，将其分为以下几类：①以疲劳，或睡眠紊乱，或疼痛等躯体症状表现为主；②以郁郁寡欢，或焦躁不安、急躁易怒，或恐惧胆怯，或短期记忆力下降、注意力不能集中等精神心理症状表现为主；③以人际交往频率减低，或人际关系紧张等社会适应能力下降表现为主。上述3条中的任何一条持续发作3个月以上，并且经系统检查排除可能导致上述表现的疾病者，可分别被判断为处于躯体亚健康、心理亚健康、社会交往亚健康状态。临床上，这3种亚健康表现常常相继出现。

亚健康状态也称为第三状态，是一种介于健康和疾病之间的状态。其发生可能与行为和生活方式因素、环境因素和生物因素有关。亚健康状态的表现十分复杂，但很难用现代医学的标准进行临床诊断。如果不及时干预，可能进一步发展成疾病状态。当然，也可以通过积极的治疗使身体恢复到健康状态。

（1）心理学治疗。使用心理学的理论和技巧，通过多种方法，运用语言和非语言交际，从而影响心理状态，改变不正确的认知活动和情感障碍，解决心理矛盾，达到治疗心理亚健康的目的。

（2）理疗。通过按摩或针灸刺激引导经络系统，达到强身祛邪、平衡阴阳、调节脏腑气血、恢复和维持身体正常活动、调节脏腑功能的目的，使身体各组织器官达到或接近最佳生理状态，从而预防疾病，增强体质。应该注意的是，理疗也应该在正规医疗机构进行。

（3）音乐治疗：音乐对人体的影响主要是通过心理和生理的方式实现的。通过大脑的整合和认知，患者身体的生理唤醒水平下降，紧张状态得到缓解。音乐是一种频率有规律变化的声波振动，被引入人体后，会与人体内相应的振动和生理结构发生共振，因此，音乐能极大地激发人体储存的潜能。研究表明，音乐疗法可以显著改善失眠、体质下降、疲劳等症状，对抑郁、易怒、焦躁和神经紧张有良好的疗效。

总之，亚健康人群应注意休息，养成良好的生活习惯，按时休息、不熬夜、不吸烟等均有利于患者的康复。在工作和生活中应该学会放松，合理使用大脑，进而改善亚健康状态，早日恢复健康状态。

亚健康非健康，症状表现很多样，失眠疲劳体质降，尽快调整莫紧张。

★ 健康与疾病

前面一直在说健康，接下来自然也要谈谈疾病。关于疾病的概念，《简明不列颠百科全书》的定义是："人体在致病因素的影响下，器官组织的形态、功能偏离正常标准的状态。"

因此，可以把健康与疾病看作一个连续的统一体或分度尺。良好的健康在一端，疾病在另一端，每个人都在两端之间的某一地方占有一个位置，而且这个位置会随着时间的推移不断变化。人们不断地维护健康，不断地与疾病斗争，这正说明了健康与疾病是生命存在的两种状态。按照国际卫生组织的权威说法，健康不仅仅是身体没有疾病和不虚弱，更是身体上、心理上、社会关系上的良好状态。人不能孤立存在，身体是生命的载体，生命以身体和心理两种形式结合存在，而个体的生命又要存在于集体之中，脱离集体而生存的个体是不存在的。没有父母就没有我们，家就是一个集体，最小的集体。同样，没有群体的存在和生息繁衍，小家也不会存在。同样，一个脏器是不能单独存在的，或者说一个脏器是构不成生命的，只有多个脏器和谐地组织在一起才能形成有生命意义的身体，健康就是这些脏器和谐地分工协作，顺利运转。

而疾病则是一定原因导致的不良状态，在这种状态下，人体的形态和功能会发生一定的变化，正常的生命活动受到限制或破坏，或早或迟地表现出可以察觉的症状，这种状态的结局是康复、长期残存或者死亡。健康就是身体没有疾病或虚弱现象，疾病占上风的时候健康就存在问题。在人的一生中，健康与疾病是不断转化的，总的来讲，在四十岁之前，健康是占上风的，疾病的力量很弱小；六十岁以后，即使没病，健康力量也逐渐下降，自然衰老走向生命的另外一种形式——死亡。因此，生死是生命的两种存在状态，健康与疾病是生命的表现方式，两者相互作用，表现出不同的状态。我们谈健康和疾病，都要从人的整体、家庭和社会综合分析，维护健康和治疗疾病都要从大局着眼，从细节入手，科学地维护自身的健康。

小贴士

疾病是一个极其复杂的过程，许多情况下，从健康到疾病是一个由量变到质变的过程。

第二节

决定健康的因素

世界卫生组织对影响健康的因素进行过如下总结：健康 =60% 生活方式 +15% 遗传因素 +10% 社会因素 +8% 医疗因素 +7% 气候环境因素，其中生活方式占 60%，而且也是唯一可以完全由我们自主掌握的因素。所以，保持健康的生活方式，才是健康长寿的秘诀。

★ 生活方式

1. 健康生活方式

生活方式是指人们长期受一定文化、民族、经济、社会、风俗、家庭影响而形成的一系列生活习惯、生活制度和生活意识。人类在漫长的发展过程中，虽然很早就认识到生活方式与健康有关，但由于危害人类生命的各种传染病一直是人类死亡的主因，就忽视了生活方式因素对健康的影响。而健康的生活方式则是指个体或团体在日常生活中表现出来的有利于自身和他人健康的行为。

直到 19 世纪 60 年代以后，人们才逐步发现生活方式在全部死因中的比重越来越大。例如，1976 年美国年死亡人数中，与不良生活方式有关的死亡比例达到了 50%。可见，养成良好的生活习惯对于健康至关重要。

2. 不良生活方式的危害

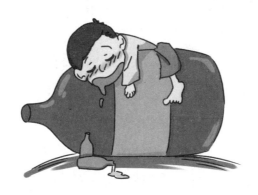

人们的生活方式与健康的关系最为密切，常见的生活方式病，又称为生活习惯病，是由不良的生活方式所引发的疾病。世界卫生组织曾指出：不良的生活方式是 21 世纪引发人类疾病的主要原因之一。相关研究表明，不良的生活方式不仅容易引发糖尿病、消化性溃疡、心脑血管疾病以及癌症，而且还可造成机体的免疫功能降低，诱发多种疾病。临床医学也指出，生活不规律的人患消化性溃疡的概率比生活规律的人高 3 倍以上；与生活方式良好的人相比，过度疲劳、睡眠不规律、生活无节制的人体内 NK 细胞（自然杀伤细胞）下降 20% 左右；不吃早餐的人比坚持吃早餐的人患糖尿病的风险高 4 倍以上；每周 1 次运动都不参加的人，患肝病的概率要比经常运动的人高出 3 倍左右；每天吸多支香烟者患呼吸道疾病与消化性溃疡的概率会增大，患心血

管疾病的机会也会增加；每天大量饮酒会损害肝脏的代谢功能并可导致肝脏疾病；对任何事物都不感兴趣的人患肝病与老年痴呆的可能性将大大增加；每天摄取食盐过多将增大患高血压的概率……

因此，人们在生活中必须改变不良的生活方式，在饮食、睡眠、工作、学习以及起居等诸多方面养成的良好习惯，改掉、戒除不良的嗜好与恶习，并保持始终如一，这对人们的健康长寿大有裨益。

下面举几个例子来说明良好的生活方式、规律的生活制度，的确是祛除疾病、保证健康的最好方法，希望正在阅读本书的您也能从中悟出一些道理。

威尼斯有一个名叫路易吉·科尔纳罗的贵族，他仗着自己的财富整天大吃大喝，起居无常，荒淫无度，行为放纵，毫无节制，刚35岁就得了很多医生都无能为力的疑难杂症。但有一位医师得知了他的生活习惯之后为他开了一个没有药物的处方，这个处方是一张生活制度表。该富翁严格地遵守这份生活制度表，结果他逐渐恢复了健康，活到了80多岁。为启示他人，他还写了一本《关于健康生活方式》的书，叙述他生活放纵的恶果及生活规律后得到的好处。

美国杰出的科学家、政治家富兰克林在80多岁时还在进行科学研究，这要归功于他有一个好身体。之所以有健康的身体与他生活有规律大有很大的关系。他每天都按时起床，准时站在阳台上做操，并脱去外衣沐浴空气和日光。房东老太太称赞说："富兰克林先生的生活就像我家的钟表一样准确无误。"

俄国的伟大作家托尔斯泰，一生虽患过多次重病，但仍活到了82岁，这也得益于他有规律的生活。托尔斯泰的朋友和医生回忆说："托尔斯泰最使我们惊奇的就是那始终不渝的自我克制，他强迫自己定时散步，强迫自己按时起床、睡觉。"托尔斯泰总结自己战胜疾病的经验时，曾写过一篇《生活的规律》的文章。他在文章中告诉人们,生病并不可怕,只要生活得有规律,便可获得一些保健经验,使疾病得以好转甚至治愈。

除了良好、规律的生活制度,在生活习惯方面,如饭前、便后用流动的水洗手,不喝生水,不生吃、半生吃水产品及畜肉,不捕杀、烹饪、食用野生动物,加工、储存食物时应做到生熟分开,居室与工作学习环境保持良好通风,不随地吐痰,打喷嚏、咳嗽时应用手帕或纸巾捂住口鼻,不吸烟、不酗酒,不沾染毒品,遵守性道德等都可以有效预防各类疾病,保持健康。另外,还要解决人与畜禽过度密切接触和人畜粪便的无害化处理问题,虽然这一问题从表面上看起来似乎是环境问题,但造成这一问题的根源却是人类的行为。此外,要大力开展慢性病的防控,减少常见慢性病的危险因素,如不健康饮食和热能摄入过多、缺乏体育锻炼、吸烟等,践行《维多利亚宣言》提出的"健康四大基石",即合理膳食、适量运动、戒烟限酒、心理平衡。国内外研究表明,生活方式的改善可以预防80%的冠心病、90%的2型糖尿病、55%的高血压、1/3的肿瘤和80%的脑卒中;良好的健康意识和积极的预防措施,可以使因心血管疾病而过早死亡的患者数减少50%。

人民健康生活与幸福美好生活始终相伴相行。倡导健康生活,既是时代发展的要求,也是群众的万千期盼。健康生活的幸福密码掌握在人民自己手里,需要我们共同努力!

小 贴 士

健康生活欲所求,面对疾病莫心忧,规律生活保安康,不良习惯不可留。从今天起,合理膳食、适量运动、戒烟限酒、心理平衡!

★ 遗传因素

1. 遗传因素与健康

人类健康、人口素质和遗传性疾病均受遗传影响，遗传决定了人类个体的生长、发育、衰老和死亡，很大程度上决定了人类个体的健康状况和后代的遗传素质。遗传性疾病的发病率和疾病类型在不断增加，一些危害严重的常见病现已证明与遗传有关。

一般认为在人的健康因素中，遗传因素约占 10%~15%，实际上许多因素是相互关联或是综合产生的作用。生物的基本特征是"新陈代谢"，即生物可以从周围环境中获取营养物质，并将这些营养物质改造成为自身可以利用的各种物质及能量，以维持、壮大并延续生命。而独特的新陈代谢方式又取决于生物独特的遗传结构。所以人的健康，从某种意义上说，就是人体遗传结构控制的新陈代谢方式与人体周围环境保持平衡；遗传结构的改变或环境因素的改变打破新陈代谢方式与周围环境的平衡，就产生了疾病或影响了人的健康。

据统计，全世界受遗传病危害的人占世界总人口的 15%。许多严重威胁人类健康和生命的常见病，如肿瘤、心血管疾病、高血压、糖尿病、精神疾病等均与遗传有关。因染色体异常而引起的遗传病被不断地发现，全球范围内已发现的遗传病多达 4000 种。随着科学技术的不断发展、诊断技术的提高，每年增加 100 种新发现的遗传病，因此遗传病是多发病、常见病。我国现有数千万人患有各种先天性疾病、智力低下等遗传病，其中不少类型病情严重。很多遗传病会给患者带来极大痛苦，给家庭和社会带来沉重负担，成为生活的悲剧。因此遗传病的预防对人类健康、家庭生活以及人口素质的提高尤为重要。

2.遗传因素和基因遗传的区别

基因遗传是只要有这个基因，就一定会得这种病。比如说白化病的基因，头发白、眉毛白、全身都白，只要有这个基因它一定会发作，这是基因遗传。

遗传因素很多时候并不是编码基因的遗传，它仅仅是一个高危人群，就是比别人发作的危险概率会高一点点，但并不代表一定要发作。

所以遗传因素的应对非常重要，例如：父母都是高血压，就一定要注意改善血压方面的生活习惯，所以还是从生活方式入手。

此外，人的心理主要是在后天环境影响下形成和发展起来，然而，人的心理发展与遗传因素也有着密切的关系。根据统计调查及临床观察，许多精神疾病的发病原因确实具有血缘关系。同时，遗传上的易感性在一些人身上也是存在的，以遗传素质为基础的神经类型及各个年龄阶段所表现的身体特征也影响着人的心理活动。

3.与遗传有关的五大常见健康问题

每个父母都希望自己的孩子聪明健康，但一些遗传疾病却常让家长十分担忧。据美国"父母"网站报道，美国亚特兰大医学博士詹尼弗·舒指出，五大常见健康问题与遗传密切相关，及时预防可以让孩子远离这些疾病。

（1）视力问题。近视、色盲和弱视常具有遗传性。美国巴尔的摩儿童眼科专家斯图尔特·丹克奈医学博士指出，父母都近视，孩子近视概率是25%~50%。色盲基因仅由母亲携带，且仅男孩会患病，概率是50%。如果孩子头疼，看书、看电视或放学回来眯眼睛、流泪，就应带尽早孩子去医院检查。

（2）湿疹。湿疹属于过敏反应的一种，遗传概率是50%。美国辛辛那提儿童医院医疗中心临床遗传基因主任霍华德·萨尔医学博士指出，父母遗传给孩子的是过敏基因，不是具体的过敏疾病，所以湿疹也可能是遗传引起的。在所有过敏性疾病中，婴儿期发病的只有湿疹。如果发现孩子的脸颊、肘关节和膝关节内侧皮肤干痒，起红斑，就要及时就医了。此外，德国慕尼黑理工大学的一项研究发现，父母分居或者离异，孩子患湿疹的概率会增加3倍。

（3）偏头痛。如果父母一方有偏头痛，遗传此病的概率是50%；如果父母都有，遗传概率更高。偏头痛症状包括头前侧或者两侧刺痛、恶心、呕吐以及怕光、怕声音，偏头痛常会在8岁左右发作。

（4）肠易激综合征。澳大利亚悉尼大学的一项研究认为，患肠易激综合征的人，其直系亲属也有此类症状。美国马里兰大学医学院儿科临床助理教授丹·列维指出，其典型症状是痉挛性腹痛或者便秘和腹泻交替出现。如果医生诊断是此类疾病，就要督促孩子改变生活方式，多吃一些含益生菌的食物。

（5）情绪低沉。某些心理问题和情绪状况与家族遗传有关。如果家族中有抑郁症、躁狂症和强迫症等病史，就要注意孩子是否有烦躁、焦虑、注意力不集中以及厌食等情况，以便及早求助医生。

4.遗传病的特点

按照目前对遗传物质的认识水平，可将遗传病分为单基因遗传病、多基因遗传病和染色体病三大类。它们具有以下特点：

（1）家族聚集性。即家族中有多个成员患病，一对夫妇反复生育患同样病的病孩。其次，垂直传递性。遗传病只在血缘亲属中自上代往下代传递，无血缘的家族成员不受影响。血缘亲属中也不能横向传递，如哥哥不能传给弟弟。

（2）先天性。由于发病的原因是染色体异常或基因的突变，因此胚胎时期或胎儿发育早期即已形成这种疾病，在出生时就已经患病。

当然，有的遗传病在出生后并未发病，到了青年甚至中年才发病。但其病原是先天性的。

（3）终身性。终身性意味着两点：其一，对大多数遗传病还缺乏有效的临床治疗措施，一旦病情发生，很难彻底纠正或根治；其二，主要是指无法改正患者的致病基因，患者通过饮食控制、内外科技术及逐渐发展起来的基因治疗技术，在某种程度上可以改善甚至完全纠正临床症状，但是致病基因仍保持终身，并通过生殖传给子女。这类疾病大多数终生难以治愈，如先天愚型、白化病等。而且遗传病多数预后不良，或早夭早亡，或终身残疾，生活难以自理，成为家庭的负担。只有少数遗传疾病，若能早期诊断及治疗，可缓解症状或避免发病，如苯丙酮尿症，若能在出生后3个月内确诊，6岁前坚持低苯丙氨酸饮食，就能避免智力发育迟缓。

5.遗传病的预防

目前对大多数遗传病尚无有效治疗方法，所以遗传病的预防就有特别重要的意义。

（1）遗传咨询，做好产前诊断和群体普查，对普查中确诊的病例，尽早进行预防治疗。

（2）应对新生儿进行筛查，这是出生后预防和治疗某些遗传病的有效方法。一般采取脐血或足跟血的纸片进行。

（3）进行环境保护。环境中的致畸剂、致癌剂、致染色体畸变剂和致基因突变剂，主要是工农业生产中产生的污染。环境保护需要大家的共同努力，地球环境的美好对我们每一个人都有积极的影响。

（4）携带者检出。将那些外表正常，但带有致病基因或异常染色体的个体从人群中检出，对其婚姻和生育进行指导，防止其后代发生这种遗传病。检出的方法主要是染色体检查、特异的酶活性测定或代谢产物测定以及 DNA 分析，目前已能对染色体平衡易位及百余种单基因病作携带者的检出，对这些遗传病的预防有重要意义。

总之，遗传病给人类带来了极大的不便与危害，我们应该采取一切可能措施进行预防和控制，以减轻遗传病给人类带来的痛苦与压力，使人类健康水平和素质得到逐步提升。

　　曾经"遗传"就如神话故事中女娲娘娘的手，在人类未出生时就定下了未来。但随着科学的发展，人定胜天不再是奢求，通过遗传咨询、新生儿筛查、环境保护等方式或将改变这些"命中注定"。

★　社会因素

1. 社会因素与健康

现代社会中，人类健康还受社会因素的影响。社会因素是指社会的各项构成要素，主要包括环境、人口与文明程度。社会因素对健康的影响具有广泛性、持久性、积累性和交互性作用的特点，在疾病的发生、发展、转归以及防治过程中起着重要的作用。而社会经济因素包括以生产力发展为基础的经济发展状况、科学技术等，和以生产关系为基础的政治、思想文化、社会关系等。随着社会的发展，社会经济因素对健康的影响将越来越明显。

2. 社会经济与健康

经济是满足社会人群基本需要的物质基础，社会经济的发展推动了卫生工作的发展，卫生工作的发展也同样推动着社会经济的发展，两者具有双向互动作用。

经济发展对人群健康的促进作用。社会经济的发展是人群健康水平提高的根本保证。社会经济的发展可以明显改善人们的生活条件和生活质量，促进健康水平的提高。社会经济的发展也必须以人群健康为条件，人群健康水平的提高对推动社会经济的发展起着至关重要的作用。

经济发展带来新的健康问题。经济发展在改善人们的生活环境、劳动条件以及社会医疗保障、促进人类健康水平提高的同时，也带来了一些新的问题，主要表现在以下几个方面：

（1）环境的污染。在经济发展的过程中，一些国家和地区违反自然规律和经济发展规律，走"先污染后治理"的老路，而非绿色 GDP 的增长，势必诱发工业的后发劣势。这是社会经济发展中的伴随问题，但本质上是人类生产劳动失控的结果。

（2）生活方式的改变。随着社会经济的发展，人们的主要健康问题已不再是营养不良等疾病，而是不良的行为和生活方式，如酗酒、吸毒、性生活紊乱、不良饮食习惯、缺乏运动等引起的疾病。

（3）心理健康问题的突显。随着社会竞争越来越激烈，工作和生活节奏越来越快，人们的生活压力和紧张程度逐渐增加，心理健康问题也越加明显，给人们的身心健康带来了不良影响。

（4）社会负性事件的增多。伴随经济的发展，交通事故增多。同时，经济发展的不平衡，贫富差距加大，使暴力、犯罪事件增多。

（5）流动人口的增加。人口流动对居民健康造成的影响程度及性质取决于社会因素、自然条件和人口特点。人口流动可促进经济发展，但也会出现一些特殊的卫生问题。

健康水平的提高促进经济的发展。经济发展从根本上说是生产力发展的结果，人是生产力中最活跃、最重要的因素。人群健康水平的提高必将对社会经济的发展起积极的作用，主要表现为：

（1）劳动力水平提高促进经济发展。人类健康水平提高，则平均寿命延长，从而为社会创造更多的财富，促进社会经济的发展。

（2）智力水平提高促进经济发展。在科技发达的今天，智力水平对生产的发展、社会经济的促进作用比历史上任何时候都突出。

（3）资源消耗减少。健康水平的提高可以节省大量的卫生资源。

3. 社会阶层与健康

社会阶层是重要的社会因素之一。所谓社会阶层是指一个人在社会中相对于他人的地位或称社会经济地位，它反映了人们所处的社会环境。不同社会阶层间的健康状况存在差异，较低社会阶层的总体健康水平比较高社会阶层的差，且死亡率以及各种慢性疾病的患病率更高。

4. 社会发展与健康

社会制度、社会关系、社会网络、社会凝聚力等不仅是衡量社会发展的重要方面，而且被看作推动社会发展的社会资本，已逐渐成为西方公共卫生学和社会医学研究的重要领域。

5. 社会制度与健康

社会制度是指在一定历史条件下形成的社会关系和社会活动的规范体系。研究社会制度的作用，既要分析现有的社会制度对医疗卫生工作和健康的作用，又要预测社会制度的发展、变化对人群健康将带来的深远影响。

6. 社会关系与健康

家庭是社会的细胞，是维护健康的基本单位。通过优生、优育和计划生育可使人口数量得以控制，且能保证人口质量，降低人群发病率。家庭成员和睦相处，有助于保持良好的生理和心理状态。良好的家庭生活习惯、卫生习惯可保证生活质量，增强体质，减少疾病。

7. 社会人口与健康

人口的增长应与社会经济增长相协调。人口增长过快，生产积累减少，生活水平下降，健康水平降低，还会造成自然环境的破坏，加重环境污染，对健康造成威胁。

8. 卫生保健服务与健康

卫生保健服务是指卫生部门向社区居民提供适宜的医疗、预防、康复和健康促进等服务。卫生保健服务中的医疗质量、服务态度、医德和医疗作风等，对人群健康可产生重要影响。

9. 社会文化与健康

文化因素包括教育、科学、艺术、道德、信仰、法律、风俗习惯等。广义的文化是物质文化和精神文化的总和，狭义的文化是指精神文化，包括思想意识、宗教信仰、法律、道德规范、风俗习惯、教育、科学技术等。社会医学主要是从狭义的文化概念出发，研究文化因素对人群健康的影响。文化诸因素对健康的影响主要表现在以下几个方面：

（1）文化教育与健康。思想意识的核心内容是世界观，其确定人们的其他观念。人的观念的形成，一方面来源于个人的生活经历和实践，另一方面来源于社会观念的影响，从而使思想观念具有个别性和社会普遍性。因此，由某种观念带来的健康问题也表现出个别性和社会倾向性。不良的社会道德和观念可带来社会病态现象和健康问题——社会病。

（2）风俗习惯与健康。风俗习惯是历代相沿的规范文化，是一种无形的力量，约束着人们的行为，从而对健康产生重要的影响。不良的风俗习惯可导致不良的行为，将直接危及和影响人群健康。

（3）宗教信仰与健康。信仰是人类的一种本能天赋的主观反应，是人类对于宇宙天地命运历史的整体超越性的意识，是人类对人自身存在与客观世界关系的某种反应，是一种形而上学的意识形态。宗教信仰主要通过教义、教规、仪式等形式对人类健康产生影响。

10. 社会心理与健康

研究社会心理因素与健康和疾病之间的关系，主要是分析个性心理特征、心理活动过程对健康和疾病的影响。

（1）气质与疾病。气质是表现在情绪和行为发生的速度、强度、持久性、灵活性等方面的个性心理特征。一般来说，气质并无好坏之分，任何一种气质都有积极和消极的方面。

（2）性格与疾病。性格是指一个人在生活过程中形成的稳固的态度以及与之相适应的习惯化的行为方式。不良性格可致病，且不同性格类型与疾病的发生、发展及预后都有密切关系；反之，在性格成为致病因素后，疾病又会破坏人们的心绪，使性格进一步变坏。所以，人们要改造不良性格，抵御疾病侵袭，保持身心健康。

11. 社会和谐与健康

根据新世纪新阶段中国经济社会发展的新要求和中国社会出现的新趋势新特点，我们所要建设的社会主义和谐社会，应该是民主法治、公平正义、诚信友爱、充满活力、安定有序、人与自然和谐相处的社会。当然，在构建和谐社会的过程中也存在不和谐现象。健康不和谐是指当前中国人民健康水平的发展与经济发展、社会发展等其他系统的发展不协调，人民健康状况发生分层，呈现出区域性或城乡间不和谐的现象。主要表现在三个方面：首先，健康投资与经济发展不和谐，政府的公共卫生支出"缩水"；其次，健康水平与社会发展不和谐，部分健康危机困扰人们；最后，医疗卫生资源配置失衡，人民健康状况呈现分层。而和谐社会卫生观是在卫生事业的发展中人与自然、人与社会、卫生事业与社会、卫生事业内部子系统、卫生政策主体与客体处于一种互动共生的观念。和谐社会卫生观的基本内涵是：有序、平衡、协调、良性运行与发展。和谐社会卫生观既是一种世界观，也是一种方法论，在卫生领域还是一种卫生观。

综上，社会因素影响健康是一个不争的事实，我们要多因素综合分析，减少社会因素对健康的不良影响。

小 贴 士

社会发展能在一定程度上促进健康，但发展的路上难免存在相对不均的现象，但和谐社会始终是以人为本，一切活动从根本来说都是为了人的生存和发展。

★ 医疗因素

在当今的社会，工作生活的压力、外部环境的污染以及个人不规律的作息、不健康的饮食习惯等因素使大多数人的身体处于亚健康或者是不健康的状态，导致各大医院挤满了求医问药的人，他们常常需要花费很长的时间排队挂号、排队检查、排队拿药等等，种种不尽如人意的医疗资源令社会大众颇有微词。加之医生资源和医疗条件的不均衡，人们扎堆大医院、拜访名医，即使是头痛脑热这些小病，也不愿意在社区诊所及时地看病拿药，宁可排上几个小时的队。因此，医疗卫生水平的高低也对健康有着不小的影响。

加大医疗改革，均衡医疗资源，让病人及时看病不延怠病情是解决问题的根本出路。人民健康是民族昌盛和国家富强的重要标志之一。要完善国民健康政策，为人民群众提供全方位全周期健康服务。加强基层医疗卫生服务体系和全科医生队伍建设，深化医药卫生体制改革，全面建立中国特色基本医疗卫生制度、医疗保障制度和优质高效的医疗卫生服务体系，健全现代医院管理制度。

以前，基层医疗卫生服务体系的不完善，群众看病难、看病贵问题一直是制约"满足群众健康需求"的瓶颈，相信在未来的5年内可以得到逐步改善。目前我国面临全科医生总量不足和质量不高的现实难题，全科医生在医疗领域常常无法受到应有重视和尊重，岗位吸引力不强、工资待遇较低、职业发展前景不理想都是制约我国全科医生发展的主要原因。在下一个5年中，全科医生队伍建设应该会得到更大改善。这里要着重介绍一下初级卫生保健。

初级卫生保健是实现"人人享有卫生保健"的策略。初级卫生保健是一种基本的卫生保健。它依靠切实可行、学术上可靠又受社会欢迎的方式和技术，是社区的个人和家庭通过积极参与普遍能够享受的，费用也是社区或国家依靠自力更生精神能够负担的卫生服务。它既是国家卫生系统和社会经济发展的组成部分，是国家卫生系统的中心职能，也是个人、家庭和社区与国家卫生系统接触的第一环，卫生保健持续进程的起始一级。

初级卫生保健的内涵有以下四个方面：

（1）健康促进：包括健康教育、保护环境、合理营养、饮用安全卫生水、改善卫生设施、开展体育锻炼、促进心理卫生、养成良好生活方式等。

（2）预防保健：在研究社会人群健康和疾病的客观规律及它们和人群所处的内外环境、人类社会活动的相互关系的基础上，采取积极有效措施，预防各种疾病的发生、发展和流行。

（3）合理治疗：及早发现疾病，及时提供医疗服务和有效药品，以避免疾病的发展与恶化，促使早日好转痊愈，防止带菌（虫）和向慢性发展。药物应用以"节约、有效"为原则，某些"愈多愈有效""愈多愈好"的药物应用观念是错误的，不仅造成药物浪费，增加患者经济负担，也增加了药物不良反应发生的可能性。

（4）社区康复：对丧失了正常功能或功能有缺陷的残疾者，通过医学的、教育的、职业的和社会的综合措施，尽量恢复其功能，使他们重新获得生活、学习和参加社会活动的能力。

　　医疗因素不可少，自我意识更重要，共同参与齐提高，人民健康民族昌。

★　气候环境因素

　　气温、湿度、气压、风、降水和日照是反映自然气候的六个最基本的气象要素。传统中医依据"天人合一"的理论，把自然气候要素定为"六气"，也就是风、寒、暑、湿、燥、火，同时还规定：如果自然气候因发生了反常的或急剧的变化，超出了人体所能适应的范围，则"六气"就可成为致病的"六淫"（"淫"，即太过和浸淫之意，是外感病的一类致病因素）。六淫致病多与季节气候，居处环境有关。如春季多风病，夏季多暑病，夏末初秋多湿病，深秋多燥病，冬季多寒病等。另外，久居湿地常有湿邪为病，高温环境作业又常有燥热或炎邪为病等等。

1.温度

温度与人们的生活密不可分，室内的最佳温度是18~20℃。这一温度是我国北方春季的平均温度，所以有"温暖如春"的说法。当室内的温度低于或高于这一最佳室温时，就会感到冻手冻脚，工作效率降低，或大汗淋漓，头脑发昏。室内环境装饰的一个主要内容，就是用一切办法创造或保持室内的最佳温度。

寒冷的天气会增加肝脏内糖原的转化、肝酶的形成和肝细胞的呼吸。如果天气忽冷忽热，就会通过脾脏影响交感神经系统的功能，增加红细胞、白细胞和血小板的输出。气温剧烈变化时，还可能引起胆囊代谢紊乱，形成胆结石。对于胆结石患者，反复的冷暖剧变更易诱使病情加剧。

强烈的冷、暖空气活动，会伴有气压的骤升或陡降。当有冷空气入侵时，人体的血压升高，高血压和心血管疾病的患者便会增多。这时，失眠、精神分裂和心脏衰竭现象也会加剧。当有暖空气影响时，伴随着气温的上升，人体血压降低。通常可以采取以下措施进行预防：

（1）保温措施。保持和防止室内热量的散失以及室外寒气入侵是保温的目的。具体方法有三：一是选择适当的建筑结构和材料，以使房屋外部的热传导系数越小越好。二是堵塞热损失的缺口，主要是提高门窗保温性能和密闭程度。三是通过绿化调节室温。

（2）降温措施。如使用空调、电风扇等，或可开窗通风、洒水降温、加遮阳伞等方法自然降温；还可绿化降温，采用爬藤植物，沿墙栽植，对降温有意想不到的效果。住顶层的住户，可在屋顶放土种花，既可搞园艺，又可降温，一举两得。我国城市屋顶闲置的面积加起来数字惊人，屋顶花园的潜力很大。

2.气压

天气变化会引起气压变化,同时影响到人的生理反应。当冷、暖锋面或气团入侵的时候,气压骤升或骤降,会引起人体血压的变化。一般冷锋入侵,温度下降,会引起血压升高;暖锋入侵,温度上升,血压降低。不过,身体虚弱和高血压患者血压变化大,身体健壮、血压正常的人血压变化小。

由于天气变化而引起的气压变化,对失眠、精神分裂和心脏衰竭等疾病有一定影响,例如当冷锋过境或冷气团入侵,气压骤升时,失眠、精神分裂和心脏衰竭等现象将加剧。

气压还会影响人体的心理,主要是使人产生压抑情绪。例如,低气压下的阴雨和下雪天气、夏季雷雨前的高温湿闷天气,常使人抑郁不适。而当人感到压抑时,自主神经(植物神经)趋向紧张,释放肾上腺素,引起血压上升、心跳加快、呼吸急促等。同时,皮质醇被分解出来,引起胃酸分泌增多、血管易发生梗死、血糖值急升等。另外,月气压最低值与人口死亡高峰出现有密切关系。高温低压,会使人闷热异常;低温高压,又会使人寒冷无比。

气压随高度的升高而降低。一般认为,高原地区由于气压低,会对人的健康产生不利影响。事实却恰恰相反,适当的低气压环境对某些疾病有利无害。例如,高原的低气压环境对胃病、心血管功能紊乱就大有好处。

3.湿度

目前,家庭室内装饰中的湿度问题还没引起足够的认识。其实,合适的湿度对于居室的主人来说,其重要性并不亚于温度。空气湿度是指空气潮湿的程度,可用相对湿度表示。相对湿度是指空气实际所含水蒸气密度和同温下饱和水蒸气密度的百分比值。人体在室内感觉舒适的最佳相对湿度是49%~51%，相对湿度过低或过高，会使人体感觉不适甚至对人体有害。

当环境温度较高时，人体就要借汗液的蒸发来排出热量。此时，空气湿度就显得特别重要。当空气湿度较高时，汗液蒸发速度很慢，人就有一种黏糊糊的感觉，很不舒服。如果高温伴着高湿（如夏季雷雨来临前），还容易发生中暑现象。只有当空气湿度较低时，汗液蒸发速度才会较快，即使天热一点，人也会感到爽朗。例如，同样是高温天气，在南京往往是汗流浃背，在北京则不会。其实北京的气温并不低，人体也并非不出汗，只是因为北京的空气湿度较小。

长时间在湿度较大的地方（如高山、海岛）工作、生活，还容易患风湿性、类风湿性关节炎等湿痹症。但湿度过小时，蒸发加快，干燥的空气易夺走人体的水分，使人皮肤干裂，口腔、鼻腔黏膜受到刺激，出现口渴、干咳、声嘶、喉痛等症状，极易诱发咽炎、气管炎、肺炎等病症。另外，相对湿度低，导致人的皮肤弹性下降，加速皮肤衰老，出现表皮粗糙、细胞脱落等现象，一定程度上降低了皮肤抵抗病菌的能力。相对湿度过低，还会导致木材水分散失，引起家具或木质地板变形、开裂和损坏；钢琴、提琴等对湿度要求高的乐器不能正常使用；文物、档案和图书脆化、变形。相对湿度过高，又易使室内家具、衣物、地毯等织物生霉、铁器生锈、电子器件短路，对人体有刺激，甚至诱发火灾。

我国南方女性皮肤细嫩、光润，主要原因之一是南方相对湿度高。现代医学还证实，空气过于干燥或潮湿，都有利于细菌和病菌的繁殖和传播。科学家测定，当空气湿度高于65%或低于38%时，病菌繁殖最快；当相对湿度在45%~55%时，病菌的死亡率较高。专家测定认为室内最佳相对湿度：居室环境为40%~70%；最有利的防病、治病环境为 40%~55%。要达到上述标准湿度，靠传统的方法，洒水于室内地面和养鱼、盆景增湿法，显然是不够的。选择合适的加湿器进行人工增湿，就不再是可能，而是一种必需。加湿器的加湿机制，就是利用换能器将电能换转成机械能，产生每秒 170 万次的单频超声振动，造成剧烈的水汽撕裂作用，使水雾化为 1~5 微米的颗粒，扩散于室内空气中，以达到调节空气湿度的目的。

4. 寒

寒为冬季主气。在气温较低的冬季，或由于气温骤降，人体注意防寒保暖不够，则常易感受寒邪。此外，淋雨涉水，或汗出当风，亦常为感受寒邪之重要原因。

寒邪为病有外寒、内寒之分，外寒指寒邪外袭，其致病又有伤寒、中寒之别。寒邪伤于肌表，郁遏卫阳，称为"伤寒"；寒邪直中于里，伤及脏腑阳气，则为"中寒"。内寒则是机体阳气不足，失却温煦的病理反应。外寒与内寒虽有区别，但它们又是互相联系，互相影响的。阳虚内寒之体，容易感受外寒；而外来寒邪侵入机体，积久不散，又常能损及人体阳气，导致内寒。

感受寒邪，最易损伤人体阳气。阳气受损，失其正常的温煦气化作用，则可出现阳气衰退的寒证。如外寒侵袭肌表，卫阳被遏，就会见到恶寒；寒邪直中脾胃，脾阳受损，便可见脘腹冷痛、呕吐、腹泻等症；若心肾阳虚，寒邪直中少阴，则可见恶寒倦卧，手足厥冷，下利清谷，小便清长，精神萎靡，脉微细等症。

5. 暑

暑为夏季的主气，乃火热所化。暑邪病有明显的季节性，主要发生于夏至以后，立秋以前。

暑为阳邪，其性炎热，暑为夏季火热之气所化。火热属阳，故暑属阳邪。暑邪伤人，多出现一系列阳热症状，如高热、心烦、面赤、脉象洪大等。

6. 燥

燥为秋季主气。以其天气不断敛肃，空气缺乏水分之濡润，因而出现秋凉而劲急干燥的气候。燥邪外染途径，多从口鼻而入，侵犯肺卫。燥邪为病又有温燥、凉燥之分；初秋有夏热之余气，燥与湿热结合而侵犯人体，则多见温燥病证；深秋又有近冬之寒气，燥与寒邪结合侵犯人体，故有时亦见凉燥病证。

7. 火（热）

火热为阳盛所生，故火热常可混称，同中有异。热为温之渐，火为热之极。热多属于外淫，如风热、暑热、湿热之类病邪；而火也由内而生，如心火上炎、肝火亢盛、胆火横逆之类病变。

火热为病亦有内外之分。属外感者，多直接感受温热外邪气之侵袭；属内生者，则常由脏腑阴阳气血失调，阳气亢盛而成。另外，感受风、寒、暑、湿、燥等各种外邪，或精神刺激，即所谓"五志过极"，在一定条件下皆可以化火，故又有"五气化火""五志化火"之说。

火热为阳邪，其性炎上。《素问·阴阳应象大论》说："阳胜则热"。阳主躁动而向上，火热之性，燔灼焚焰，亦升腾上炎，故属于阳邪。因此，火热伤人，多见高热、恶热、烦渴、汗出、脉洪数等症。因其炎上，故火热阳邪常可以扰乱神明，出现心烦失眠，狂躁妄动，神昏谵语等症，《素问·至真要大论》说："诸躁狂越，皆属于火"。临床所见火热病症，亦多表现在人体的上部，如头面部位。

8. 风

风在"六淫"中被列于第一位。中医学认为，风邪是导致多种疾病发生的重要因素，在外感疾病中，"风"可以和多种邪气相合。如患者出现恶寒、发热、头疼、无汗、全身关节疼痛、鼻流清涕、舌苔发白等症，其病因乃是风与寒相合，故称风寒症；又如患者关节疼痛、舌苔白腻、脉滑，此乃风湿相交，亦称风湿症；再如风与热相会就成为风热症，表现为咽喉红痛、咳嗽、痰少色黄。由此可见，"风邪"是致病的重要因素。

夏秋季节，人们都喜爱午睡，但有的人午睡醒来后头昏脑涨，咽痒作咳，而有的醒来却精神爽快，原因何在？这就是人们不注意"风向"的缘故。由于午睡时头逆着风向睡，醒后自然感到心舒神爽。相反，如果脚底逆着风向睡，醒后就会感到浑身不舒服，不是头痛，就是鼻塞流涕。为什么呢？因为鼻开窍于肺，肺主皮毛，风邪入侵，首先犯肺。午睡时，如鼻孔逆着风向，风邪就会从鼻孔侵袭，醒后常有鼻塞、咳嗽等症状。因此，午睡时，应选好位置，注意风向，并切记古人之言："头顶风，巧轻松；脚顶风，请郎中。"

9.花

时下，国内外出现了一股服用花粉的热潮，利用服食花与花粉来健身美容。其实，花与花粉食品在我国由来已久。唐朝宴席上的珍品桂花鲜栗羹、菊棉糕；宋代的广寒糕、锦带糕和蟹酿橙等，就含有桂花、文冠花、菊花花粉。现代营养学研究发现，多种植物的花粉兼有食养和药疗作用。如荞麦花粉和槐树花粉都含有芦丁，可防治动脉硬化；山楂花粉能预防心肌梗死；栗树花粉可以补血；菊花花粉利尿；橙树花粉健胃益脾；油菜花粉对静脉曲张性溃疡有疗效；椴树花粉可镇静安神等等。

那么，花粉何以有如此奇功呢？因为花粉中含有多种对人体有益的有效成分。有人从含有混合花粉成分的蜂蜜中分析出以下物质：多种维生素和叶酸、钙、泛酸、磷、铁、锌、硒等14种矿物质，21种氨基酸、50多种天然酵素酶以及生长素等，特别是花中所含的黄酮类物质和抗生素，是产生药效的根本因子，对人体健康大有裨益。另外，花的芳香与其观赏效果，也对许多疾病尤其是抑郁症等都有独特的治疗效果，被中外医学专家们所公认。

10. 雪

下雪，不仅有利于农业生产，也有利于人的身体健康。隆冬时节下场大雪，把细菌病毒统统埋在雪下使其失去生存能力而被冻死，就会减少疾病传播。我国的历代本草专家，都把雪作为一味中药收录在他们的著作中。雪有清热、降火、止渴等功效。古时曾用雪治疗瘟疫、中暑狂热以及伤酒热渴等症。不过，入药之雪必须是腊月雪，李时珍认为"腊雪密封阴处，数十年亦不坏。用雪水浸五谷种，则耐旱，不生虫，洒几席间，则蝇自去。淹藏一切果食，不蛀蠹。"

用雪水烹茶则别具风味。诗人辛弃疾对用雪水烹茶颇感兴趣，留有"细写茶经煮香雪"的佳句。用雪水煮沸泡的茶，除色、香、味独具特色外，尚有许多保健效果。历代医家都认为用腊月雪"烹茶煮粥，有解热止渴"之功效，是防暑降温的理想饮料和食品。

11. 月

月圆之夜，人们的生活充满着诗情画意。然而，在医学上认为月亮的运动，特别是月圆之夜对人的情绪和行为有着一定的影响。它不仅影响人的精神与情绪，还会使人体生理功能发生变化。这主要是因为月亮的磁力影响人的激素、体液和电解质的平衡，从而引起了人体内生理及精神的变化。我国古代有一种放血的医疗方法，但不能在月圆之夜进行，否则会有失血过多危及生命的可能。

经过科学家长期观察和测量发现，月圆之夜，人体的血压降低，血管的内外压强差会增大，使患有出血性疾病的人毛细血管容易出血。

这就是月圆之夜因出血而死亡的人增多的缘故。可见,月亮的圆缺这个大自然的现象,对人体健康也会产生一定的影响。

由此可见,大自然的力量是无穷无尽、奇妙神奇的,气候环境因素对健康的影响也不可小觑。

气候因素很重要,重点细节要记牢,风花雪月暑与燥,历经四季才算好。

参考文献

[1] 朱素蓉,王娟娟,卢伟.再谈健康定义的演变及认识[J].中国卫生资源,2018,21(2):180-184.

[2] 佚名.亚健康人群的定义和改善方法[J].开卷有益(求医问药),2018(5):71-72.

[3] 孙慧心,万承奎.影响健康的因素[J].教育艺术,1997(1):43.

[4] 陈晓慧.生活方式与健康[J].中国临床保健杂志,2009,12(5):559-560.

[5] 王陇德.健康生活方式与健康中国之2020[J].北京大学学报(医学版),2010,42(3):245-246.

[6] 张人骏.第十一讲 社会经济与健康学[J].家庭医学:上半月,1995,(5):41-44.

[7] 陈济川.浅谈气质与身心健康[J].宁德师专学报(自然科学版),2003,15(1):42-43.

[8] 马悦凌.温度与健康的奥秘[J].养生大世界(B版),2008,(5):4.

自我

健康管理

第二章

我国居民

健康现状

第一节

人口老龄化问题

★ **未富先老**

1. 老龄化负担与日俱增

人口老龄化是指人口生育率降低和人均寿命延长使总人口中因年轻人口数量减少、年长人口数量增加而导致的老年人口比例相应增长的动态。人口老龄化的现状一发不可收拾，特别是我国这样的一个人口大国，更是面临着"未富先老"的重大挑战。人口虽然是经济发展必不可少的条件，但老龄化的突然来袭，除了人口，还需要更多年轻人的支撑，经济才能更好的发展。

（1）老龄化社会已至，养老问题须迎难而上。我国从进入人口老龄化到如今未富先老的现象不断显现也就短短不过20年时间，等再过几年，中国或将进入人口老龄化最严重的阶段。未来 10 年是我国应对人口老龄化，实现积极社会保障政策的战略转型期。当前我国的人口老龄化主要呈现"未富先老"的特征。这受到了多方面的影响，导致各地人口老龄化水平发展不平衡，其根本原因是各地发展程度不同，区域间经济有差异。因此，这种"未富先老"的现象日趋严重。

（2）社会养老的负担不容忽视。实施计划生育政策后，人口增长过快的问题得到了有效缓解，但是也给几十年后的今天带来了劳动力不足的问题，人口红利所带来的抚养率低的优势逐渐消失，老龄人口的增加，占用更多的社会资源，更多的人需要得到社会的保障，国家养老金的收支逐渐开始失衡，给国家财政提出了更大的挑战。社会老龄化程度的加深也给社会的医疗系统带来了更大的压力，对医疗技术提出了更高的要求，人们对医疗保险的需求也日益增大，社会经济压力严重。同时老年人的储蓄水平也低于平均水平，并且随着年龄的增长储蓄水平会越来越低，储蓄水平的降低会影响到社会资金的流动，影响投资，对社会经济的增长造成不良影响。

2. "生育率"屡创新低，"少子化"速度极快

传统家庭规模小型化趋势日益明显，大多数家庭的现状是长寿且少子。传统的庞大家庭逐渐被小家庭取代，子女减少，养老问题更加突出。由于社会当前医疗条件以及生活水平上升，除满足老年人的日常需求外，为中老年群体提供的娱乐设施也很多，使得老年人的生活质量提升，老年人口的预期寿命不断延长，但与此同时人口老龄化所导致的成本也在不断上升。即使目前已出台相关的生育激励政策，但效果还不明显，我国将面临深度老龄化的风险。

"生育率"下降导致人口老龄化程度加深，所以"生育率"下降是我们需要进一步剖析的问题，其原因是：社会生活压力大，促使生活

开销大；传统的大家族观念向小家庭转变；职场女性增多，生孩子、养孩子的时间和精力不够；离婚率上升，婚姻观念逐步倾向于单身或丁克；个人或社会环境等系列因素导致不孕率上升。这些原因不断导致出生率下降，老龄化程度加深，老龄化社会形成，"未富先老"现象更加突出。随着人口老龄化形势的加剧和养老负担的加重，再加上我国"未富先老"的现实，独生子女父母也将渐渐地成为老年人群的主体部分，相较于子女更多的父母来说，在当下他们更需要适应以及积极应对老龄化带来的影响。

总而言之，受两个大方面影响而产生了人口老龄化的结果：一个是生育率的快速下降，另一个是现代社会的发展让老年人的平均寿命延长。人口老龄化的加深是发展路上的绊脚石，解决这个问题迫在眉睫。

★ 中式养老

"当年华已逝，你两鬓斑白，沉沉欲睡……"我们欣赏爱尔兰诗人叶芝在《当你老了》中所描绘的爱情。但当中国社会进入老龄化阶段，并正在快速进入深度老龄化社会，面临"未富先老"等一系列问题之际，越来越多的普通中国人在思考"当我老了"这个问题时，所想到的往往没有诗中的浪漫。在当前社会保障制度还不够完善的情况下，"中国式养老"面临诸多挑战。

1. 经济负担压弯腰

现实生活中，一些没有子女的孤寡老人只能依靠养老金来维持生活，他们所需的生活开销虽然不大，但只靠养老金仍旧不足。为了改善家中的经济状况，很多中国人全家必须组织起来，年轻人到外地打拼、工作，老人们则留在家里。对于普通身体健康或者患有轻微疾病的老人，他们可以照顾自己的饮食起居，平时很少让子女操心，所需要的更多是子女的陪伴，所以养老负担比较轻松。在子女眼里，父母忙碌大半辈子终于可以好好休息了，但在老人心里，也许并不适应老年生活，更不想成为子女的负担。所以老人们都在想方设法地为家庭出份力，不管年龄多大都坚持做家务、干农活，但做这些对于老年人来说存在着较大的风险，老人可能因此落下毛病，甚至生活不能自理，养老负担便急剧升高。

2. 独生子女家庭养老，陪伴少

老年人口数量不断增多，使得养老保障和养老问题成为老龄化速度加快、"未富先老"的重要原因。"未富先老"的老龄化特征为养老等各种问题带来巨大压力。在多子女养老家庭之中，子女们可以轮流照顾老人以分摊缓解压力。而独生子女家庭只能一人承担起赡养老人的义务，在繁重的工作、生活中得不到喘息，因此独生子女养老家庭的经济压力和心理压力都是巨大的。尤其是19世纪80年代计划生育实行以来，我国独生子女家庭队伍越来越大，拥有相似困境的家庭越来越多，在许多普通家庭中，很多年轻人既为人父母，也作为子女，既承担着抚养孩子长大的责任，又担负着赡养父母的重任。特别是大部分"421家庭"还会因为经济压力等原因放弃生育二胎。医疗方面，随着老人的年龄的增长所需医疗费用也增加，老年人的身体功能逐步退化，也需要付出更多的时间和精力对其进行看护照料。所以，很多年轻夫妻会选择在家庭经济状况不好、生活压力大的情况下不生育。最终使人口的平均年龄水平上升，生育率下降，进一步加剧了老龄化现象。

综上，我国人口问题始终是一个全局性、战略性问题。深刻认识我国人口老龄化问题的重要性、复杂性、艰巨性和紧迫性，增强从各方面加强全生命周期养老的自觉性和责任感，意义深远重大。人口老龄化既是重大社会问题，更是重要民生问题，关系到当代，也直接影响后人，逐步推动养老事业多元化、多样化发展，真正实现老有所养、老有所医、老有所为、老有所学、老有所乐。

3.寻求老龄化的解决办法

人口老龄化将成为人类社会的常态，也是我国今后相当长一个时期的基本国情。积极应对人口老龄化是一个庞大的系统工程，需要动员社会各方面力量，加强统筹协调，强化部门协作。

（1）坚持积极应对的总基调。充分挖掘老龄社会潜能——全社会都要树立积极老龄观，正确看待老龄社会，正确看待老年人，正确看待老年生活，引导老年人增强自立自强意识，保持老骥伏枥、老当益壮的健康心态和进取精神。支持老年人积极参与社会——政府部门和全社会都要积极为老年人发挥正能量、作出新贡献搭建平台、提供机会；探索推进"时间银行"，大力发展"老老互助"，培育老年公益性、互助性社会组织；发挥广大老年人的政治优势，加强思想引领，使其成为党的路线方针政策的坚定倡导者、维护者、践行者。

（2）以科学综合应对为路径。尊重人口发展规律，客观认识人口老龄化发展态势及其带来的经济社会影响。将积极应对人口老龄化国家战略融入所有政策，以老年人口现状和发展态势作为基本要素，统筹协调推进各行业各领域规划设计、政策措施和服务体系建设。

（3）健全老龄相关法律体系。修订老年人权益保障法，研究出台老龄事业促进法、孝老法、老年保健法等配套法律法规，为国家战略提供法律保障。

（4）强化体制机制建设。理顺管理体制，加强组织保障。以老年人需求为中心，整合老年健康、养老服务、护理保险等职能，组建独立的老龄工作行政管理机构。加强基层老龄工作力量，解决老龄工作人员短缺问题。

（5）挖掘银发经济新动能。充分认识老年人群这个超大规模消费群体的消费潜力和消费特点，加快供给侧结构性改革，发展全链条的老龄产业和产业集群；善用经济手段，对那些在服务老年客户方面有创新、有担当的企业给予适当的支持；鼓励企业从老年用户需求出发，简化操作程序，让老年人更好融入数字生活。同时，也要把老年人的经验、技能、知识等人力资本充分利用起来，作为人力资源的重要来源。

（6）建设孝老爱亲的老年友好社会。孝老爱亲是中华民族的传统美德，敬老助老是全社会的共同责任。要强化社会敬老，选树表彰孝老爱亲先进典型；广泛开展社会助老，发展普惠性老年人优待服务项目，发挥社区居民和志愿者作用，爱心陪伴留守老年人，结对帮扶贫困老年人；要巩固家庭养老，出台支持家庭成员与老人相邻居住、依法履行赡养老人义务的税收等优惠政策；要推进环境适老，深入开展"老年友好型城市""老年友好型社区"创建活动，推进老旧小区适老化改造，为老年人提供安全便捷舒适的居住生活环境。

总之，以养好老促生好小，构建家庭养老的社会支持体系，让今天的年轻人看到老了以后会有家人的孝敬和赡养，就更愿意生育，促进人口长期均衡发展。

小贴士

　　积极应对人口老龄化问题：老年人要不断强化自我保健意识，学习自我监护知识，掌握自我管理技能；中年人群也要时刻注意身体的维护，在外打拼也要注意劳逸结合；年轻人更是要爱惜身体，规律作息，树立正确的婚姻观。

第二节

慢性
非传染性
疾病
威胁上升

★ **慢性非传染性疾病成重大公共卫生问题**

1.我国目前慢性非传染性疾病现状不容乐观

新中国成立以来，经济不断发展，人民健康水平有了很大提升。经过人口结构和流行病学转型，人均预期寿命、婴儿死亡率、孕产妇死亡率、疾病谱、疾病危险因素等衡量人口健康状况的基本指标已发生显著变化。但作为一个人口大国，我国仍然面临许多问题，特别是慢性非传染性疾病死亡率大幅度增加。老年人是慢病的高发人群，国家卫生健康委员会提供的数据显示，2022年我国超过1.8亿老年人患有慢性病，患有一种及以上慢性病的比例高达75%。预测到2026年癌症、糖尿病、高血压的发病率将分别提高至 0.7%、14.4%、27.8%。因此，人口快速老龄化是导致我国非传染性疾病负担不断加重的重要原因。

2. 快速老龄化步步紧逼，慢性非传染病负担增加

慢性非传染性疾病的负担十分严重，除了患者自身需要承担的来自生理上的病痛，患者的家庭经济负担也很沉重。《全国第六次卫生服务统计调查专题报告》数据显示，心脑血管疾病、糖尿病和癌症等重大慢性病占我国疾病经济负担超 90%。此外，人口老龄化进程加速导致慢性非传染性疾病死亡率增加，也已成为亟须解决的重大公共卫生问题之一。

老年人饮食结构不合理，懒得做饭，做一次吃多餐；三餐凑合，却把保健品当饭吃。中国老年学会委员会对北京、广州、重庆、成都等几个城市 65 岁以上的老年人口进行了一次营养方面的调查，结果发现，很多老年调查人口面临着营养不良风险的威胁。这些不良习惯进一步导致高血压、糖尿病、肥胖、高血脂等，所以慢性非传染性疾病的综合防控工作还有待进一步加强。

★ 慢性非传染性疾病的防治原则

（1）重视慢性非传染性疾病的预防和控制，提升居民健康意识，早发现、早治疗，努力降低慢性病发病率、致残率和死亡率。在慢性非传染性疾病发生的初期，患者往往会忽视诊断与治疗，不了解自身的病情状况，选择凭感觉用药，只有等到病症严重了，到医院就诊时才会选择有效治疗，而此时患者病症更加严重，治疗效果也会大打折扣。

（2）重点防治心脑血管疾病、癌症、慢性呼吸系统疾病和糖尿病

四类疾病，控制烟草使用、不合理膳食、身体活动不足和酗酒四种行为危险因素，监测高体重、高血压、高血糖和血脂异常四种生物危险因素。慢性非传染性疾病的预防与生活方式密切相关，针对不同类型的慢性病，预防的方式也会有所差异。

（3）中国已确立慢性病防控的相关策略，即明确政府责任，坚持预防为主，以社区为基础，关注农村地区，社会广泛参与，提高个人能力。卫生部门将进一步健全与慢性病预防控制形势相适应的防控体系和工作机制，推动形成以家庭为基础、社区为依托、专业机构为指导、社会广泛参与的预防控制格局。

总之，慢性非传染性疾病防控是造福社会的伟大工程，关乎着国民整体健康水平的提高，所以慢性非传染性疾病预防和控制应该得到更多的关注与投入。

在日常生活中，只有改变不良行为，选择健康的生活方式，戒烟、限酒、合理膳食、进行适当的体力活动，保持心理健康，才能防止或减少多种慢病的发生。

第三节

超重及肥胖患病率快速增长

★ 别被"重口味"亲手伤害

火锅、奶茶、炸鸡、烧烤，高油高糖高盐的刺激，给了每一个吃货至高无上的味觉享受，夜市中散发出的香味让每一个吃货心向神往，路边摊上吱吱冒油的声响更是让人走不动道。美食牵动着每一个吃货的味蕾，在热量炸弹的糖衣炮弹下，是否忘记了美食也在牵引着你的体重噌噌地往上涨。

肥胖及超重的危害从不同的角度来看是不一样的。从社会的角度出发，肥胖患病率的迅速增长增加了社会医疗的压力，并且肥胖是多种"富贵病"的幕后元凶，如高血压、高血脂、糖尿病等，如果肥胖的趋势得不到有效遏制，庞大的医疗压力将压垮公共财政；

从家庭的角度来看，肥胖患者会加重家庭的经济负担，同时为了满足肥胖患者的食欲，可能会使整个家庭养成不健康的饮食习惯；从个人的角度而言，由肥胖而引发的心理压力和自卑心理，以及实际存在的就业歧视、择偶歧视，和现实中随时随地可以感受到的诸多不便将会影响甚至改变个人的前途与命运。

身体质量指数（Body Mass Index，BMI）是国际上衡量人体胖瘦程度以及是否健康的一个常用指标，计算公式为体重（kg）除以身高的平方（m²）。BMI正常值在18.5至25之间，超过25为超重，30以上则属肥胖。

★ 肥胖率增长的幕后元凶

近些年我国肥胖发生率迅速增长，2021年国家卫生健康委表示我国成年居民超重肥胖超过50%，6~17岁的儿童青少年接近20%，6岁以下的儿童达到10%。肥胖发生率迅速增长的背后原因是显而易见的。自改革开放以来，我国经济得到了迅速发展，畜牧业、农业发展越来越好，经济发展得好，钱包也越来越鼓，老百姓兜里的钱多了，饮食也跟着变好，许多曾经走不到餐桌上的食物，也逐渐进入老百姓的视野，中国人的饮食结构也发生了翻天覆地的变化。

1.饮食结构的转变

现代化经济体系不断建立，产业链、供应链韧性和安全性不断提高，经济实现质的有效提升和量的有效增长，人们的生活水平不断提高，饮食结构发生了巨大的变化。人们对饮食的需求从"吃得饱"转变为"吃得好"，饮食结构发生的巨大改变成为了肥胖病发率迅速增长的重要原因之一。肉、蛋、奶成为餐桌上普遍的存在，人们可以选择的食物种类也越来越多，以前肉类消费主要是对猪肉、鸭肉、鸡肉的需求，现今鱼虾牛羊也成了常见的选择；对于谷物的需求相对减少，人们的口味逐渐被高油高盐征服后，养成了挑食的习惯，蔬菜和谷物摄入不足。现代人的饮食变成了"三高一低"——高热量、高脂肪、高蛋白、低纤维素——结构，这种不健康的饮食结构使体重逐渐增加，为肥胖患病率的迅速增长提供了条件。

2. 饮食习惯的变化

由于当代人的生活和工作习惯，饮食习惯也发生了巨大变化，这也是肥胖率增长的重要原因。因为工作的原因，职场人只有晚上才能与家人在一张餐桌上享用晚餐，因此晚餐会格外丰富。同时，日渐丰富的夜生活，路边烧烤、大排档和火锅、麻辣烫，给味蕾带来丰富的享受也进一步刺激着食欲，但夜晚新陈代谢相对较慢，食用过多食物会造成多余的能量得不到消耗而储存在体内，导致营养过剩。加之机械化、自动化机器逐步取代体力消耗的工作和劳动，人们的运动量不断下降，过剩的营养更得不到消耗，身体的脂肪越堆越多，体重增长，肥胖患病率增加。

★ 健康减肥的方法

超重和肥胖带来的一系列危害有目共睹，要想重返健康体重，无非就是利用热量差，使摄入的热量少于消耗的热量，最有用的两种方法便是管住嘴、迈开腿。

1. 管住嘴

饮食方面，管住嘴不只是要吃得少，而是在吃得少的同时满足身体的需要，要运用科学膳食的方法达到减肥的目的。首先要转变不健康的饮食结构，一日三餐根据中国居民平衡膳食宝塔来搭配，多吃谷类和蔬菜，少吃高油高盐的食物，减少外出就餐，尽量在家做饭，控制调料的使用。不断调整食谱，保证饮食的多样化，增加水果和蔬菜的摄入量，为身体提供丰富的维生素和矿物质。其次便是改变不健康的饮食习惯，一日之计在于晨，一顿营养丰富的早餐开启元气满满的一天。同时，晚餐宜简宜清淡，不要让脂肪在晚间悄无声息地堆积到身上。

2. 迈开腿

运动也是重要的一环。采用有氧运动和无氧运动相结合的方式，可以最大程度地提高减肥效率。研究发现有氧运动虽然不会使脂肪细胞减少，但是运动锻炼可以减少细胞内脂肪的含量，缩小脂肪细胞的体积。一方面通过运动可以抑制脂肪的合成；另一方面运动也可以加快能量消耗，这两个方面相互协调共同达到减少脂肪的目的。而无氧运动通过爆发、快速、全力的锻炼方法，能够最大限度地消耗能量，同样也能够达到减少脂肪的目的。

健康的身体是革命的本钱，肥胖带来身体和心理上的折磨，失去健康并承受巨大的心理压力，甚至无心工作、厌倦生活。运用科学的方式减轻体重，少点脂肪，多点健康。

减肥路上需要坚持，忌"三天打鱼两天晒网"。合理饮食＋适当运动＝健康的身体。

第四节

年轻人猝死率、肿瘤发病率增高

★ **猝死率增高**

如今，社会竞争越来越激烈，生活节奏越来越快，人们工作和生活上的压力也随之越来越大。长时间生活在这种快节奏、高压力的社会环境下，会使人产生一系列的健康问题。

1. 来势汹汹的猝死

生活节奏的不断加快，工作负荷的超载，年轻人存在基础疾病、饮食不健康、缺乏锻炼、作息不规律、精神压力大等问题，增加了猝死的发生率，尤其是心源性猝死。

猝死发生前，身体会释放一定的信号，但容易被忽略，最终造成悲剧的发生。因此，应及时发现机体发出的信号，并进行科学的预防，从而降低猝死的发生风险。

早期信号：如果年轻人无不适感觉，自觉身体健康，但体检时发现存在体重偏高、血脂偏高、血压偏高等情况，此时应予以重视。部分年轻人还可出现注意力不集中、易疲劳、心情易烦躁等症状，也提示着身体存在异常。建议尽早纠正，改善不良生活习惯，进行适当的锻炼，保持健康饮食和作息。

晚期信号：猝死前身体往往也会发出一些信号，可持续数分钟到数小时不等，如出现出汗、焦虑不安、胸痛，疼痛可蔓延至后背、上腹部等部位，还可能会出现恶心、呕吐、气喘、咳嗽、呼吸困难、头晕无力等症状，此时不要以为自己只是过于劳累，这可能是机体发出的最后一次信号。请及时就医，减少危及生命的情况出现。

当自觉出现相关症状时，应予以重视，建议立即休息，避免继续工作或进行其他活动，立即就医或拨打120急救电话。到医院后，一般需要进行心电图检查，明确原因，及时接受溶栓或介入治疗等，避免危及生命的情况发生。除此之外，如果周围人出现昏厥、意识丧失等危险症状时，建议在拨打120急救电话的同时，进行心肺复苏或使用电除颤设备，纠正心脏的异常搏动，降低死亡发生的可能性。

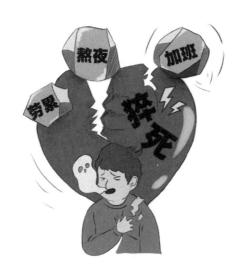

2.预防猝死，势在必行

一个人猝死，不仅是一个人生命的流逝，更是一个家庭的灾难。为了自身的健康，为了家庭生活的幸福美满，预防猝死的发生势在必行。

（1）积极治疗基础疾病：如果有先天性心脏病、心肌病（如肥厚型心肌病、扩张型心肌病）和心律失常，一定要尽早治疗，避免疾病加重。

（2）健康饮食：保证三餐规律，营养摄入全面，减少高脂肪、高糖饮食的摄入，不偏食、不挑食，多饮水，多吃蔬菜、水果、谷物等食物。

（3）合理作息：减少久坐和熬夜，每工作半小时可以站起来动一动，并且保证每天6~8小时的睡眠时间以及较好的睡眠质量。

（4）合理运动：适当进行运动锻炼，可每周保证三次左右的有氧运动，如跑步、健身操等，可以帮助改善心肺功能。

（5）保持良好心情和心态：平常注意缓解压力，避免抑郁、紧张、焦虑情绪。可以选择喜欢的方式缓解压力，例如听歌、运动、绘画、郊游等。如果有相关心理方面问题，尽早进行心理咨询或者相关药物治疗。

（6）定期体检：建议每年进行一次全身体检，直接、客观地了解自身情况，必要时增加专科体检项目，及早发现问题，及早进行纠正。

★ 肿瘤发病率增高

1.分清肿瘤和癌症

人们常有一个误区，将肿瘤等同于癌症，并对肿瘤感到深深的恐惧，但其实肿瘤分两种，即良性肿瘤和恶性肿瘤，恶性肿瘤才是人们所说的癌症，而良性肿瘤不是癌症。

马克斯·帕罗特是目前世界排名第一的单板滑雪运动员，2018年他被诊断出霍奇金淋巴瘤。这个坚强的小伙子说，"我要开始新的'战斗'了，大家相信我，我会回来的！"经过了6个周期共12次的化疗，也经历了恶心、呕吐、脱发等治疗带来的副作用，但2019年8月他重新回到赛场，并再次斩获金牌。作为一名抗癌斗士，他在纪录片中分享心得："我很感激能过好每一天，我只是想让人们知道：你可以与生活中的任何事情、任何挑战作斗争。"

正如上面的案例所示，良性肿瘤其实并没有人们想象中的那么恐怖，它生长缓慢、有包膜，膨胀性生长，摸之有滑动，不会发生转移，边界明显，容易痊愈，通常不会导致患者死亡；而恶性肿瘤就是良性肿瘤的反面，它生长迅速、侵袭性生长，与周围组织粘连，易发生转移，治愈后也易复发，如不及时治疗，常常导致患者死亡。肿瘤在早期可能不会引发明显的症状，再加上没有定期体检的习惯，所以人们常常不会察觉到体内可能长了肿瘤，所以许多恶性肿瘤一经发现便是晚期，这又增加了治疗的负担。所以恶性肿瘤也是一种严重威胁人类健康的疾病。

肿瘤患者的年轻化越来越明显。据《健康时报》报道，全国肿瘤登记中心的数据显示，2000年的时候，20岁到39岁的年轻人每10万人有大约40个肿瘤发病，2013年的数字变成了70，涨幅80%，究其原因主要有以下四点：很多年轻人运动少，体质差；生活习惯不好，熬夜，吸烟，喝酒，过度娱乐或过度工作劳累，长期会导致机体免疫力下降；环境和食物污染，包括农药，雾霾，各种防腐剂等大大增加了致癌发生的几率；家庭遗传因素，遗传是肿瘤发病的非常重要的一个因素，尤其是年轻人高发的肿瘤。

2.远离肿瘤

目前大多数癌症还没有治疗的特效药，癌症的死亡率依旧很高，所以还是以预防为主。定期进行体检；平衡心态，心理健康；预防感染；保持合理的体重和腰围；科学运动；合理膳食，限制饮酒。

　　吸烟是诱发癌症的重要因素之一。《中国吸烟危害健康报告2020》显示我国吸烟人数超过3亿，香烟中含有大量的致癌物质，会导致吸烟者患肺癌的概率大大增加，并且吸烟不仅会危害自己的身体，呼出的"二手烟"和烟草残留物，还会危害家人的健康，因此为了自己、家人和社会的健康，戒烟是十分有必要的。酗酒也是导致恶性肿瘤发病率提高的重要原因，酗酒会极大地提高喉癌、咽癌、食管癌等癌症的发病率，限制饮酒的同时也要注意合理膳食，多吃蔬菜和水果，少吃烧烤、油炸类食物。此外，肥胖也是诱发癌症的重要原因，肥胖不仅会诱发"三高"，同时也会促进乳腺癌、子宫内膜癌、肾癌、食管癌的发生，严格控制饮食、积极参加体育运动，控制好体重，也是一种降低癌症发病率的好方法。此外，对于有癌症家族史的人群一定要定期体检，特别是针对各种癌症的体检，这是早期发现肿瘤的最好的办法；没有家族史的人群也不要掉以轻心，除定期体检以外，身体出现任何不适都要及时去医院检查！

　　癌症其实不可怕，早筛早诊才是好。养成定期体检的好习惯，尽早发现问题，尽早将疾病扼杀在发病初期。

第五节

生活方式不合理

★ 生活节奏快，压力大

1. 压力大的罪魁祸首是生活节奏的加快

由于工作节奏的不断加快，人们过着超速的日子。许多忙碌的人因此不知不觉地损害了自己的身心健康，各种疾病缠上身来，整个心灵都被日益繁重的工作及生活撕碎。生活压力越来越大，人们往往要花二三倍的努力取得成功，这时人的精神处于混乱不安的状态。受压抑的感情冲突未能得到宣泄时，就会在肉体上出现疲劳症状，甚至引起心理的扭曲，导致心理疲劳。长期快节奏不仅伤身更伤"心"，身与心的和谐是健康的基础，而情绪活动又是心理因素中对健康影响较大、作用最强的一部分。长期快节奏导致的疲劳看似细小轻微，若不注意，轻则降低工作效率、生活质量，重则导致多种身心疾病。心理学家指出，压力会导致人体产生大量的肾上腺素和肾上腺皮质激素。它们通过血液传遍全身，各个感官、神经系统、免疫系统、肌肉等都出现紧张反应。时间一长，就会出现失眠、健忘、噩梦频繁、焦虑、工作中失误增多等现象。

2. 压力的危害

社会在进步，但压力只增不减。当前我国的社会保障体系仍未完善，居民在医疗、养老、住房和子女教育等方面缺乏安全感，因此常会尽力将未来收益"折现"，并"透支"自己的身心健康。工作的压力，学习的压力，家庭养育子女、赡养老人的压力，维持家庭开支的压力等，当这些压力长期得不到宣泄时，就会危害到我们的情绪、生理、认知、行为，相当一部分人会因长期存在焦虑情绪而诱发精神障碍疾病，还有些人会因不堪承受生活压力和高强度的工作而发生"过劳死"，并有越来越多的都市白领处于"亚健康"状态。

（1）压力下的情绪危害。过重的压力会使我们产生忧郁、恐惧、焦虑、不安、悲观、失望、情绪低落、自责等等心理上的负面情绪。比如工作的不稳定，收入的减少会让家庭开支的压力显得更重，会使我们可能为生活中的一件小事暴躁发怒，甚至发生暴力事件。而且，长期承受这些负面的情绪的人，患抑郁症和其他心理疾病的风险大大增加。

（2）压力下的生理危害。当我们长期处于过度压力状态下，会加重我们身体的负荷，大家有没有感觉我们处于负面情绪的时候，会感到身体很疲劳。当我们的身体不堪重负的时候，会产生一系列的生理反应，高血压、心悸、偏头痛、腰酸背痛、心律不齐、胃肠不调、皮肤病等等。大家可以回想自己情绪不好的时候，自己身体是什么状态。

（3）压力下的认知危害。研究显示，当人处于压力带来的负面情绪的时候，会明显感觉自己的记忆力，理解力以及做事的专注力下降，平常很简单的问题，好像不知道怎么办了，原先记得很清楚的事情，就怎么也想不起来了。这就是过度压力对认知产生的危害。

（4）压力下的行为危害。最明显的就是我们在过度压力之下自我控制力下降，如学生在面对繁重的学习压力下出现逃课、偷窃、自残、打架等行为。此外也会影响人际交往状况，压力过重下的人在和他人交往中容易发生冲突，表情冷淡等。还会染上不良习惯，如吸毒、酗酒、抽烟等。

所以，在以"数字"和"速度"为衡量指标的今天，我们只有学着放慢脚步，让自己在工作和生活中找到平衡的支点，才能快乐地享受健康生活。如何有效释放压力，可以尝试以下方法：做好自己应该做的事情，同时多做感兴趣的事，一定要学会关注当下、为所当为，尤其是维护好自己的人际关系，做好自己的工作，收获美好的人际关系及事业的成功，才能让自己变得充实，做自己感兴趣的事情，比如读名著、听音乐、喝茶、看电影、和好朋友聚会等，这些活动可以让自己的生活变得丰富多彩，有效的克服压力大的问题，从而让自己变得平静，变得快乐。有规律的作息，劳逸结合，张弛有度，恰到好处，这就是均衡的生活。此外，也可以寻求心理咨询师的帮助，比如认知行为疗法、精神分析疗法等。

小贴士

　　冥想的意思就是闭目冥思，通常的方法就是调整自己的坐姿，让身体舒适，然后缓缓闭上眼睛，想象一种场景。长期坚持冥想可以缓解压力，放松身心。

★ 膳食结构不合理

当今社会，居民的营养与健康状况明显改善，但也有一些值得关注的问题。例如，与膳食营养和生活方式密切相关的慢性病，如高血压、糖尿病的患病率迅速上升。油、脂肪摄入得多了，蔬菜、水果吃得少了，超重和肥胖患病率也呈明显上升趋势。食品安全隐患日趋严重，安全卫生是饮食的前提，只有安全卫生得到保障才能追求饮食的营养、质量。随着社会的不断进步，我们的饮食方式突破了传统的自给自足模式，在享用各种美食的同时，许多细菌也被吃下去，此外还有饮食不节制等诸多问题导致的健康方面多少都有点儿"小毛病"。

1. 别让不合理膳食毁了你的健康

由于城乡之间的贫富差异，城市和农村的膳食结构的失衡程度不同，城市居民超重和肥胖、糖尿病、高血压、血脂异常以及心脑血管疾病发生和患病情况高于农村，所以与农村人口相比，城市人口膳食结构失衡情况更加严重。还有一些地区，由于地域特色或者风俗、不同性别间的饮食控制，导致了饮食不规律、营养不全面。另外，营养摄入不全面，结构和搭配不合理问题突出，再加上现代年轻人将更多精力放在了事业、工作上，对日常饮食的不关心，导致身体年龄与实际年龄严重不符。

2. 膳食结构不合理，快来看看你是哪一类

常规家庭膳食不合理的情况基本可以分为三类。第一类是儿童。《中国儿童青少年营养与健康指导指南2021》提出，当前我国儿童膳食结构仍不合理，突出表现在蔬果、水产品、蛋类、豆类、奶类摄入量很低，农村和经济不发达地区尤为不足。同时，不吃早餐、早餐营养质量差、零食消费普遍且种类不合理、饮料饮用频次和饮用量逐渐

增高等不健康的膳食行为普遍存在。第二类是中青年。中青年在饮食行为上存在着不吃早餐或早餐营养质量不高，偏爱零食、偏爱洋快餐、偏爱油炸食品、外出就餐、饮水量偏少、蔬菜水果摄入偏少等诸多问题。部分年轻人还有酗酒行为，可能导引起其食欲下降，导致多种营养素缺乏，也会增加患高血压、心脑血管等疾病的风险，严重者甚至引发酒精性的肝硬化等。此外还有一类年轻人注重身材，想要减肥却疏于运动，只用节食的方法，过度节食将导致身体虚弱、头晕甚至昏迷等情况，节食必须适度，以保证身体每日的营养摄入。第三类是老年。老年人是慢性疾病的高发人群，这些慢性疾病往往与长期膳食结构不合理有关，一方面可能是由于缺乏对老年人如何进行合理膳食的指导，另一方面，我们传统文化中的一些陈旧观念也禁锢着老年人的膳食选择。老年人在饮食上往往容易出现两个问题：吃得少和挑食。食欲下降是衰老的典型特征之一，随着年龄的增长，人们对美食的态度似乎越来越平淡了，以前再难也要吃到的食物，现在已经没有诱惑力了。其实这跟老年人味觉退化也有一定的关系，要知道，尝不出食物的味道，是会让人对食物失去欲望的。加上消化功能下降，经常消化不良，很多老人吃得越来越少，营养不良也紧随其后。此外，也有部分老年人只吃自己喜欢吃的食物，对其他食物一概不碰。这种做法很容易导致营养失衡，因为不同的食物中含有不同的营养物质，即便是相同种类的食物，所含的营养物质比例也不同，经常挑食，会影响身体的全面发展。

总之，人们在食物消费上存在诸多的明显不合理现象，营养过剩与营养失衡两极状况十分突出。健康与饮食的关系十分密切，我们只有拥有合理的饮食习惯，才能满足机体生理活动的正常需要，从而提高免疫力，更有效地预防疾病。

3.合理膳食这样做

营养是健康的基础，生命是靠不断地从外界摄入营养物质而存在，在整个生命过程中营养就是维持生命的基本物质，为了延续生命，人类必须每日摄取有益于身体健康的食物，人类通过饮食在塑造着自己的身体与健康，后天的食物营养决定了一个人的健康状况和寿命。合理营养可维持人体的正常生理功能，促进健康和生长发育，提高机体的劳动能力、抵抗力和免疫力，有利于某些疾病的预防和治疗。

2022年4月26日，中国营养学会正式发布了《中国居民膳食指南（2022）》，膳食指南是国家推动食物合理消费、提升国民科学素质、实施健康中国合理膳食行动的重要措施。膳食指南根据营养原则和人体营养需要，结合当地食物生产供应情况及人群生活实践，提出了更加有益的食物选择和身体活动指导意见，并最终提炼出八条平衡膳食准则。

（1）食物多样，合理搭配：坚持谷类为主的平衡膳食模式；每天的膳食应包括谷薯类、蔬菜水果、畜禽鱼蛋奶和豆类食物；平均每天摄入12种以上食物，每周25种以上，合理搭配；每天摄入谷类食物200~300g，其中包含全谷物和杂豆类50~150g；薯类50~100g。

（2）吃动平衡，健康体重：各年龄段人群都应天天进行身体活动，保持健康体重；食不过量，保持能量平衡；坚持日常身体活动，每周至少进行5天中等强度身体活动，累计150分钟以上；主动身体活动最好每天6000步；鼓励适当进行高强度有氧运动，加强抗阻运动，每周2~3天；减少久坐时间，每小时起来动一动。

（3）多吃蔬果、奶类、全谷、大豆：蔬菜水果、全谷物和奶制品是平衡膳食的重要组成部分；餐餐有蔬菜，保证每天摄入不少于300g的新鲜蔬菜，深色蔬菜应占1/2；天天吃水果，保证每天摄入

200~350g的新鲜水果，果汁不能代替鲜果；吃各种各样的奶制品，摄入量相当于每天300mL以上液态奶；经常吃全谷物、大豆制品，适量吃坚果。

（4）适量吃鱼、禽、蛋、瘦肉：鱼、禽、蛋类和瘦肉摄入要适量，平均每天120~200g；每周最好吃鱼2次或300~500g，蛋类300~350g，畜禽肉300~500g；少吃深加工肉制品；鸡蛋营养丰富，吃鸡蛋不弃蛋黄；优先选择鱼，少吃肥肉、烟熏和腌制肉制品。

（5）少盐少油，控糖限酒：培养清淡饮食习惯，少吃高盐和油炸食品。成年人每天摄入食盐不超过5g，烹调油25~30g；控制添加糖的摄入量，每天不超过50g，最好控制在25g以下；反式脂肪酸每天摄入量不超过2g；不喝或少喝含糖饮料；儿童青少年、孕妇、乳母以及慢性病患者不应饮酒。成年人如饮酒，一天饮用的酒精量不超过15g。

（6）规律进餐，足量饮水：合理安排一日三餐，定时定量，不漏餐，每天吃早餐；规律进餐、饮食适度，不暴饮暴食、不偏食挑食、不过度节食；足量饮水，少量多次。在温和气候条件下，低身体活动水平成年男性每天喝水1700mL，成年女性每天喝水1500mL；推荐喝白水或茶水，少喝或不喝含糖饮料，不用饮料代替白水。

（7）会烹会选，会看标签：在生命的各个阶段都应做好健康膳食规划；认识食物，选择新鲜的、营养素密度高的食物；学会阅读食品标签，合理选择预包装食品；学习烹饪、传承传统饮食，享受食物天然美味；在外就餐，不忘适量与平衡。

（8）公筷分餐，杜绝浪费：选择新鲜卫生的食物，不食用野生动物；食物制备生熟分开，熟食二次加热要热透；讲究卫生，从分餐公筷做起；珍惜食物，按需备餐，提倡分餐不浪费；做可持续食物系统发展的践行者。

总之，合理科学地安排膳食结构，使摄入的能量与消耗的能量始终保持平衡，广泛选取多样的食品原料，科学合理地搭配，正确地使用烹饪方法，养成良好的饮食习惯，长期坚持不懈，才能充分体现膳食结构发挥的健康作用。

　　每餐尽可能保证种类多、总量少。各式各样的菜式、汤羹和正餐都用小碟、小碗盛放，以提高食欲，保证每餐都摄取多种多样营养元素。

★ 久坐不动的生活方式

随着高精尖科技的持续发展和社会的不断进步，催生了一系列不健康的生活方式，久坐不动就是其中之一。久坐是指以坐姿或斜躺姿势进行的能量消耗小于等于 1.5 倍代谢当量的任何清醒行为。久坐看似毫不起眼，其实带来的健康隐患远比你想象得严重。

1. 别"坐"以待毙

《英国医学杂志》发表的一项最新研究表明，每天久坐 3 个小时以上，可减少 2 年的预期寿命。而且，就算没有吸烟等不良嗜好，同时保持良好的运动习惯，也无助于改变这一结果。长期久坐的不健康生活习惯，使我们的身体出现不同程度的损伤，从最开始的一丝丝不适，到腰、颈部的肌肉酸痛和腰部的疼痛。久坐不止伤身，还伤"心"。

（1）久坐伤身。久坐时，人体的重量会较集中地压在腰骶部，这种压力分布不均衡易引起腰背肌肉劳损并疼痛，长期如此甚至可致椎间盘组织弹性减退和脊柱骨质增生。而对于肠胃而言，久坐引起肠胃蠕动减慢，除了消化液分泌相对减少影响消化，还会引起和加剧腹胀和便秘等消化系统病症，而且对身材也不好，容易起小肚子，也容易胖腿。祖国医学早就认识到"久坐伤肉"。久坐不动，气血不畅，缺少运动会使肌肉松弛，弹性降低，出现下肢浮肿，倦怠乏力，重则会使肌肉僵硬，感到疼痛麻木，引发肌肉萎缩。对于肩颈部和腰部的肌群而言，长时间保持一个姿势容易绷紧并变得僵硬，影响到椎动脉对头部的供血，引起头晕。

（2）久坐伤"心"。久坐不动会使血液循环减缓，尤其是患有动脉硬化等症的中老年人，久坐血液循环迟缓最容易诱发心肌梗死和脑血栓形成。长时间坐着会使心血管疾病发生率倍增。据《英国运动医学》指出，一天大部分时间都坐着的人，肥胖、心脏病发作或死亡的风险更高。此外，久坐和抑郁症密切相关，久坐行为还可能是抑郁症自我伤害的指标之一。长期久坐以及身体活动不足会使不良情绪得不到纾解，从而导致一系列心理问题。研究人员发现，在青少年时期久坐不动，抑郁症临床问卷测量得分会有不同程度地上升；但如果在青少年时期每天增加一个小时的轻度体育活动，抑郁得分便会有不同程度地降低。

2. 这样做缓解久坐危害

（1）双手合掌互推。坐直，双手合掌互推，保持这一动作5秒后放松，至少做4次。此动作可以锻炼胸大肌，也可以瘦手臂。

（2）抬腿。抬起一条腿，直至腿部发酸，再换另一条腿。可以锻炼平时很少运动到的大腿股四头肌。

（3）贴墙站。后脚跟离墙一拳远，肩胛骨往后夹，收下巴，腹肌用力向后缩，尽量使腰部与墙没有空隙。能伸展前胸，放松紧绷的肩膀。还可以增加难度，即大腿往下坐，缓慢上下摩擦墙壁，这样可以锻炼大腿股四头肌。

（4）趴在床上。睡前和起床后，可以在床上趴一会，这一动作有助于被动伸展全天紧缩的前侧躯干。

（5）半蹲。双脚距离与肩同宽，收紧小腹，大腿往下坐，可以有效地锻炼大腿肌肉。

（6）踮脚。双足并拢着地，用力踮起脚尖，然后放松，重复20~30次。踮起脚尖时，双侧小腿后部肌肉每次收缩时，挤压出的血液量，相当于心脏脉搏排血量。所以，久坐的人，最好每坐1小时就做1次踮脚运动，可使下肢血液回流顺畅。

回家后，不要窝在沙发上，虽然感觉全身都得到了放松，但斜躺在沙发上时，脊髓转弯点在腰椎，会使腰椎更受力，容易造成下背痛，甚至会出现腰椎间盘突出。大家可以记住一个口诀"四电小于二"，即坐着看电视、计算机、手机和玩游戏的时间，要小于两小时。

想要改善自己的健康，在日常生活中就需要做好这些事情，对自己的健康负责，积极改善饮食和生活习惯，才能避免健康问题。另外，在生活当中，要加强锻炼，每天抽出半个小时的时间，做一些简单的运动吧！

小贴士

久坐是无差别攻击，每个人都可能是久坐的受害者。儿童和青少年应该限制久坐时间，尤其是屏幕游戏时间；中青年应该限制久坐时间，适当运动有益健康；老年人要限制久坐时间，在自身能力允许的范围内进行身体活动，并根据身体健康水平调整活动强度。

参考文献

[1] 任晓明,吴群红.人口老龄化对卫生健康水平的影响研究[J].卫生经济研究,2023,1:6-8,13.

[2] 白云丹,田茜溪,杨杰,等.新时代下慢病管理的分析与思考[J].中国卫生标准管理,2022,13(9):39-41.

[3] 朱萍,毕钰,卢元峰,等.限时饮食对超重/肥胖人群干预效果的Meta分析[J].军事护理,2023,40(2):98-101.

[4] 王志峰,廖国龙,欧阳鹏,等.恶性肿瘤晚期患者心理问题的影响因素分析[J].中国现代药物应用,2023,17(1):41-44.

[5] 赵冬,胡大一.普及健康生活方式是儿童青少年和中青年人群心血管病预防的首要策略[J].中华心血管病杂志,2022,50(12):1135-1137.

第三章

自我健康管理

——食

第一节

荤素可以兼得

中国自古就有"人以食为天"的说法，无论是思乡怀亲，抑或只是充饥饱腹，中国人的餐桌上，吃饭从来都是一件马虎不得的事情。可是要想吃饭不马虎，就要有科学的依据和正确的认识。这一节我们来说道一下吃饭这件"大事"。

★ 吃荤 VS 吃素

从营养价值的角度来看，肉类是一种高食用价值的食品，包括牲畜和家禽的肌肉、内脏和产品。动物肉包括猪肉、牛肉和羊肉；家禽包括鸡、鸭和鹅。不仅能提供人体所需的蛋白质、脂肪、无机盐和维生素，而且味道鲜美，营养丰富，易消化吸收，可烹制成各种菜肴。维生素的含量在动物的内脏中最多，尤其是在肝脏中，肝脏不仅富含 B 族维生素，还含有大量的维生素 A。此外，动物肝脏还含有维生素 D、叶酸、维生素 C、烟酸和维生素 B2，所以肉类是营养价值很高的食物。肉类富含氨基酸，能促进人体的正常新陈代谢。但是如果吃了太多的肉，体液偏酸，代谢紊乱，易患高血压、心脏病、冠状动脉栓塞、卒中等疾病，还会导致智商下降、肥胖和其他疾病。此外，因为肉类脂肪的组成特征明显不同于豆类和谷物，大多数是饱和脂肪酸。由于饱和脂肪酸数量多，脂肪熔点高，不易被人体消化吸收。肉类还含有高胆固醇。因此，肉类并不是冠心病、高血压、肝肾疾病和老年人的理想食物。

素食中含有大量的粗纤维，能降脂减肥，防止便秘。素食能提高人体免疫力，素食者患心血管疾病、癌症、痛风、关节炎、肾功能衰竭、大脑瘫痪等疾病的概率也比普通人低得多。当人的体液呈微碱性状态时，脑细胞间传递信息的速度和效果均处于最佳状态，人会变得聪明。此外，水果蔬菜中水分也是比较多的，因此吃素的人的皮肤会看起来不错，很少会有痘痘出现。但是吃素的人由于动物蛋白，饱和脂肪酸，胆固醇，油脂摄取不够，身体营养是有所缺失的，很多素食女性月经失调，内分泌情况不乐观，同时瘦弱的身体会让她们难以怀孕，给生活带来一丝烦恼。

其实，单纯只吃荤或者只吃素都是行不通的，每个人的基本情况不同，肉类和素食的摄入情况也难以一概而论，需达到营养均衡方为正道。

★ 均衡营养

均衡营养指的是合理搭配食物，选择多样化的食物，使所含营养素齐全，比例适当，以满足人体需要。合理搭配包括粗细搭配、荤素搭配、颜色搭配、口味搭配等。

1. 中国居民膳食指南

中国居民平衡膳食宝塔是根据《中国居民膳食指南（2022）》，结合中国居民的膳食结构特点设计的。它把平衡膳食的原则转化各类食物的重量，并以直观的宝塔形式表现出来，便于群众理解和在日常生活中应用。

中国居民平衡膳食宝塔

盐	<5克
油	25~30克
奶及奶制品	300~500克
大豆及坚果类	25~35克
动物性食物	120~200克
	——每周至少2次水产品
	——每天一个鸡蛋
蔬菜类	300~500克
水果类	200~350克
谷类	200~300克
	——全谷物和杂豆 50~150克
薯类	50~100克
水	1500~1700毫升

每天活动6000步

源自中国营养学会官方网站

平衡膳食宝塔共分五层，包含我们每天应吃的主要食物种类。宝塔各层位置和面积不同，这在一定程度上反映出各类食物在膳食中的地位和应占的比重。五大类食物分别是谷薯类、蔬菜水果类、动物性食物、大豆及坚果和奶制品类、烹调油盐类。食物量是根据不同能量需要量水平设计，宝塔旁边的文字注释，标明了在1600~2400kcal能量需要量时，一段时间内成年人每人每天各类食物摄入量的建议值范围。

第一层谷薯类食物：谷薯类是膳食能量的主要来源（碳水化合物提供总能量的50%~65%），也是多种微量营养素和膳食纤维的良好来源。膳食指南中推荐2岁以上健康人群的膳食应做到食物多样、合理搭配。谷类为主是合理膳食的重要特征。在1600~2400kcal能量需要量水平下的一段时间内，建议成年人每人每天摄入谷类200~300g，其中包含全谷物和杂豆类50~150g；另外，薯类50~100g，从能量角度，相当于15~35g大米。

谷类包括小麦、稻米、玉米、高粱等及其制品，如馒头、麦片、米饭等。全谷物保留了天然谷物的全部成分，是理想膳食模式的重要组成，也是膳食纤维和其他营养素的来源。杂豆包括大豆以外的其他干豆类，如绿豆、红小豆、芸豆等。我国传统膳食中整粒的食物常见的有小米、玉米、绿豆、红豆、荞麦等，现代加工产品有燕麦片等，因此把杂豆与全谷物归为一类。2岁以上人群都应保证全谷物的摄入量，以此获得更多营养素、膳食纤维和健康益处。薯类包括马铃薯、红薯等，可替代部分主食。

第二层蔬菜水果：蔬菜水果是膳食指南中鼓励多摄入的两类食物。在1600~2400kcal能量需要量水平下，推荐成年人每天蔬菜摄入量至少达到300g，水果200~350g。蔬菜水果是膳食纤维、微量营养素和植物化学物的良好来源。蔬菜包括嫩茎、叶、花菜类、根菜类、菌藻类及水生蔬菜类等。深色蔬菜是指深绿色、深黄色、紫色、红色等有颜色的蔬菜，每类蔬菜提供的营养素略有不同，深色蔬菜一般富含维生素、植物化学物和膳食纤维，推荐每天占总体蔬菜摄入量的1/2以上。

水果多种多样，包括仁果、浆果、核果、柑橘类、瓜果及热带水果等。推荐吃新鲜水果，在鲜果供应不足时可选择一些含糖量低的干果制品和纯果汁。

第三层鱼、禽、肉、蛋等动物性食物：鱼、禽、肉、蛋等动物性食物是膳食指南推荐适量食用的食物。在1600~2400kcal能量需要量水平下，推荐每天鱼、禽、肉、蛋摄入量共计120~200g。

新鲜的动物性食物是优质蛋白质、脂肪和脂溶性维生素的良好来源，建议每天畜禽肉的摄入量为40~75g，少吃加工类肉制品。目前我国汉族居民的肉类摄入以猪肉为主，且增长趋势明显。猪肉含脂肪较高，应尽量选择瘦肉或禽肉。常见的水产品包括鱼、虾、蟹和贝类，此类食物富含优质蛋白质、脂类、维生素和矿物质，推荐每天摄入量为40~75g，有条件可以优先选择。蛋类包括鸡蛋、鸭蛋、鹅蛋、鹌鹑蛋、鸽子蛋及其加工制品，蛋类的营养价值较高，推荐每天1个鸡蛋（相当于50g左右），吃鸡蛋不能丢弃蛋黄，蛋黄含有丰富的营养成分，如胆碱、卵磷脂、胆固醇、维生素A、叶黄素、锌、B族维生素等。

第四层奶类、大豆和坚果：奶类和豆类是鼓励多摄入的食物。奶类、大豆和坚果是蛋白质和钙的良好来源，营养素密度高。在1600~2400kcal能量需要量水平下，推荐每天应摄入至少相当于鲜奶300g的奶类及奶制品。在全球奶制品消费中，我国居民摄入量一直很低，多吃各种各样的乳制品，有利于提高乳类摄入量。大豆包括黄豆、黑豆、青豆，其常见的制品如豆腐、豆浆、豆腐干及千张等。坚果包括花生、葵花籽、核桃、杏仁、榛子等，部分坚果的营养价值与大豆相似，富含必需脂肪酸和必需氨基酸。推荐大豆和坚果摄入量共为25~35g，其他豆制品摄入量需按蛋白质含量与大豆进行折算。坚果无论作为菜肴还是零食，都是食物多样化的良好选择，建议每周摄入

70g 左右（相当于每天 10g 左右）。

第五层烹调油和盐：油盐作为烹饪调料必不可少，但建议尽量少用。推荐成年人平均每天烹调油不超过 25~30g，食盐摄入量不超过 5g。按照膳食营养素参考摄入量的建议，1~3 岁人群膳食脂肪供能比应占膳食总能量 35%；4 岁以上人群占 20%~30%。在 1600~2400kcal 能量需要量水平下脂肪的摄入为 36~80g。其他食物中也含有脂肪，在满足平衡膳食模式中其他食物建议量的前提下，烹调油需要限量。按照 25~30g 计算，烹调油提供 10% 左右的膳食能量。烹调油包括各种动植物油，植物油如花生油、大豆油、菜籽油、葵花籽油等，动物油如猪油、牛油、黄油等。烹调油也要多样化，应经常更换种类，以满足人体对各种脂肪酸的需要。我国居民食盐用量普遍较高，盐与高血压关系密切，限制食盐摄入量是我国长期行动目标。除了少用食盐，也需要控制隐形高盐食品的摄入量。酒和添加糖不是膳食组成的基本食物，烹饪使用和单独食用时也都应尽量避免。

身体活动和饮水：膳食指南还强调了增加身体活动和足量饮水的重要性。水是膳食的重要组成部分，是一切生命活动必需的物质，其需要量主要受年龄、身体活动、环境温度等因素的影响。低身体活动水平的成年人每天至少饮水 1500~1700mL（约 7~8 杯）。在高温或高身体活动水平的条件下，应适当增加饮水量。饮水过少或过多都会对人体健康带来危害。来自食物中水分和膳食汤水大约占 1/2，推荐一天中饮水和整体膳食（包括食物中的水，汤、粥、奶等）水摄入共计 2700~3000mL。

身体活动是能量平衡和保持身体健康的重要手段。运动或身体活动能有效地消耗能量，保持精神和机体代谢的活跃性。鼓励养成天天运动的习惯，坚持每天多做一些消耗能量的活动。推荐成年人每天进行至少相当于快步走 6000 步的身体活动，每周最好进行 150 分钟中等强度的运动，如骑车、跑步、庭院或农田的劳动等。一般而言，低身体活动水平的能量消耗通常占总能量消耗的 1/3 左右，而高身体活动水平者可高达 1/2。加强和保持能量平衡，需要通过不断摸索，关注体重变化，找到食物摄入量和运动消耗量之间的平衡点。

2.东方健康膳食模式

国外有一些良好的膳食模式为人所熟知，如欧洲地中海膳食模式、美国 DASH 膳食模式等。国内专家结合我国近期营养调查和疾病监测，发现东南沿海一带（浙江、上海、江苏、福建、广东）膳食模式，具有蔬菜水果丰富，常吃鱼虾等水产品、大豆制品和奶类，烹调清淡少盐等优点，且该地区居民高血压及心血管疾病发生和死亡率较低、预期寿命较高。因此《中国居民膳食指南（2022）》首次提出，以东南沿海一带膳食模式代表我国"东方健康膳食模式"，希望发挥健康示范作用，有更好的指导性。

此外，《中国居民膳食指南（2022）》进一步完善膳食宝塔、餐盘等图形，并拍摄了定量食谱图案、宣传海报以及其他可以呈现的形式，使之更加可视化、现代化。将食谱成品通过图片呈现，以方便大众学习和实践合理膳食，促进"合理膳食行动"落实。

★ **均衡饮食搭配小技巧**

中国居民膳食宝塔内容太多，记不下来怎么办？其实，我们只需要记住下面几个重要的原则就可以啦。

（1）化繁为简。蔬菜和谷薯类占膳食重量的大部分，豆类、鱼肉蛋和水果类占比相对较小，最后再来一杯牛奶补充蛋白质。

（2）小分量选择增加食物种类。在食物选择上，种类尽可能多选，分量尽量少选，即尽量选择少量高热量食物和较多的低热量食物。在保证热量相同的情况下不仅饱腹感更好，同时还能让摄入的食物种类更多。

（3）同类型食物互换。同类型互换就是同一类型的食物可以轮流换着吃，比如米饭、馒头、面条这些都属于主食类食物，可以互换；鱼可以与虾蟹类食物互换，因为他们同属于水产类；牛奶与酸奶、奶酪同属于奶制品，可以互换。

（4）粗细搭配。在烹饪主食时，宜粗细搭配，粗细搭配可以让食物的营养吸收更好。比如大米可与全谷物稻米（糙米）、杂粮（燕麦、小米、荞麦等）以及杂豆搭配食用。又比如谷类蛋白质中赖氨酸含量低，而豆类蛋白质中富含赖氨酸，蛋氨酸含量低，谷类和豆类搭配，蛋白质吸收效果更好。传统的二米饭、八宝饭等都是增加食物种类、粗细搭配的好方法。

（5）荤素搭配。一道菜，有荤有素，营养均衡，在改善菜肴色香味的同时，提供各类营养成分，味道也更好。

（6）色彩搭配。食物呈现出丰富多彩的颜色能给人视觉上的享受，刺激食欲，食物营养搭配上也简单可行，五颜六色代表了蔬菜不同植物化学物、营养素的特点，同时也满足了食物种类多样化。

★ 合理偏食

会有小伙伴问，是不是我们的每一餐都按照这个标准模式来吃的话，就可以做到膳食平衡了呢？如果处于生病时期或者女性处于孕期，也要按照这种标准模式来进食吗？

答案并不是这样。机体的营养状态并不是一成不变的，机体受特殊生理期、体质、遗传，以及脑体力劳动和精神情绪等因素的影响而不时出现营养不平衡状态，必须通过各种机体外环境因素的调节使之趋于平衡。不同状态下机体需要的营养成分的种类和含量是不同的，所以需要通过合理的偏食来纠正机体营养的失衡状态，中医谓之"以偏救弊"。下面我们来看一下哪些合理的偏食对健康有益。

1. 适应特殊生理期的偏食

人的生命过程中，经历生、长、壮、老、衰几个特殊的生理期，对各个特殊生理期的饮食营养供给也都有比较特殊的要求，而每个特殊生理期的特殊饮食营养需要，相对于整个生命周期来说就是偏食。如许多孕妇偏爱酸味食物，这不仅是生理反应，也是为了满足孕妇的营养需要。酸味食物如苹果、杨梅、酸枣等新鲜水果含有丰富的维生素和有机酸，这正是孕妇和胎儿十分需要的营养成分。又比如老人喜欢吃软烂的食物，是因老人牙齿脱落、咀嚼功能减退、胃肠消化能力降低而产生的饮食习惯。女性的经期、产后，中老年人的更年期等都有比较特殊的饮食营养需要，都有可能导致某种偏食现象的产生，满足这些生理性偏食，于健康是有益的。

2. 适应特殊体质的偏食

中医饮食养生尤其注重适应特殊体质的偏食。中医认为，人的体质类型各不相同，就阴阳而言，有偏阴虚者、偏阳虚者、偏阴盛者、偏阳亢者；就虚实而言，有体虚者、体实者；就五脏而言，有心火亢旺者、心血不足者、脾胃虚弱者、肝肾不足者……若以饮食调整体质，就要根据不同的体质选择相应的偏食措施，以偏救弊。如偏阳虚体质者，大多数喜爱热性食物，如羊肉、桂圆等，调味偏辛辣味重，此多利于温阳祛寒。如偏脾胃虚弱者，大多偏爱具有健运脾胃、利于消化之食，如山药、鱼类、新鲜蔬菜等，调味偏于清淡，饮食类型多喜粥、汤、饮、面食等。这些偏食有利于调整体质，平衡机体内环境。

3. 适应疾病治疗的偏食

适应疾病治疗的偏食被称为"偏食疗法"。古人曾说："夫为医者，当须先洞晓病源，知其所犯，以食治之，食疗不愈，然后命药。"就是科学发展的今天，饮食营养治疗法仍不失为治病疗疾的上策。如肝炎或血小板减少症患者，多进食红枣、黑枣。高血压患者应偏食芹菜，冬天则应偏食黑木耳，若将黑木耳、冰糖、柿饼同煮后食用，则效果更佳。海带中所含的褐藻氨酸有明显的降压作用，高血压患者可多食。冠心病等心脑血管疾病患者应多偏食黑木耳或白木耳。

4. 适应气候变化的偏食

气候变化往往会引起人体生理机能亦随之发生变化。比如夏季气候炎热，会引起机体内许多物质代谢发生改变，大量出汗可使钠钾大量丧失，水溶性维生素也大量由体内丧失。机体过热导致蛋白质分解加速，唾液、胃肠液分泌减少，消化功能下降，食欲降低。针对这种变化，需要多吃新鲜蔬果和蛋白质，调味上偏于清淡。冬季气候寒冷，机体的热量消耗增加，摄取的热能营养素也需要相应增加。

5. 适应地理环境的偏食

这种偏食有一定空间性，是为了适应自然地理环境。这在中华民族的饮食风味上的表现还是较为突出的，如中国烹饪的调味上有南甜北咸、东辣西酸之说，就是适应地理环境的偏食。通过调查，寒冷地区居民每日食盐摄入量相当于温带居民的两倍左右，但原发性高血压却并不多见，这样的偏食不但不妨碍健康，反而有利于人体去适应自然，中医营养学称之为"因地制宜"。由此看来，这些有益于健康的偏食与平衡膳食并不矛盾，它是一种更特殊的统一机体内外环境的平衡膳食。

　　"合理偏食"不等于食物中从此缺少了某些相应的营养成分而导致营养不良，在保证必需营养素供给的同时，又避免摄入忌口食物，是值得提倡的。如果不顾当时的实际情况，一味追求食物成分的种类齐备，以为无论谁在任何时候什么食物都可以吃，营养越"丰富"就越好，对某些人而言，就有可能造成"吃鸡也中毒"的严重后果。需要提醒的是，因个人喜好不吃某种食物而导致营养不良的真正"偏食"绝不提倡。

　　健康饮食营养均衡，少量多种选择食物，粗细荤素色彩搭配，特殊阶段适当偏食。

第二节

烹饪是
一门艺术

火的发现和使用，是人类烹饪发展史甚至人类进化史上的一个里程碑。烹饪不仅可以抑制和杀灭食物中残留的有害物质、寄生虫和微生物，还能改变食物的味道、口感、气味和色泽，使其更容易为人们所接受。烹饪方式的选择多种多样，大多是基于原材料的特性和人们的需要进行加工，在保证健康营养的基础上更进一步，完善口感。发展到今天，不论是食物的数量和种类，还是食物的口感和味道，都可以说得上是纷繁复杂了。但是由于各种条件所迫，人们对于日常饮食的健康性反而没有那么重视了。比如为了追求口感，对食材进行油炸；或者有人口味较重，每餐都重油重盐。这种只追求口感却忽略营养价值和健康的行为仿佛有点舍本逐末的嫌疑。食物作为人类工作生活的能量来源，容不得半点马虎。本节我们就来聊聊烹饪的艺术。

★ 烹饪方式

基于人们追求味道和营养的需要，衍生出多种烹饪方式，炒、烹、煎、熘、炸、爆、蒸、焖、煮、涮、炖，这些做法不仅可以消灭食材中的有害物质，还可以从色泽、味道、气味等各方面改变食物的性状，并确保食物的营养价值。例如，烹饪后肉类食材中所含的蛋白质能够变性凝固，分解为多肽类和氨基酸，同时也能分解出芳香物质，经过炖煮加工的肉类中含有的水溶性营养物质也得以释放，不仅能让食物的口感和香味得到提升，还能方便食用者吸收营养物质。但烹饪加工也会使食物本身的结构遭到破坏，在选料、储藏、初加工、熟处理等阶段都会造成食物营养素的流失。

1.初加工（切洗、择菜、贮藏）

有的人洗菜时为了追求干净，会在水中提前浸泡要洗的蔬菜，甚至加盐浸泡。对于难以清洗的蔬菜可以浸泡洗菜，但是要注意时间，蔬菜浸泡地越久，维生素流失越多；切好蔬菜以后如果长时间没有进行下一步烹饪，会发现有的蔬菜切口边缘发黑，那是切口与空气接触后维生素 C 被空气氧化造成的，所以尽量在烹饪之前再切菜，切好的菜尽快烹调；再比如为了洗干净米粒而多次淘洗大米，觉得外围菜叶不干净而丢弃，还有切菜后觉得砧板和菜刀污染了菜而再次清洗等操作都会造成蔬菜丢失大量营养素而损失营养价值。

在采购大量的食材进行储藏时，罐装会破坏蔬菜中 20%~35% 的维生素 A，80% 的维生素 E 和 20% 的维生素 B6，冷冻蔬菜在解冻和烹饪时会损失 40% 的维生素 B6。食品冷冻 14 天后，维生素 E 损失

70%，水果和蔬菜在冷冻中会损失 50% 以上的微量元素镁。解冻肉类时，为了加快速度采用热水解冻，也会影响食物的营养质量。

2. 煮、焯、炖

以绿色蔬菜为例，人们一般用开水焯烫后再进行其他烹调，然而在焯烫的过程中大量的维生素 C 会溶解在水里，造成蔬菜营养流失。比如莴苣、菠菜和花椰菜这类绿叶蔬菜，焯烫的过程会使其流失 50% 左右的维生素 C。事实上不止维生素 C，所有的水溶性维生素矿物质或水溶性蛋白质（这里指的是可以溶解于水的一类蛋白质，与脂溶性蛋白质相对）在用水加热的过程中都会有不同程度的流失，比如炖、煮、焯、烫等烹饪方法。这样不仅会影响蔬菜的色泽，还会降低蔬菜的营养价值。但是对于非水溶性的营养素，反而可能因此而提高利用率。比如番茄红素和 β - 胡萝卜素，在用水煮过之后人体吸收率可以提高十几倍；南瓜被水煮过以后抗氧化能力显著提高。总体来看，在选择水煮的烹饪方式时，可以缩短烹饪时间，也可以适当减少水量，从而较大程度地保留营养成分。

如果原材料是肉类，肉中的某些蛋白质、水溶性维生素和无机盐如磷、镁、钙等也会溶于汤内，如果不打算保留肉汤的话就需要注意炖煮时间，最好不要超过 2 小时。

3. 油炸

油炸在生活中也非常常见，很多家庭喜欢油炸食物，因为吃起来较香。但是油炸是公认的不健康的烹饪方式，任何健康的食材在高温下都会造成营养的损失，例如鱼类含有丰富的 ω-3 脂肪酸，然而油炸却能够让其损失 70% 以上。除营养损失以外，油炸食物的热量非常高，经常吃油炸食物会造成肥胖，增加很多疾病的患病风险。另外反复高温油炸容易产生致癌物质，常吃油炸食品对于健康会产生一定的危害。

但是有弊也会有利，相比于水煮，油炸可以更大程度上保留维生素

B 和 C 等水溶性维生素，还可以通过将马铃薯的淀粉转化为抗性淀粉来增加纤维含量。这也算是油炸食物为数不多的亮点之一了。当然这并不代表我们可以随心所欲吃炸薯条了，油炸后的马铃薯热量至少翻了一番。

4. 炒

炒是最常用的烹饪方式，短时间的无水加热，再加上适量的油，不仅能有效防止水溶性营养物质的流失，油脂的添加可改善植物化合物和抗氧化剂的吸收。比如炒胡萝卜中的 β-胡萝卜素的吸收量是生胡萝卜中的 6 倍；食用炒过的西红柿，血液中番茄红素的含量增加了近80%。炒这种烹饪方式能保留较多的营养素，同时也存在营养流失的情况，例如炒会显著减少西兰花和白菜中的维生素 C 含量；而且如果加盐过早，会使蔬菜中的水分和水溶性物质流失，破坏食物营养价值。

5. 微波

微波是一种新兴的、方便快捷的烹饪方式，特点是烹饪时间短，可以较大程度地保留营养成分。相比其他烹饪方式，微波能将蘑菇和大蒜中的抗氧化剂大量保留下来，对洋葱中的食用纤维也可以最大量地保留。同时，在微波烹饪过程中，绿色蔬菜中的维生素 C 只损失了约 20%~30%，比大多数烹饪方法都要少。人们对微波炉的担心多为辐射问题，世界卫生组织已明确表示，在按照指示安全使用微波炉的前提下，食物里不会有微波能量残存。

6. 蒸

蒸被誉为是最理想的烹饪方式。所有的烹饪方式都会造成水溶性糖分和水溶性蛋白的流失，但相比之下，蒸过之后的食材营养流失是最小的，而且没有过多的水分接触，水溶性维生素也不会大量流失。比如蒸莴苣、菠菜和花椰菜只会流失 10% 左右的维生素 C。并且，通过蒸，蔬菜中的类胡萝卜素、磺化烷、叶酸值、芥子油和抗氧化能力都有所提高。

7. 烘焙

和蒸的方式类似，烘焙同样能够有效防止营养的流失。但是长时间高温干燥的环境，维生素 A、维生素 B1、维生素 C 等营养素仍然会有流失，同时也会明显减少豆类食物中的叶酸，还能使肉类与谷物类中的蛋白质更易被人体吸收。

8. 烧烤

烧烤是指热源在食物下方进行烘烤的一种高温烹饪方法，也是最流行的烹饪方法之一，它能赋予食物特别的风味。但是，在烧烤或烤制过程中，当富含营养的肉汤从肉上滴下时，可能会损失多达 40% 的 B 族维生素和矿物质。此外，研究表明油脂在 200℃ ~250℃ 的高温下热解可产生一种烃的热解产物——稠环芳烃（PAHs），它们是潜在的致癌物质，会在烤肉中脂肪被高温烘烤时形成。有资料显示冰岛人喜欢食用烟熏肉和鱼，该国的胃癌死亡率高居世界第 3 位。但也有研究人员发现，如果滴落的脂肪被及时清除并且减少烧烤时的烟，则 PAHs 可以降低 41%~89%。

★ 合理烹饪

客观来说，食物经过高温处理，一方面可以让有害物质失去活性，对人体无害；另一方面，可以使食物中的营养物质变得易被人体吸收，同时改变食物的色泽、气味和味道，增强人的食欲。但过高的烹饪温度不仅会使食物的营养成分流失，还会生成对人体健康有害的物质，比如糖、蛋白质、脂肪等物质在长时间高温烹饪下会生成终末糖基化物质，其含量超过人体所需的量时容易引发糖尿病、心脏病等。烹饪温度太高甚至还会产生致癌物质。而烹饪温度过低则不能有效杀菌消毒，也有害于人体健康。例如有一种具有极强的耐高温性的微生物肺吸虫，加热温度不够高或者加热时间不充分就无法清除。因此，合理烹饪就是正确掌握烹饪方式，控制烹饪温度。

在烹饪中既要灵活掌握烹饪的温度，保证食物安全性的同时适当缩短烹饪时间，还有利于食物的新鲜度和口感。上文提及的肺吸虫问题，可以维持数分钟的高温烹饪将其杀死，且以71℃为最佳，这样才能够保证食物的安全性。全只家禽肉的烹饪温度以82℃为宜，土鸡则以74℃为宜，牛羊肉和鸡蛋以71℃为宜。对于易熟易加工的蔬菜可以采用急火快炒的方式处理，在烹调的过程中，需要尽可能地多搅拌翻炒，不仅保证营养均衡，还能兼具色香味的效果，而一些耐热性较好的蔬菜则需要较高的温度和较长的烹饪时间。

烹饪者还要选择合理的烹饪方式才能有效防止食材营养的流失。在油炸食物之前可以在食材表面裹上鸡蛋液、淀粉、面包糠等保护层，即"油炸三件套"，同时将食物切成小块，炸制过程中尽量保持较低油温，但是依然建议不用或少用油炸来烹饪食物；熏烤时尽量选择管道干热蒸汽方式；煮的过程中要合理控制时间，避免时间过长；炒的过程中，尽量避免火候过大并合理控制食盐使用量。在烹调肉类的过程中，采用炖煮能够最大程度上地减少蛋白质的流失，保留肉类中的营养物质。

★ 烹饪隐患——油烟

另一个贯穿于烹饪整个过程的健康隐患就是烹饪油烟。

1.油烟的产生

烹饪时当食用油加热温度到170℃时会形成明显可见的油烟，这时候油烟的主要成分是小油液滴；当食用油温度高于250℃后会发生汽化，产生大量"青烟"，这时候其存在形式主要是微油液滴。此时往油中加入食物，食物的脂质会与油发生裂解、聚合、水解、热氧化分解等反应，食物中的氨基酸、碳水化合物、蛋白质等会发生美拉德反应，同时反应过程中的中间产物和终产物之间也会相互反应，产生二次反应产物。随着油蒸汽挥发出来后与空气分子发生碰撞，其温度迅速下降，形成含冷凝物的气溶胶。最后，排放到空气中的烹饪油烟包括食用油及食物在高温下的挥发物及其冷凝胶、水汽及烟尘气体。

2.油烟的危害

烹饪油烟对人们健康的急性影响主要取决于接触时间的长短以及接触的方式。短期吸入烹饪油烟会影响哮喘患者的肺功能和冠心病患者血栓的形成。而长时间沉浸在高浓度的烹饪油烟下，会引起眼睛刺激、恶心、呕吐、拉肚子等症状。对于长期暴露于烹饪油烟环境的人群来讲，会增加肺癌、胃肠道癌、皮肤癌、膀胱癌等患病概率。

（1）致癌性。台湾地区一项以非吸烟女性为研究对象的研究发现高频率的油炸烹饪是肺癌的显著危险因素。密闭的厨房中炒菜时油温较高，会产生大量的挥发性油烟，其中含有致癌的PAHs以及醛和其他诱变剂。研究还显示，在没有排烟设备的情况下接触烹饪油烟，不抽烟的中国家庭妇女患肺癌的风险概率明显增加。

（2）致突变性。烹饪产生的高温烟气已经被证明具有致突变性。烹饪油烟气中还存在热分解形成的挥发性物质，有些化合物也具有致突变性。烤鱼和烤肉的烟气中含有强致突变物质，此外一些蔬菜、粮食类食品在高温和一定条件下也能产生致突变性物质。

（3）遗传毒性。遗传毒性在致癌性过程中起着主要影响，对暴露于烹饪油烟中的男性人员的调研结果显示，烹饪油烟对人体细胞结构可能产生遗传损害。

（4）神经毒性。研究显示长期暴露在高浓度的烹饪油烟环境中，儿童精神不集中、烦躁、抑郁等异常行为的发生率大大提高，说明苯并芘具有的神经毒性。一项动物研究发现，小鼠的学习及记忆功能降低也与烹饪油烟暴露水平存在关联。

（5）对睡眠质量的影响。睡眠是神经中枢的一种自我调节的神经活动过程，研究发现，PAHs暴露能使人群学习记忆能力受损，这种损害可能与PAHs暴露下机体血浆中神经递质含量增多有关，此外，PAHs对中枢神经系统的毒性作用会影响"睡眠—觉醒"生理周期，从而影响睡眠质量。

3. 油烟防治

即使厨房安装了排烟系统也难以确保我们不受烹饪油烟的危害，抽油烟机只能吸走肉眼看见的物质，可吸入颗粒物和有害气体仍然会留在原地被我们吸入体内。防治厨房油烟可采用如下措施：

一是减少油烟的产生。尽量不选择炸和炒等产生油烟多的烹饪方式；尽量采用不沾锅等不会产生油烟的烹饪工具；避免用反复烹炸的油烧菜，因为余油中有杂物且起烟点低。

二是厨房保持通风，避免油烟长期停留。做饭烧菜前就要打开抽油烟机，炒菜完毕后应继续让抽油烟机保持工作10分钟。要定期清洗抽油烟机的管道和叶轮。如果条件允许，建议安装烟雾净化器，不但可以去除烟味，还可达到环保标准。

★ 误区避雷

误区一：空气炸锅和油炸没有区别。

空气炸锅的工作原理主要是采用热风对流系统，即高速空气循环技术。热风在带走食材中水分的同时在食材表面形成一层"壳"，以达到油炸食品的口感。比起传统的油炸方式，空气炸锅时间和温度都可控，而且炸食物时可以只刷一点油甚至不要油，热量更低。有研究将传统炸薯条和空气炸锅炸薯条的脂肪含量进行对比，发现二者相差十几倍。

误区二：煮粥时加入碱会更有营养。

有些人喜欢在煮粥时加碱，认为这样既可以减少煮粥时间，又可以提高粥的黏稠度，增强口感。但是这样会破坏粥里面很多营养物质的组织结构，尤其是 B 族维生素，导致营养流失。长期缺乏 B 族维生素会使人出现营养素缺乏症，如健忘、疲倦、焦虑不安，甚至还会影响到心脏和肌肉的功能，所以在煮粥时不宜加碱。

误区三：海鲜冷藏后二次加热。

虾、蟹、花甲等海鲜类食物不适宜二次加热，没吃完的海鲜如果放置太久，容易滋生细菌，产生毒素，增加肝的解毒负担，最好现做现吃。如果真的剩余太多也要密封后放入单独的一层，避免交叉性的食物感染，第二天一定要尽早吃完。

虽然剩饭菜可以吃，但在吃之前一定要进行"完全加热"。也就是说，应该将剩饭菜加热至 100℃，而且至少要保持沸腾 5 分钟。

小贴士

健康烹饪很重要，油炸烧烤要避免，微波烘焙更健康，营养美味我都要。

第三节

三餐与四季，
健康巧搭配

★ **早餐要吃好**

早餐非常重要！早晨起来精力旺盛，上午的工作任务、学习活动很多，对能量和各种营养素都有明确的需求，所以一定要吃早餐。不吃早餐可能会因血糖降低而导致心慌气短、出冷汗、精神萎靡，这些状况会影响人的体力和脑力活动，长此以往还会影响记忆力。此外，不吃早餐还会影响下一餐的消化。

清晨，消化系统会分泌一些消化液，若是没有进食早餐，这些消化液就会刺激胃黏膜、肠黏膜，时间久了可能导致胃炎、肠炎。另外，不吃早餐的人群，临近中午可能太过饥饿，午饭时狼吞虎咽，无意中摄入过多能量，午餐后接着午休，没有充分活动，过多能量聚集在体内容易导致肥胖。

　　传统的中国早餐主要是粥、馒头、包子、豆浆、油条等，几乎没有人在早餐吃蔬菜、水果。那么吃什么才算是一个科学的"营养早餐"呢？按照《中国居民膳食指南（2022）》的建议，早餐所供给的能量应占全天能量的30%，早餐提供的各种营养素应该达到推荐的每天膳食营养素供给量的25%。按照"五谷搭配、荤素搭配、多样搭配"的原则，一份"营养早餐"应该包括以下四类食物：谷类食物，动物性食物，奶及奶制品、大豆及其制品，蔬菜、水果。

　　此外，建议早晨起来空腹喝一小杯温开水，有利于提高消化道舒畅度，也有利于提升一天的机体活力。下面举两个早餐搭配的例子。

　　早餐一：牛奶、鸡蛋、全麦面包、水果蔬菜沙拉（香蕉、圣女果、黄瓜片、西红柿）。

　　此种早餐搭配方法对于快节奏的家庭来说比较合理。全麦面包中含有碳水化合物，牛奶和鸡蛋能提供丰富的优质蛋白质和钙，同时蔬菜和水果有利于补充矿物质和维生素，整体来讲比较符合营养早餐的原则。

　　早餐二：豆浆、鸡蛋、青菜香菇包子、水果或蔬菜（如苹果、猕猴桃、黄瓜、西红柿）。

　　此种早餐更符合中式特点。豆浆和鸡蛋提供了蛋白质，包子是主食，不仅提供了碳水化合物，包子中的青菜还可以提供维生素，又搭配了蔬菜水果，整体来讲很适合口味偏中式的人群。

　　早餐吃完，有条件的情况下，上午10点左右可以加餐，比较推荐新鲜水果、可直接食用的蔬菜（如黄瓜、西红柿）。此外，奶制品或坚果都可以作为上午加餐的选材。

★ 午餐要吃饱

经过上午的体力和脑力活动消耗，人们大多饥肠辘辘，此时的午餐意义重大。午餐所提供的能量和各种营养素，应该至少要占到全天食物所提供的营养素和能量的40%。一份"营养午餐"应包括以下食物：富含碳水化合物的谷类和薯类，富含优质蛋白质、钙、铁、锌、维生素A的肉、禽、蛋、奶等动物性食物，富含维生素、矿物质和膳食纤维的新鲜蔬菜和水果，富含蛋白质、矿物质的豆类及豆制品。下面展示两个午餐范例。

午餐一：主食：紫薯、米饭；菜：炖豆腐、青椒炒木耳、清蒸鲈鱼；水果：猕猴桃、橙子；汤类：紫菜蛋花汤。

此午餐既考虑了主食、副食搭配，也考虑了荤素搭配，还有一些富含膳食纤维的薯类。同时，鲈鱼使用了清蒸的做法，木耳采用了炒的做法，豆腐采用炖的做法，这都是相对清淡、适合工作和学习人群食用的做法。

午餐二：主食：全麦馒头；菜：香菇油菜、胡萝卜炒鸡蛋、宫保鸡丁；水果：圣女果、哈密瓜；粥类：八宝粥。

以全麦馒头作为主食，有利于补充膳食纤维和B族维生素。此外，香菇油菜、胡萝卜炒蛋也利于补充维生素。这种搭配，营养价值、食物种类、食材比例都是比较合理的。

关于午餐的搭配，还有一些问题需要注意：

（1）若午餐后马上进入午休状态，午餐不建议吃得过饱。因为当午餐吃得过饱，胃处于过度充盈状态，会影响中午的睡眠质量。

（2）无论是在家中还是公司、学校，午餐应选择相对安静专注的环境，便于在进食过程中细嚼慢咽。

（3）吃完午餐，要刷牙或漱口。

（4）午餐之后，下午加餐可以考虑新鲜的蔬菜、水果、坚果或奶制品。

★ 晚餐巧搭配

晚餐也要注意"五谷搭配、荤素搭配、多样搭配"，搭配原则与午餐相似，适当注意清淡。谷物、奶和奶制品、水果、蔬菜、适量瘦肉类或者鸡蛋都是很好的选择。注意少吃油炸食物，这些食物脂肪含量高，难消化。对于晚上上床时间相对较早的人群来说，大量的高脂肪饮食，不仅会增加发胖的风险，也会影响睡眠。以下展示两个晚餐范例。

晚餐一：主食：糙米饭；菜：玉米炖排骨、胡萝卜炒西蓝花、千叶豆腐；水果：火龙果或葡萄；粥类：南瓜粥。

糙米饭考虑到了膳食纤维的摄入，菜的做法考虑到了荤素搭配和豆制品的摄入。此外，晚上喝一些润肠的南瓜粥，口味上是比较容易接受。

晚餐二：主食：馒头；菜：鸡丝荷兰豆、西红柿炒鸡蛋、鲜虾菜薹；水果：小甜瓜或柚子；汤类：青菜豆腐汤。

此例比较符合家常菜的做法，仅供参考。

关于晚餐的搭配，还有一些问题需要注意：

（1）俗话所说的"早餐吃好，中午吃饱，晚餐吃少"，对处于生长发育旺盛时期的孩子来说，既有正确之处，也有欠妥之处。这里的"少"是指少而精，并非单纯数量上少，还需要注意从质量上来弥补。如果晚餐过少，营养不足，睡眠质量会受到影响。晚餐距离第二天早晨相差 10 个小时左右，吃得太少会影响孩子的生长发育。

（2）晚餐后睡觉前饿了可以适当的吃些东西，如果不补充食物，反而对身体有害。空腹时分泌的胃酸、胃蛋白酶可能损伤消化道器官和内壁，成为慢性胃炎和胃肠炎的潜在危险因素。此时可以吃水果或者蔬菜类的食物，还可以喝低脂牛奶或者吃全麦面包。水果和蔬菜类的食物内富含维生素和膳食纤维，不仅可以填饱肚子，还可以促进消化，并且没有太高的热量，并不会有发胖的风险。其中香蕉富含镁，具有放松肌肉的功能，对晚上的睡眠有很好的效果，比较适合在晚上进行食用。还有牛奶，是一种促进睡眠质量的好饮品，而且睡前一杯还可以美容养颜；全麦片在睡前吃也有促进睡眠的作用，同时具备填饱肚子的作用。

（3）晚餐的时间不宜离睡眠时间太近，如果吃得过饱马上睡觉，会影响睡眠质量。

★ 四季时令

中医有春生、夏长、秋收、冬藏的养生秘诀，《黄帝内经·灵枢·胀论》首次提到人的饮食与四季密不可分，"阴阳相随，乃得天和，五脏更始，四时循序，五谷乃化"，人体饮食活动应当顺应阴阳四时的变化才能与外界环境保持平衡，才可以达到养生的效果。

1. 春生

冬去春来，万物复苏。春日正好，本是生机盎然的时节，有些人却会觉得疲劳、体力透支、休息不够。这是因为一个冬天的沉寂让人体的皮肤难以承受春天增强的紫外线，沐浴阳光后皮肤产生了活性氧，在将其排出体外的过程中身体产生了疲劳物质，同时为了修复皮肤，机体会调动额外的能量和营养素，所以总觉得疲乏。入春之后人体的激素分泌和血液循环增强，加上气候变化较大，体弱、旧病者易发病，人们需要增加营养、蛋白质和蔬菜的补充。在应季饮食方面，可以按照《黄帝内经》里提出的"春夏养阳"的原则，也就是说，在饮食方面，宜适当多吃些能温补阳气的食物，尤其是一些符合自然及人体生理健康的节律和习惯的新鲜、初生生长的食材。

（1）韭菜。春天的韭菜营养价值很高。韭菜中不仅含有维生素B2、维生素B1、维生素C等，而且含有很多纤维素。食用韭菜不仅可以促进消化、增加食欲，还可以减少人体对胆固醇的吸收，起到预防动脉硬化、大肠癌、冠心病等疾病的作用。韭菜虽好，也要注意不要过量摄入。韭菜粗纤维含量丰富，吃多了可能导致腹痛、腹泻或消化不良，韭菜性温，味辛、甘，吃多易上火，有阳元及热性病症的人不宜食用，否则可能出现口舌生疮、口干舌燥、咽干喉痛等症状。。

（2）菠菜。与韭菜一样，春天的菠菜营养价值高，味道也鲜美可口。菠菜里丰富的叶酸不仅能促进男性的肌肉生长，还有助于维持男性生殖功能，孕妇食用菠菜也好处良多，而且菠菜中的叶黄素有助于维护视网膜的健康。

（3）香椿。香椿富含蛋白质、胡萝卜素、糖类、膳食纤维、维生素C、脂肪，以及铁、钙、磷等物质，常吃香椿可以起到抗衰老、健脾开胃、解毒杀菌、增强免疫力的作用，有益于身体健康。香椿草酸含量高，一定注意烹制熟后再食用。

（4）春笋。经过一个冬天的孕育生长，春天正是食用春笋的好时节。春笋可以加速油脂代谢，减少身体对油脂的吸收。不过春笋也不宜多吃，适量即可；而大病初愈、妇女经期产后、有过敏性哮喘的人，不宜吃笋。

（5）海鲜。春天的鱼肥嫩美味，营养价值很高。提倡多吃深海鱼，如三文鱼、金枪鱼、沙丁鱼、鲭鱼等，因为深海鱼含有较为丰富的 ω-3 脂肪酸，可以调节血脂、降低炎性反应，甚至有助于防治老年痴呆。但是鱿鱼要少吃，因其胆固醇含量较高，高血脂、动脉硬化等心脑血管疾病患者一定要慎食。

2. 夏长

夏日炎炎，酷暑难耐。人体久居高温之下，难免燥热，再加上旺盛的新陈代谢，往往想要吃点冷饮，吹吹空调，洗个冷水澡。长时间"冰火两重天"的刺激下身体会出现肠胃不适，四肢冰冷，精神不济等症状。因此，夏季的饮食应该顺应阳气，不宜过凉，不宜过温，不宜过腻，要兼顾"清补"。

（1）芥蓝。芥蓝口感脆爽，别有风味，富含硫代葡萄糖苷和维生素 C，多吃芥蓝能够有效抗氧化。芥蓝可以清炒后食用，这种烹调方式比起凉拌或冰镇，对肠胃更加友好。

（2）芹菜。芹菜略带苦味，含有镇静类物质，可以起到舒张血管的作用，具有降低血压的功效，或者用"辅助控制血压"的描述更准确一些，尤其高血压患者在药物的基础上，可适当食用芹菜进行辅助调节。

（3）水果。适量食用新鲜水果，及时补充水分和膳食纤维，增加维生素的摄入，减轻胃肠的负担。推荐水果有桑葚、枇杷、蓝莓。桑葚富含苹果酸、琥珀酸、胡萝卜素，其中苹果酸可补充胃液，增加胃动力，有健脾胃、助消化之功。枇杷富含的有机酸有增强食欲的作用，还富含 B 族维生素，能够有效促进新陈代谢，枇杷果核中的苦杏仁甙还有镇咳祛痰的功效。蓝莓中富含花青素，有助于缓解眼部疲劳，改善视力，还含有维生素 E 和果胶，维生素 E 不仅有消炎止痛的作用，对肠道炎症的改善也颇有帮助，果胶可促进肠道蠕动，防治便秘。

3. 秋收

秋高气爽，暑热消退。入秋之后湿气减少，高温也随之退却，正是冷热交替之时，可以通过调整饮食的方式来应对气候交替引发的生理不适，还能加强人体免疫功能，提高对疾病的抵抗力。

（1）谷薯类。大部分谷薯类富含碳水和能量，可以替代部分日常主食，100g谷薯大概相当于70g米饭所含的能量。推荐食材有马铃薯、芋头、山药、红薯和南瓜等。红薯分紫心、红心、白心，紫心红薯就是紫薯，并非转基因，它富含花青素，具有抗氧化的功效；红心红薯富含β-胡萝卜素，对减肥者更是友好。马铃薯还含有钾和维生素C，用马铃薯代替主食时建议直接蒸煮食用。

（2）洋葱。常见的洋葱分紫皮和黄皮两种，紫皮的洋葱辛辣味更重，黄酮类化合物和含硫化合物的含量更高，在烹调之后几乎不含辛辣气味，具有抗氧化的功效，但也不宜多吃，因为洋葱含有较多的低聚果糖，低聚果糖经过肠道微生物的发酵后产生气体，使排气增多。

（3）茼蒿。茼蒿分大叶和小叶两种，小叶茼蒿俗称蒿子秆。作为深绿色蔬菜，无论大叶茼蒿还是小叶茼蒿都富含β-胡萝卜素，但是烹调前最好过一下沸水以去除草酸。

（4）水果。新鲜的水果，含有较多的汁液，味道也以酸甜为主，性质较为平和，本身具有滋润生津的作用，非常适合秋季食用，如猕猴桃、梨、苹果。猕猴桃含有丰富的维生素C及膳食纤维，有助于消化、排毒、降低胆固醇含量，有排毒养颜、预防心脑血管疾病的功效与作用，而且猕猴桃不会轻易升高血糖，高血糖人群也可以食用。梨富含膳食纤维，而且以不溶性膳食纤维为主，能有效促进肠道蠕动，而且梨还富含山梨糖醇，可以把肠道周围的水吸收到肠道里，增加大便的含水量，所以梨对防治便秘有很好的功效。苹果的果皮中含类黄酮和酚类化合物，有抗氧化的效果，但可能会有农药残留，所以要削皮或洗净后再吃；苹果果肉水分大，酸甜可口，富含膳食纤维，有助于肠道蠕动和消化。

4.冬藏

养精蓄锐，休养生息。冬季气候干冷，易于呼吸道传染病的传播，一定要注意保暖防寒。冬季本应是万物凋零的季节，但是现代科学技术在农业方面的应用屡见不鲜，大棚蔬菜、大棚水果在冬天也能买到，但是由于生产运输和贮存方式等原因，即使吃了同样的蔬果，可能仍然存在矿物质和维生素的缺乏。"小寒温补是开头"，温补是要从食物的选择、食物的属性、食物的搭配方面全面考虑饮食搭配，补充的应该是营养素，包括铁、锌、钙、硒以及维生素，而非能量。

（1）海鲜。海鲜富含多种营养素，中国营养学会推荐一般成人每日食用水产类40~75g，每周280~525g。鱼类、虾类、螃蟹等可以交替或一起食用，在体内起到综合的补充作用。这种补充既有限又安全，不会超量。在此推荐食材带鱼和对虾。带鱼的脂肪含量多而且多为不饱和脂肪酸，具有降低胆固醇的效用。对虾是高蛋白低脂肪的代表食物之一，优质蛋白含量高，脂肪和糖类含量较低，无论是病后初愈的人群还是健身减肥的人群，都可以食用。

（2）瘦肉。瘦肉中富含A族和B族维生素以及蛋白质，其中维生素B2可以使头发和指甲更有光泽。正常情况下，一般成人每天吃生重40~75g的肉，既可以满足身体所需的铁、动物性脂肪等营养物质，又不会有过多的能量剩余。推荐食材牛肉和羊肉。牛肉健脾益胃，调理体虚，有增长肌肉、缓解组织损伤、改善贫血的功效，可以搭配苹果一同食用，苹果中的有机酸有助于脂类消化。羊肉可促进血液循环，增暖御寒，有健脾温中、补肾壮阳、益气养血的功效，适宜老年人或是体虚的人群食用，建议挑选羊肉大腿、肩和外脊部分的肉，含铁量高而能量相对较低。

（3）坚果。坚果中优质蛋白质含量较高，油脂多是不饱和脂肪酸，还富含相当多的维生素 E，有助于美白皮肤。坚果还含有膳食纤维，有润肠通便的功效。可以将原味坚果作为一种健康零食，避免盐炒、糖焗或油炸制作，减少油脂和钠的摄入。

小贴士

三餐不能少，四季顺时令，健康永相随。

第四节

对含糖饮料说 NO

饮料是很多人的心头好，尤其是在烈日炎炎的夏天，吹着空调，再来一杯冰镇饮料，简直是一种享受。吃饭的时候要喝，运动之后也要喝，甚至有些青少年以饮料代水，对健康的潜在伤害相当大。

★ 糖和含糖饮料

糖类是自然界中广泛分布的一类重要的有机化合物。日常食用的蔗糖、粮食中的淀粉、植物体中的纤维素、人体血液中的葡萄糖等均属糖类。糖分为非游离糖和游离糖，非游离糖是指天然存在于新鲜水果中的果糖、奶类中的乳糖及谷薯类中的淀粉，对身体危害较小。游离糖对身体危害较大，一种是存在于纯果汁、浓缩果汁及蜂蜜中的糖，完整水果中的糖由一层植物细胞壁包裹，消化过程更缓慢，但水果制成果汁后成为游离糖；另一种游离糖是指在食品生产、制备、加工中，添加到食品中的蔗糖、葡萄糖和果糖及糖浆，也称添加糖。世界卫生组织建议，对于儿童和成人，游离糖摄入所提供的能量不超过总能量的10%，如有条件建议低于5%。《中国居民膳食指南（2022）》建议，每天添加糖摄入所提供的能量，不超过总能量的10%，最好不超过5%；每天添加糖的摄入不超过50g，最好控制在25g以内。

含糖饮料（Suger-sweetened beverage，SSB）是指在饮料制作过程中添加了葡萄糖、果糖、蔗糖、乳糖或麦芽糖等单糖或双糖，含糖量超过5%的饮料，包括碳酸饮料、果蔬汁饮料、茶饮料、含乳饮料以及咖啡饮料等多种类型。

我国是饮料生产和消费大国，市面上超过半数的饮料为含糖饮料，其中多个品种含糖量超过10%，比如500mL瓶装的某饮料标记的含糖量为12.4g/100mL，相当于每瓶含糖62g。据统计，1998—2008年，我国城市儿童人均每天饮用饮料从329mL上升至715mL。2010—2012年中国居民营养与健康状况调查结果显示，中国6~17岁儿童每周至少喝1次饮料的比例为61.9%，与2002年相比有明显的增加。

★ **糖摄入过量的危害**

（1）易上瘾。和吸烟相似，习惯性吃糖会刺激大脑中产生阿片类物质，一旦停吃，就会烦躁不安。研究显示糖瘾具有双重作用。一方面，糖分影响体内荷尔蒙，使大脑无法发出饱腹的讯号，越吃越多越上瘾，肚子饱了还想继续吃；另一方面，糖对体内激素的影响，表现在会使大脑不间断发出要摄入糖分的讯号，就像烟瘾一样，吃糖的人会越来越爱吃糖。

（2）口腔疾病。吃糖过多，又没能做好口腔清洁工作，为口腔内的细菌提供了繁殖的空间，会引发龋齿和口腔溃疡。糖停留在口腔内，在细菌作用下发酵产酸，会导致牙釉质脱矿，从而对牙齿造成伤害。

（3）致肥胖、心血管疾病。糖只提供能量，没有其他的营养素。研究显示糖摄入过量与高血压发病风险正相关。糖的摄入量超过身体使用量就会转化为脂肪储存，引起超重或肥胖，增加心血管疾病的发病风险。

（4）致骨质疏松。糖在体内代谢，需要消耗多种维生素和矿物质，摄入甜食过多可引起骨质疏松。

（5）加速皮肤老化。大量的糖分短时间内进入血液，会引发胰岛素生长因子水平升高，从而使表皮过度角化、皮脂分泌增加堵塞毛孔，形成痘痘。另外，糖化会让胶原蛋白劣化，从而导致皮肤弹性降低，肤色发黄。

★ 控制含糖饮料摄入

目前我国还没有针对含糖饮料的政策措施，2018 年发布的《中国儿童含糖饮料消费报告（2018）》指出：我国还没有针对含糖饮料消费的干预政策措施，应警惕过量饮用含糖饮料对儿童健康带来的危害。我国间接涉及含糖饮料消费的禁令常见于各地教育部门的行政法规中。如安徽、上海等地在 2008 年规定中小学校园内不得开设出售食品的小卖部;北京 2013 年出台了中小学校园小卖部不得出售碳酸饮料等规定。这就要求居民要有较高的控制含糖饮料摄入的自我意识，首先以对含糖饮料的危害有清晰的认识作为立足点，有选择的情况下尽量选择喝白开水或者茶水，如无可避免，可参考饮料配料表营养标签，选择无糖或低糖饮料，尽量不储备大量含糖饮料，尤其在日常生活中更不可以将饮料作为摄入水分的主要来源，在儿童还没有自我意识和足够的自控力的情况下，家长要运用合理的手段帮助孩子控制含糖饮料的摄入。

此外，国家已经开始重视控糖的重要性并出台了一系列控糖措施。2019 年，《国家卫生健康委办公厅关于印发健康口腔行动方案（2019—2025 年）的通知》中提出开展"减糖"专项行动，要求"中小学校及托幼机构限制销售高糖饮料和零食，食堂减少含糖饮料和高糖食品供应"；2019 年，教育部联合多部委发布《学校食品安全与营养健康管理规定》要求："中小学、幼儿园一般不得在校内设置小卖部、超市等食品经营场所，确有需要设置的，应当依法取得许可，并避免售卖高盐、高糖及高脂食品"；2020 年 10 月多部委联合发布了《儿童青少年肥胖防控实施方案》，明确提出"不喝或少喝含糖饮料"。

★ 小心"无糖饮料"的"健康"陷阱

无糖饮料是指不含蔗糖即淀粉水解的糖类，如葡萄糖、麦芽糖等，一般采用糖醇和低聚糖等不升高血糖浓度的甜味剂作为糖的替代品，例如苏打水、木糖醇饮品等都可以称作无糖饮料。最近几年，无糖饮料成了饮料界的"网红"。数据显示，近六成的中国消费者购买过无糖饮料，2019 年销售额同比增长超过 10%，远高于饮料总体增长率。某电商平台，2020 年 5 月无糖饮料的销售额高达 5900 万元，同比增幅210%。很多消费者认为，无糖饮料"零糖""零热量"，既能尽情享受甜食的乐趣，又不用担心长胖，比普通含糖饮料健康很多。然而，事实并非如此。

先来解释一下无糖饮料还有甜味的问题。无糖饮料中的糖指的是游离糖，包括葡萄糖、蔗糖和果糖，无糖饮料之所以甜，是因为添加了非糖类的甜味剂，也就是平时我们所说的"代糖"。甜味剂分为人工甜味剂和天然甜味剂，人工甜味剂包括纽甜、阿斯巴甜、甜蜜素和糖精等，天然甜味剂有甜菊糖和各类糖醇。除了糖醇类的甜味剂，一般甜味剂的甜度很高，通常是蔗糖的 200 至 500 倍，有的高达 2000 倍，用量很少就能够达到与糖一样的甜度。经常喝无糖饮料还会对身体产生一些危害：

（1）容易长胖。甜味剂在肠道中被吸收的速度要比单双糖缓慢，所以引起人体代谢的变化不是特别大，因其参与到人体代谢中产生的热量实在是微乎其微，因此也可以视为 0 热量。正是因为 0 热量，让很多人觉得把含糖饮料换成无糖饮料，有利于控制热量从而实现减肥目的。但事实却是，所有甜味剂的原理都是在欺骗大脑，大脑接收到甜味信号后，发现血糖没有上升，反而会增加对真糖的渴望，放纵自己摄入过量食物，导致热量超标，不利于减重，还有可能增高肥胖的风险。

（2）增加心血管疾病风险。法国的一项研究发现，与不喝无糖饮料的人相比，经常喝无糖饮料的人患心血管疾病的可能性高 20%。还有研究发现，50 岁以上的女性，每天喝两杯（一杯 200mL 左右）及以上无糖饮料，会增加患血栓性卒中、心脏病发作和过早死亡的风险。

（3）增加糖尿病风险。甜味剂量小，貌似对血糖影响较小，但是人体不是简单的机械组合，当我们口腔感觉到有热量，有甜食进入身体时，虽然主观意识知道进食的能量并不多，但是无法告知神经系统，神经系统会认为有能量进入,刺激胰岛素分泌来分解刚刚吃进来的能量,但并没有足够的热量供分解,导致血糖下降,又需要动员肝糖原入血,加快胰高血糖素的分泌,需要进一步进食以缓解低血糖的感觉,不知不觉间进食量增加,长此以往,胰岛素调节轴代谢紊乱,患糖尿病的风险就增加了。瑞典的一项研究发现,每天喝一杯无糖饮料,患糖尿病风险也会增加 18%;每天喝 5 杯以上的无糖饮料,患 2 型糖尿病的风险将会增加 4.5 倍。

(4)引起腹泻。长期进食甜味剂还容易对胃肠道菌群产生影响,造成菌群紊乱,因为胃肠道菌群通过规律进食来摄取能量,达到菌群的生态平衡,甜味剂的进入改变了肠道内能量的浓度,又损伤肠黏膜,使其通透性增高,长期如此,会导致克罗恩病,腹泻等情况。

(5)增加焦虑、抑郁的风险。研究表明,人工甜味剂可能会干扰氨基酸的代谢,进而影响神经递质平衡,比如影响大脑中儿茶酚胺类物质的水平,使神经系统过度兴奋,更易焦虑、抑郁。

把无糖饮料当水喝,还存在很多其他的问题,比如长期喝无糖碳酸饮料,会使人体处于酸性环境容易引起矿物质的流失,对牙齿也会有损伤;某些功能饮料也会添加咖啡因,长期饮用会对人的神经系统和心脏产生不良影响;对儿童来说,以饮料代水会影响食欲进而影响身体成长发育。

小贴士

含糖饮料危害大,少喝饮料多喝水,健康生活零负担。

第五节

四方食抵不过回家饭

★ 外食隐患

忙碌的当下社会，外食成为我们绕不开的话题，无论是加班忙碌，还是休闲偷懒，抑或只是改善口味，外食成为餐桌外的不二之选。外食确实为我们的生活带来了很大的便利，可是它在安全方面的"偷懒"也不容忽视。

（1）制作过程不透明。方便快捷是外食的特点，所以商家将做好的食物直接呈现在顾客面前。除了点菜，顾客几乎无法自主挑选食材，这就让一些不法商家有了可乘之机，他们利用程序的不透明性，使用质量不合格的食材，或偷工减料、操作缺省等不良行为，严重危害食品安全。

（2）环境卫生条件差。食品制备环境的卫生条件也是食品安全的重要影响因素。外卖多需要食品预生产或粗加工，地点多为库房和小作坊，此类场所通常偏僻隐蔽，监管力度较为薄弱，因此卫生条件堪忧，后厨和库房的通风和排水系统也多有不完备的情况。空气不流通会加速环境中有害成分累积，滋生细菌并加速食材腐坏；废水随意排放会造成进一步的污染。另外，不具备分区管理的后厨由于面积有限，材料乱堆乱放的现象严重，从而诱发食材变质甚至虫害问题。仪器设备疏于清洁消毒，会致使仪器存在食品残留，其设备混用则会引发交叉污染。这些卫生问题涉及生产环境的方方面面，"脏乱差"的环境会增加食品的安全风险。

（3）生产人员问题。食品生产线上少不了食品加工相关从业人员的身影，工作人员的操作流程是否符合安全规范也直接影响食品质量。部分外食餐馆的从业人员并未经过培训，员工内部也未形成基础的系统操作流程与卫生要求。不合规的操作行为会造成细菌滋生、污染物交叉等安全问题。员工无健康证明、患有传染性疾病等，都会给食品的卫生安全带来隐患。

（4）食品配方和食品添加剂问题。调味品和食品添加剂不规范使用也是一个重要的食品安全问题。餐饮行业竞争非常激烈，不少商家为了追求色泽和口感，添加大量的食品添加剂和调味品来提升食物的品相，进而提高销量。但超过国家规定安全标准的剂量会对人们的身体健康带来危害，更有甚者在食品制作过程中无节制无标准地使用化学添加剂，对人们的身体健康造成严重危害，长期食用还会增加慢性病的发病风险。

（5）外卖配送问题。外卖行业的兴起带动了外卖配送岗位的诞生，外卖配送员群体庞大，配送场景多元，服务范围广泛，其中涉及的食品卫生问题和安全隐患不可避免，不规范的配送操作甚至一些违背道德约束的行为也会给顾客的人身健康带来隐患。

（6）外卖包装问题。外卖食品通常在制作完成后马上装盒打包，食物温度较高，这就涉及到包装盒、餐巾纸和餐具等材料的安全问题。包装盒的材料以塑料为多见，高温条件下有害物质易沾染食物。包装盒和餐袋的密封程度也是食品污染的影响因素，打包过程中时有发生密封不牢靠、餐盒易变形等问题，甚至还会有食品洒落的现象，不仅存在食品卫生隐患，也会给顾客带来不便和困扰。

★ 出门在外怎么吃

经常在外就餐的人，糖、油、盐、酒精的摄入量会大大增加，它们每一种都是"催老高手"。而且外食的热量远超人体所需的热量标准，长此以往，肥胖、高血糖、高血脂等慢性病难免会找上门来。中国 2015 年的营养和慢性病调查显示,35.5% 的人都有在外吃饭的习惯，其中城市居民的外食比例更高达到 42.2%。外食无可避免，我们该如何把握呢？

1. 测定食物热量

如何计算菜品的热量？餐厅菜肴的热量测定采用的是"氧弹热量计"的方法。首先把食物打碎,然后放在恒温箱中晾干（真的晾成干），再把干燥的食糜压成可以放入热量计的小饼，最后放入热量计测量，过程就是燃烧食物，通过测定食物燃烧后的热量能够让周围的水升温多少度从而得出菜肴的热量（1kcal 是让 1kg 水上升 1℃的热量）。

2. 热量超高组

单菜超过 2500kcal，吃一道菜顶一天的典型代表，吃了这个菜一天都不需要再摄入热量了。这一组中有两道菜：辣子鸡（2585kcal）

和毛血旺（2526kcal）。当然这是一整盘菜的热量，我们很少会一个人吃掉一盘辣子鸡或毛血旺。所以可以比较菜的能量密度，即每1g菜的热量，这样辣子鸡就远远领先毛血旺了，辣子鸡是3.9kcal/g，而毛血旺只有1.9kcal/g，可见毛血旺一份热量高与一份菜的总量大有关系。

3. 热量较高组

单独菜品或者混合菜品热量超过1000kcal，这部分菜也是吃了一餐就能达到一天热量需求的60%~70%，所以不能经常吃。如宫保鸡丁652.8g，热量1767kcal；鱼香肉丝盖饭879g，热量1649kcal；鱼香茄子盖饭875.5g，热量1553kcal；糖醋里脊356g，热量1256kcal；干炸丸子273g，热量1337kcal；小炒肉431g，热量1347kcal；蛋黄焗南瓜383g，热量1025kcal；炸带鱼253g，热量967kcal；驴肉火烧384g，热量1059kcal。

4. 热量较低组

一餐的热量小于600kcal，比较符合控制体重期间一餐的热量要求。水饺344g，热量544kcal；牛肉面344g，热量445kcal；番茄鸡蛋面439g，热量381kcal；炒面339g，热量393kcal；阳春面300g，热量211kcal。可以看出热量较低组的主力是快餐面食。和很多人想象的多吃面一定会胖并不一样，原因主要有三个：①从能量计算的角度，面的主要成分是碳水化合物，碳水化合物1g的热量是4kcal，比1g热量9kcal的脂肪少了一半多；②含1g碳水化合物的面条实际因为还含有水分所以看起来分量更多，但是脂肪类食物就不会显得这么多了；③配菜不同会有不同的热量，上面提到的面食配菜是热量较低的素菜，如果配菜是油炸食物，那么热量也会增加，比如一份天妇罗面，或者一份鱼香茄子面热量就会比番茄鸡蛋面多。

5. 这样外食热量低

外食要控制分量，吃的总量少热量也会少。外食要选择热量较低的菜品，热量排行：油炸的肉菜 > 包含油炸的素菜 > 一般肉菜 > 素炒菜；面食热量排行：驴肉火烧 > 肉饼 > 包子 > 饺子 > 菜拌面 > 清汤面。素菜不一定热量低，烹饪过程中放的油量决定了菜的热量，面食也不一定会长胖，实际面食的热量密度并不高。

如果只能在外就餐，建议尽量做到以下几点：①选择相对可靠的食堂或餐厅；②必有一道素菜（不要全荤）；③荤菜首选清蒸鱼或蒸鸡腿；④可用豆腐替代肉；⑤少吃油炸、烧烤等食物；⑥对冷荤要谨慎；⑦太油的菜，可用开水涮一下再吃，一些素菜也可能油多；⑧餐后可喝杯酸奶。

我们倡议常"回家吃饭"，减少在外就餐次数，每周不超过 2 次。工作日午餐尽量自带或搭配健康食物，外卖少点洋快餐、油炸或辛辣刺激的食物。

★ 食材环境里的安全隐患

健康营养的一餐自然离不开新鲜好食材，生活中也能看到超市在早晨刚营业或晚上快要打烊时人往往较多。抢赶着刚营业的时候来购买的人是出于食材的质量考虑，为了能买到新鲜营养的好食材；超市打烊前来的人是为了可以买到当天打折的食材。其实无论新鲜或不完全新鲜的食材，其背后多少都存在着各种各样的安全隐患。

食材环境里常见的各种卫生安全隐患，按照污染物主要的来源可以简单分为物理性污染、生物性污染和化学性污染。生活中人们能够辨别出来的物质，如头发、泥沙、污垢等等多为物理性污染，而化学性污染和生物性污染很难分辨。

1. 生物性污染

发生生物性污染的食材中含有大量寄生虫和微生物，而且人们发现食材中的寄生虫和微生物时，污染通常已经到了很严重的地步，达到肉眼可见的程度，比如蔬菜水果腐烂发黑、鸡蛋或者肉类变色变臭，米饭或馒头长出了霉菌等，这些污染危害较大。

（1）食用油选择大品牌。小作坊榨油原料未必如宣传的那般天然营养，在操作过程中也难以保证油的干净程度，可能会有黄曲霉产生大量的黄曲霉毒素，而黄曲霉毒素是剧毒物质，长期摄入会增加肝癌风险。所以食用油还是不要贪图原生态，大品牌才有保障。

（2）鸡蛋不要溏心吃。有的人追求口感，喜欢吃溏心的鸡蛋，将鸡蛋带回家简单清洗就算是处理干净了，但这样处理的安全隐患很大。鸡蛋中最常见的沙门氏菌很可能已经渗入蛋黄和蛋清里面去了，如果鸡蛋没有凝固，难以保证沙门氏菌已经被消灭。所以尽量不要吃溏心蛋，要将鸡蛋完全煮熟再吃。

（3）水果去了霉斑小心吃。水果上长出霉斑后如果还要再吃，不能只把有霉斑的区域削去。因为霉斑部位会产生青霉素，青霉素会延伸到霉斑周围的果肉部分，如果没有将这些部分切除，也会误食有害物质，所以要将周围大块的果肉一并去除再吃。

想要减少生物性污染对身体的伤害，冰箱低温储存，烹调时生熟分开，彻底加热也很重要。

2. 化学性污染

相比于生物性污染，化学性污染更不易被察觉。食材化学性污染是由有害有毒的化学物质污染食品引起的。食品中常见的化学污染物有农药、兽药，有毒金属，N-亚硝基化合物，多环芳烃化合物，杂环胺类化合物，氯丙醇，丙烯酰胺，食品容器、包装材料等。

（1）不新鲜（蔫巴）的菜。不新鲜的食材中往往含有较高的亚硝酸盐，长期摄入会增加患胃癌、食管癌的风险。所以应该尽量选择新鲜的食材少量购买，并尽快食用；此外腌制食品中也含有亚硝酸盐，腌制后7~8天其含量达到顶峰，20天以后亚硝酸盐含量逐渐下降，达到可食用的安全水平。

（2）鱼头。一些人喜欢吃鱼头，认为鱼头富含营养，多食用有益于大脑发育，殊不知鱼头中富集的汞是其血液的3~6倍。所以吃鱼头不仅达不到以形补形的效果，反而增加了自身的健康风险。

（3）残留农药。蔬果培育过程中使用的农药不尽相同，纯天然无污染的宣传也不能消除人们心中的顾虑，我们能做的只有严格把控加工环节，例如冬瓜、丝瓜、西葫芦和黄瓜等蔬菜尽量去皮食用；如不能做到去皮食用，需使用流水清洗，先洗菜后切菜，避免农药残留从切口重新浸入蔬菜；另如空心菜、油麦菜等叶菜可以焯水后再凉拌或快炒。

（4）发芽或青皮马铃薯。避免购买青皮或发芽马铃薯，因为青皮或发芽马铃薯中含有龙葵碱，这是一种有毒物质，食用后容易引起胃肠炎、咽喉瘙痒烧灼等中毒现象，而且在烹调马铃薯的过程中可以加醋，通过酸碱中和反应破坏龙葵碱。

减少化学性污染的方法除了购买新鲜蔬菜，流水冲洗、削皮、水焯，选购有机食品也是一个很好的选择，因为有机食品生产过程不允许使用化肥、农药、兽药等；产地环境也要求洁净无污染。不过也要选择大品牌，以免买到自称是有机食品的非有机食品。

★ 细嚼慢咽，吃出健康

饮食不仅仅要饱腹，吃得健康才是关键。细嚼慢咽对健康十分有利，可以让食物更容易被消化，还能很好地控制摄入的食物总量。细细咀嚼能使食物与唾液充分结合，唾液有帮助和促进食物消化的功能，唾液能中和、消除食物中的致癌物质，能使致癌物质的毒性降低。细嚼慢咽促进了面部的肌肉活动，局部地区血液循环质量提高，可使面色红润，皱纹减少。细嚼慢咽还能促进胰岛素的分泌，调节体内糖的代谢，降低血糖，并且能更好的帮助胃肠消化食物，避免脂肪的堆积。

锻炼咀嚼能力，要关注三点：①要达到一定的咀嚼力度；②要达到一定的咀嚼次数；③要有一定的咀嚼频率。长期锻炼咀嚼能力，会加速脑部血液循环，促使脑皮层活跃，使得大脑最终的信息信号传递更加完善和正常。

对于儿童和青少年来说，经过恰当咀嚼硬食，不仅可以促进颌脸部骨骼和肌肉的发育，使之与萌出的恒牙相和谐，有利于牙齿排列规整，而且还能影响唾液排泄，加强唇、颊、舌三者对牙齿的擦拭效果和唾液对牙面的清洁效果。

我们在享受便利和轻松时，也不能忽略了基本的安全问题，这是奋斗和追求的目标。生活中有些事，普通但却很重要。

小 贴 士

回家是最深沉的期盼，吃饭是最温暖的陪伴。

参考文献

[1] 李久兰. 偏食，不可一概而论 [J]. 健康,2011(3):2.

[2] 裴志刚. 中式烹饪营养与健康研究 [J]. 现代食品,2018(10):70-72.

[3] 王美琳. 烹饪方法对食物营养成分的影响及保护措施分析 [J]. 食品安全导刊,2021(35):137-139.

[4] 周道敏. 浅析烹饪工艺与营养均衡 [J]. 食品安全导刊,2021(29):123-124.

[5] 高雅琴,王红丽,许睿哲,等. 餐饮源挥发性有机物组成及排放特征 [J]. 环境科学,2019,40(4):1627-1633.

[6] 张丽娥. 烹调油烟暴露致机体遗传损伤及其与睡眠质量的关联研究 [D]. 南宁：广西医科大学,2018.

[7] 宋龙霞. 肺癌家族史与烹饪油烟接触史在非吸烟女性肺腺癌中的交互作用 [D]. 唐山：华北理工大学,2018.

[8] 辛军国,赵凯佳,季舒铭,等. 中国儿童含糖饮料消费管控现状与对策建议 [J]. 中国健康教育,2021,3(3):281-284.

[9] 韩冬梅. 无糖饮料并非想象中那么健康 [J]. 决策探索,2021(3):88.

第四章

自我健康管理

——动

第一节

生命
在于运动

在人的大脑侧面，有一个像海马一样凸起的部分被称作海马体，它是大脑中主管学习和记忆的组织。美国加利福尼亚州拉霍亚"索尔生物研究中心"的研究人员通过动物实验发现，喜欢在滚轮上走动的老鼠，其大脑内的海马体上会长出新的细胞，而被关闭在普通笼子里的老鼠，则没有长出新的细胞。由此研究人员认为，人如果能经常进行有规律的、适量的运动，也能让大脑中的海马体长出更多的细胞，让人的思维、感觉和反应更灵敏，从而让人变得更聪明。

也有研究显示：短期的大强度运动使大脑皮层活动减少，长时间大强度运动则使广泛的脑组织兴奋性降低，即大强度运动可通过多种途径对大脑功能造成损害。运动时能源物质ATP（腺嘌吟核苷三磷酸）的耗竭，可能是中枢神经功能下降的主要原因；运动过程中机体血液的重新分配、自由基的大量堆积及血流加速造成血管内皮损伤使脑的血液和氧供应减少，局部酸性产物的堆积等不仅影响脑的能量供应，而且直接遏制神经的活动，使脑功能下降。

人生如逆水行舟，不进则退。身体也一样，人体在 25 岁以后，平均每年要掉 2.5% 的肌肉，身体的"零部件"也可能会出现各种问题。正所谓"生命在于运动"，运动的意义就在于：

（1）运动有利于人体骨骼、肌肉的生长，增强心肺功能，改善血液循环系统、呼吸系统和消化系统的功能状况，有利于人体的生长发育，提高抗病免疫能力，增强有机体的适应能力。

（2）适当的运动可以降低儿童在成年后患上心脏病、高血压、糖尿病等疾病的概率。

（3）运动是增强体质的最积极、最有效的手段之一。

（4）运动可以减少过早进入衰老期的危险。

（5）运动能改善神经系统的调节功能，提高神经系统对人体活动时错综复杂变化的判断能力，并及时做出协调、准确、迅速的反应；使人体适应内外环境的变化和保持机体生命活动的正常进行。

小贴士

生命的产生在于运动，运动是生命诞生的前提条件，没有物质运动就不会有生命的产生；生命的存在在于运动，运动也是生命存在的基础，要维持生命体存在，也离不开物质运动；生命的发展在于运动，运动又是生命发展的动力和源泉。可以说，没有了运动，人就活不下去。

第二节

传统体育养生术

★ 传统养生特点

《黄帝内经》作为中国传统医学四大经典之首，同时是第一部养生学宝典。开篇《上古天真论》云："上古之人，其知道者，法于阴阳，和于术数，食饮有节，起居有常，不妄作劳，故能形与神俱，而尽终其天年，度百岁乃去。"大致的意思是，人要法于自然，遵循天地阴阳及自然变化规律，然后在日常生活中做到饮食有节制，作息有规律，注意精神调养，劳逸结合，自然能够长命百岁。

"养生"一词，最早出现于《庄子》一书。《庄子·养生主》篇有云："吾闻庖丁之言，得养生焉。"这就是养生一词的最早出处。两千多年来，人们创造了丰富多彩的养生技术，发明了深刻精辟的养生理论，形成了源远流长的中医养生文化。中医养生的范围十分广泛，修身养性是其中的重要方面。

修身即修养身心，保持生理健康和心理健康的和谐统一。《庄子·山木》篇所说的"子其意者饰知以惊愚，修身以明污，昭昭乎如揭日月而行"，就是这个意思。

1. 形神兼养，首重养神

形，指形体，包括人体的脏腑、皮肉、筋骨、脉络及充盈其间的精血。神，在广义上指人体的精神思维活动，包括神、魂、意、志、虑、智等。

《嵇康养生论》中提到"形恃神以立，神须形以存"。神是人体生命活动的主宰。从生理学角度看，人的生命活动只有在心神的统率调节下，才表现出各脏器组织的整体特性、整体功能。从心理学角度看，形神关系是指身心关系，身体和精神相互结合而不可分离，息息相关。

中国古代哲学理论认为，世间一切物质都可归属于阴阳这两大范畴，人的生命活动也不例外，不管是"形"，还是"神"，都有其不同的阴阳属性。因此，传统医学家认为，人体阴阳（形神）的任何一方改变，使阴阳出现不平衡——阴或阳的偏盛偏衰，均会导致人体生理功能的紊乱，引起疾病。

2. 掌握适度，重视调节

适度原则是指人的认识和行动要与事物的度相适应、与事物的客观进程相一致。世间一切事物都有个适度问题，超过一定的"度"，就会走向反面，即所谓物极必反。传统养生法也遵循适度的规律进行调摄。《黄帝内经》云："喜则气和志达，营卫通利"，说明喜悦能使人神气和调，志意畅达，心身健康。但喜悦过度，则暴喜伤阳，喜怒过多，神不归室。人的饮食也是如此，人体生命活动需要摄入一定的食物营养予以维持，但摄入过量或过偏，均可导致疾病的发生。如高热、高脂、高蛋白等食物摄入过量会引发胆囊炎、心血管系统疾病，所以，在养生调摄的过程中必须掌握适度、掌握平衡，达到养生防病的目的。

3. 顺应自然，天人合一

顺应自然进行养生，包括两重含义：其一，顺乎自然界的阴阳变化以保养调摄，所谓法于阴阳，和于阴阳；其二，顺乎自然之理，即认识和掌握人与自然界两者的自然规律，按规律养生，才有益于健康。如《素问·四气调神大论》云："阴阳四时者，万物之终始也，死生之本也，逆之则灾害生，从之则苛疾不起。"《素问·生气通天论》云："春伤于风，邪气留连，乃为洞泄；夏伤于暑，秋为痎疟；秋伤于湿，上逆而咳，发为痿厥；冬伤于寒，春必病温。四时之气，更伤五脏。"如违反这一规律进行养生，就会发生"逆春气则少阳不生，肝气内变；逆夏气则太阳不长，心气内洞；逆秋气则太阳不收，肺气焦满；逆冬气则少阴不藏，骨气独沉"的病变。所以顺应自然规律进行养生，是养生的重要原则。

4. 注重先天因素，强调后天调摄

明代张景岳认为："先天强厚者多寿，先天薄弱者多夭；后天培养者，寿者更寿；后天斫削者，夭者更夭"，"两天俱得其全者，耆艾无疑也"，这些说明了人的主观能动性在抗老延年中起着积极作用。这种包含遗传因素与后天保养的思想，对于加强后天培养，提高人类寿命，具有重要的指导意义。

5. 根据年龄，分阶段养生

在不同的年龄阶段，生理心理表现出的机制变化不同，因此养生学家王圭将人生分为：婚孕、婴、幼、童、壮、衰老6个阶段。要求人们在不同年龄阶段，遵循不同的养生原则。

★ 传统养生原则

1. 保养精神原则

"精"分广义与狭义两种，广义的精指构成人体和维持生命活动的精微物质，包括精、血、津液在内；狭义的精指肾精，是促进人体生长、发育和生殖功能的基本物质。精充盈，生命力强，抵御外邪的能力亦强。"精"指精神意识、思维情感、知觉运动等。"神"是一切生命活动的主宰，是生命存亡的根本。《黄帝内经》曰："得神者昌，失神者亡。"神的生成是以先天之精为基础，后天之精不断培育，"精"与"神"之间是相互滋生、相互影响的。因此，历代养生家们非常重视保养精神。明代著名医家张景岳在《类经》中指出："欲不可纵，纵则精竭；精不可竭，竭则真散。益精能生气，气能生神。营卫一身，莫大乎此。故善养生者，必宝其精，精盈则气盛，气盛则神全，神全则身健，身健则病少。"所以保精养神是养生中的首要原则。

2. 顺应四时原则

《黄帝内经》曰："和于阴阳，调于四时"，"夫百病者，多以旦慧昼安，夕加夜甚。夕则人气始衰，邪气始生，故加；夜半人气入脏，邪气独居于身，故甚也。"说明人体中的阳气随着晨、午、黄昏、夜半不同时辰变化，有着"生、长、收、藏"的不同规律，病邪也会引起"慧、安、加、甚"的不同反应。同样，随着春、夏、秋、冬一年四季不同的气候变化，万物形成了生长、繁荣、收获、潜藏的活动规律，而人体也会因此发生变化，所以"圣人春夏养阳，秋冬养阴，以从其根，故与万物沉浮生长之门。逆其根，则伐基本，坏其真矣。"这是四时调摄的宗旨，也是顺应四时养生的原则。

3. 动静结合原则

动以养形，静以养神，是传统养生的主要特点。庄子《刻意》："吹呴呼吸，吐故纳新，熊经鸟申，为寿而已矣。"华佗创五禽戏的理论依据是："流水之不腐，以其逝故也；户枢之不蠹，以其运故也。"《吕氏春秋·尽数》曰："流水不腐，户枢不蠹，动也。形气亦然，形不动则精不流，精不流则气郁。"说明动以养形的原理，不仅有助于肢体健壮，还有助于气血通畅，对健康是有益的。

静以养神，《黄帝内经》认为："静则神藏，躁则消亡"（《素问·遮论》），"清静则肉腠闭拒，虽有大风苛毒，勿之能害"（《素问·生气通天论》），"清静则生化治，动则苛疾起"（《素问·至真要大论》）。都说明了清静养神能使人体功能正常，抗病力增强。然而清静养神并非绝对静神不用，而是要求把注意力集中到一点上，以驱散烦恼，排除杂念，专心致志，钻研学问，创造发明，以致饥饱不和，寒暖不感，呼之莫应的精神境界。随着养生的实践与总结，人们逐渐由"动养"与"静养"的不同养生主张，转变为动静结合的新的养生观。如《庄子》所谓"水之性，不杂则清，莫动则平；郁闭而不流，亦不能清；天德之象也。故曰：纯粹而不杂，静一而不变，淡而无为，动而以天行，此养神之道也。"初步揭示了"动静兼养"更有利于健康长寿的道理。因此，在养生中应重视动静结合的基本原则。

4. 因人而异原则

由于每个人的先天条件和后天环境不同，使人在体质和性格等方面存在较大的差异，加上性别、年龄、从事职业的不同，在养生时更需要重视因人而异的原则。中医体质九分法，将人的体质分为 9 种基本类型：平和质、气虚质、阳虚质、阴虚质、痰湿质、湿热质、血瘀质、气郁质、特禀质。因此在养生调摄时，必须根据不同人的实际情况制订调摄方案。如对于阴虚型患者，应少食辣椒、大蒜、羊肉，而阳虚型患者则应忌食生冷以及寒性的食品。

对于不同年龄阶段的养生要求差异更大。婴幼儿期是生长发育的旺盛阶段，各脏腑在物质需求与生理功能上都是幼稚而不成熟的，因此养育指导应注意合理喂养，品种要丰富，口味偏清淡，不吃零食，不偏食。衣着以轻软衣料为宜，大小尺寸以能活动自如为标准。睡眠要充足，从小养成良好的卫生习惯，注意保护视力、牙齿，注意耳鼻卫生，接受预防接种，定期进行健康检查。

青春期是骨骼生长高峰期，为使骨骼能正常生长发育，要注意养成正确姿势。另外，注意保护和清洁皮肤、头发、口腔，同时，合理地进行素食搭配。女青年还要注意保护乳房。

青壮年期，主要掌握劳逸适度，做好自我调理，学会自我照顾。

更年期，能自我稳定情绪，保持愉快、豁达、乐观的情绪。如有异常应及时去医院检查，以便早期发现或排除病患。饮食要粗细搭配，适当参加体育活动，克服消极的自我暗示。

老年期，由于机体功能减退，为减轻肾脏负荷和血管阻力，应少食盐。多素少荤，并在饮食中选用含钙量高的食品，如乳类、豆制品，以保持体内钙代谢平衡，防止骨质疏松。居住房间应以安静为宜，家庭气氛要和谐，使心情保持舒畅。适当开展社交活动和参加运动锻炼，以扫除暮气，增加朝气，经常进行健康检查，对各种疾病进行积极治疗、预防。此即为养生中必须贯彻的因人而异原则。

小 贴 士

保养精神，顺应四时，动静结合，因人而异。

★ 养生保健方法

养生保健方法是依靠人体自身的能力，通过调养精神和形体，起到改善人体功能的作用，既能养生又能治病，动作简便，安全可靠，易被人们所接受和掌握。

1.太极拳

太极拳是我国传统的健身运动，很早以前就在民间流传，几个世纪以来的实践证明，太极拳是一项重要的健身防病手段。据不完全统计太极拳的拳式有十几种，如十八式、二十四式、四十八式等，其中二十四式太极拳是按照由简到繁、由易到难的原则编排的，结构内容便于学习和掌握。二十四式太极拳共分八组，包括起势、收势等二十四个姿势动作。练习者可连续演练，也可选择单式练习。

（1）意识引导动作。人体的任何动作（除反射性动作外），包括各种体育锻炼的动作，都需经过意识的指挥。练习太极拳的全部过程，也要求用意识（即想象力）引导动作，把注意力灌注到动作之中去。如做太极拳"起势"，两臂徐徐前举的动作，从形象上看与体操中"两臂前平举"的动作相仿，但在太极拳的练法上，不是随便地把两臂抬起来，而是按照要求想着两臂前平举的动作，随后再慢慢地把两臂抬起来；又如做两手前平举的动作，随后慢慢地把两臂抬起来；又如做两手向前按出的动作，首先就要有向前推按的想象；意欲沉气，就要有把气沉到腹腔深处的想象，意不停，动作亦随之不停，就好像用一条线把各个动作贯串起来。总之，练习太极拳从"起势"到"收势"，所有动作都要注意用意识去支配。有些练拳人所说的"神为主帅、身为驱使""意动身随"就是这个意思。为了掌握这个要领，必须注意以下两点：

第一，安静。练拳时从准备姿势开始，首先就要从心理上安静下来，不再思考别的问题，然后按动作的要求检查，头是否正直，躯干和臂是否放松，呼吸是否自然通畅。当全部合乎要求时再做以后的动作。这是练拳前最要紧的准备工作。这种安静的心情，应贯彻到练拳的全部动作中去。

练拳时，无论动作简单或复杂，姿势高或低，心理上始终要保持安静状态，这样才能保持意识集中，精神贯注到每个细小的动作之中，否则就会造成手脚错乱、快慢无序或做错了动作的现象。打太极拳要求"以静御动，虽动犹静""动中求静"。如能做到这些，即不会引起精神过分紧张而感疲劳。

第二，要集中注意力。在心理安静的前提下，要把注意力放在引导动作和考虑要领上，专心致志地练拳。不要一面打拳，一面东张西望或思考别的事情。初学太极拳的人，很容易忘掉这个"用意"的要求。经久练习，就可意动身随，手到劲发，想象力自然地与肢体的活动密切配合。

（2）注意放松，不用拙力。这里所讲的放松，不是全身的松懈疲怠，而是在身体自然活动或站立情况下，使某些可能放松的肌肉和关节做到最大限度的放松，动作时避免使用拙力和僵劲。在练习中，要求人体的脊柱按自然的形态直立起来，使头、躯干、四肢等部分进行舒松自然的活动。

太极拳姿势要求上体正直安舒，不要前俯后仰或左右偏斜。所有的力，是维持姿势的正确与稳定的自然之力，有的称它为规矩的力，也有称它为"劲"。两臂该圆的，必须做到圆满；腿该屈的，必须屈到所要求的程度。除按照要求所用的力量之外，其他部位肌肉要尽量放松。初学时比较难掌握"力"的界限，所以首先应注意放松，使身体各个关都能舒展开，避免紧张，力求圆活。然后由"松"再慢慢地使力量集中起来，达到式式连贯、处处圆活、不僵不拘、周身协调的要求。

（3）上下相随，周身协调。太极拳是一种身体全面锻炼的运动项目。有人说，打太极拳时，全身"一动无有不动"；又说，练拳时全身"由脚至腿至腰总须完整一气"。这些都是形容"上下相随，周身协调"的。

初学太极拳的人，虽然在理论上知道许多动作要以腰部为轴，由躯干带动四肢来进行活动，但因为意念与肢体动作还不能密切配合，想做到周身协调是有困难的。所以，最好先通过单式练习（如单练"起势""云手"等），以求得躯干与四肢动作的协调，同时也要练习步法（如站虚步、弓步以及移动重心、变换步法等），以锻炼下肢的支撑力量和熟练掌握步法要领。然后再通过全部动作的连贯练习，使步法的进退转换与躯干的旋转、手法的变化相互配合，逐渐地达到全身既协调又完整，从而使身体各个部位都得到均衡的锻炼与发展。

（4）虚实分清，重心稳定。初步了解了太极拳的姿势、动作要领后，就要进一步注意动作的虚实和身体重心问题。因为一个姿势与另一个姿势的连接位置和方向的改变，处处都贯穿着步法的变化和重心转移的活动。在锻炼中也要注意身法和手法的运用，由虚到实，或由实到虚，既要分明，又要连贯不停，做到势断意不断，一气呵成。如果虚实变化不清，进退变化则不灵，就容易发生动作迟滞、重心不稳和左右歪斜的毛病。

过去有人说："迈步如猫行，运劲如抽丝"，就是形容太极拳应当注意脚步轻灵和动作均匀。要做到这一点，首先应注意虚实变换得当，使肢体各部分在运动中没有不稳定的现象。假如不能维持身体的平衡稳定，那就根本谈不到动作的轻灵、均匀。

太极拳的动作，无论怎样复杂，首先要把自己安排得舒适，这是太极拳"中正安舒"的基本要求。凡是旋转的动作，应先把身体稳住再提腿换步；进退的动作，先落脚步而后再慢慢地改变重心。同时，躯体做到了沉肩、松腰、松胯以及手法上的虚实，也会帮助重心的稳定。这样练习日久，动作无论快慢，都不会产生左右摇摆、上重下轻和稳定不住的毛病。

（5）呼吸自然。练太极拳要求呼吸自然，不要因为运动而引起呼吸急促。人们无论做任何体育活动，机体需要的氧都要超过静息活动。在练习太极拳时，由于动作轻松柔和，身体始终保持着缓和协调，所以用增加呼吸深度就可以满足体内对氧的需要，对正常的呼吸影响并不太大。

初学太极拳的人，首先要注意保持自然呼吸，这就是说，在做动作时，练习者应按照自己的习惯和当时需要进行呼吸，防止屏气，动作和呼吸不要互相约束。

动作熟练之后，可根据个人锻炼体会的程度，毫不勉强地随着速度的快慢和动作幅度的大小，按照起吸落呼、开吸合呼的要求，使呼吸与动作自然配合。例如做"起势"的两臂慢慢前平举时要吸气，而身体下蹲、两臂下落时则要呼气。这种呼吸方式是根据胸廓张缩横膈肌活动的变化，在符合动作要求与生理需要的基础上进行的。这样能提高氧的供给量和加强横膈膜的活动。但是，在做一般起落开合不明显的动作时，或在以不同的速度练习、不同体质的人练习时，动作与呼吸的配合不能机械勉强，要求一律。否则违反了生理自然规律，不仅不能得到好处，反而可能造成呼吸的不顺畅和动作的不协调。

以上要领不是彼此分离，而是相互联系的。如果心理不能"安静"，就不能意识集中和精神贯注，也就难以使意识与动作结合进行，更达不到连贯和圆活的要求。如果虚实与重心掌握不好，上体过分紧张，也不可能做到动作协调、完整一体，从而呼吸也就谈不上自然了。

太极拳是一种技击术，其特点是以柔克刚，以静待动，以圆化直，以小胜大，以弱胜强。

2.八段锦

八段锦功法是一套独立而完整的健身功法，起源于北宋，有八百多年的历史。古人把这套动作比喻为"锦"，意为五颜六色，美而华贵，体现其动作舒展优美，视其为"祛病健身，效果极好；编排精致；动作完美"。现代的八段锦在内容与名称上均有所改变，此功法分为八段，每段一个动作，故名为"八段锦"，练习无需器械，不受场地局限，简单易学，节省时间，作用极其显著；效果适合于男女老少，可使瘦者健壮，肥者减肥。

八段锦功法

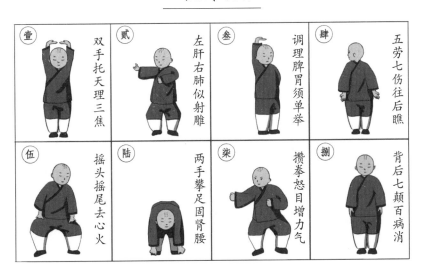

| 壹 双手托天理三焦 | 贰 左肝右肺似射雕 | 叁 调理脾胃须单举 | 肆 五劳七伤往后瞧 |
| 伍 摇头摆尾去心火 | 陆 两手攀足固肾腰 | 柒 攒拳怒目增力气 | 捌 背后七颠百病消 |

（1）双手托天理三焦。要点：两手上托，掌根用力上顶，腰背充分伸展。脚跟上提时，两膝用力伸直内夹，可以加强身体平衡。眼神一次随左手，一次顾及右手，交替轮换。功理和作用：三焦有主持诸气，总司人体气化的功能。两手上托承天，充分拔长机体，最主要是拉长胸腹部，使胸腔和腹腔容积增大，而头部后仰，更加扩张了胸部。此时吸气，具有升举气机，疏理三焦的作用；呼气时，两手分开从体侧徐徐落下，有利于气机的下降。一升一降，气机运动平衡。

（2）左肝右肺似射雕。要点：两臂平拉，用力要均匀，尽量展臂扩胸，头颈仍保持正直。马步时，挺胸塌腰，上体不能前俯，要脚跟外蹬。功理和作用：本节动作主要是扩张胸部。吸气时，双手似开弓的姿势，左右尽力拉开，加大胸廓横径，能吸进更多的新鲜空气；呼气时，双手下落，然后向胸前合拢，帮助挤压胸廓，吐尽残余的浊气；由于两肺的舒张与收缩，对心脏也起到了直接的挤压和按摩作用，加强心肺功能。

（3）调理脾胃须单举。要点：两掌相合，似挤压气球，须缓缓用劲；两掌上撑下按挺胸直腰，拔长脊柱。眼睛一次随视左手，一次随视右手，相互交替轮换。功理与作用：本段动作吸气时一手上撑，一手下按，主要是充分扩张腹腔，呼气时双手相合，成"抱球"状于腹前，主要是压缩腹腔。所以主要作用是按摩腹腔脏器，特别是脾胃消化系统，能加强胃肠蠕动，增强脾胃消化吸收功能。

（4）五劳七伤往后瞧。要点：左右转头不宜太快，与呼吸配合一致，头平颈直，躯干正直，转头时眼尽量向后注视，两脚踏地不能移动。功理和作用:本段动作主要是整个脊柱的尽量拧曲旋转，眼往后看，主要作用是调整中枢神经系统功能，能活络颈椎，松弛颈肌，改善头部供血供气，从而提高大脑功能，发挥大脑对全身五脏六腑的指挥功能；胸部的拧转有益于心肺两脏；腰部的拧转具有强腰健肾，调理脾胃的作用。所以说本段动作具有治疗五劳七伤的作用。

（5）摇头摆尾去心火。要点：左右摆动运动量虽然较大，但仍要做到协调、轻松、自然，手眼、身法、步、呼吸的变化要配合一致。头部和臀部的相对运动，对拉拔长。两脚始终不能离地移动。功理和作用：本段功法是全身运动，而主要是头顶百会穴至盆底会阴穴的中脉运动，其主要作用是宁心安神，降低中枢神经系统的兴奋性，从而治疗因交感神经兴奋引起的"心火上炎"性疾病。

（6）双手攀足固肾腰。要点：身体前屈和前伸，主要是活动腰部，因此两膝要始终伸直，速度缓慢均匀，幅度由小到大。功理和作用：本段功法呼气时腰部后仰，双手掌心向上承接天阳；呼气时腰部前俯，双手攀足以吸地阴。然后再吸气时，双手将天阳地阴导引至背部肾俞穴，以补人体元阴元阳。腰部的运动，直接锻炼了腰部的肌肉和筋骨，因"腰为肾之府"，所以腰强健则肾固秘。

（7）攒拳怒目增气力。要点：出拳要快速有力，做好拧腰、顺肩、急旋前臂动作，脚趾用力抓地，挺胸塌腰，全身用劲，并与呼气、怒目配合一致；收拳时宜缓慢轻柔，蓄气、蓄力待发。一张一弛，刚柔相济。功理和作用：本段功法主要是锻炼中医"肝"的功能，攒拳体现了"肝主血"的功能，肝血丰盈，则筋脉得以濡养，以至筋骨强健，久练攒拳，则气力倍增；怒目体现了肝的疏泄功能，因为"肝开窍于目""在志为怒，怒伤肝"。所以怒目可以疏泄肝气，从而调和了气血，保证了肝的正常生理功能。

（8）背后七颠百病消。要点：脚跟上提时，百会上顶；脚跟下落时，着地震动宜轻，意念下引至涌泉，全身放松。功理和作用：这是一节收功动作，意即通过以上各段功法的锻炼，再做脚跟轻微着地震动，将全身肌肉逐渐放松，并随着动作的落下，意将病气、浊气从身体上全部抖落，从而取得"百病皆消"的功效。

练习八段锦的时候要注意情志放松、准确灵活、练养兼顾、循序渐进。

3.易筋经

易筋经产生于秦汉时期术士的导引之术，于唐宋年间传入少林，成为僧人们打坐参禅之余，活血化瘀的健身功法。

少林达摩易筋十二式

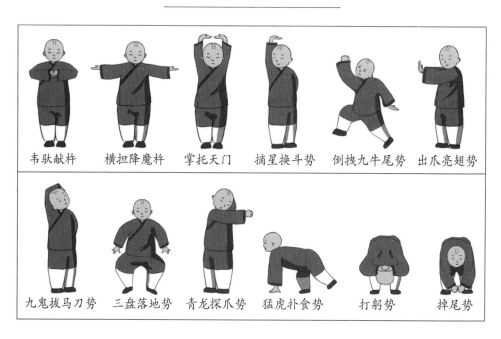

韦驮献杵　　横担降魔杵　　掌托天门　　摘星换斗势　　倒拽九牛尾势　　出爪亮翅势

九鬼拔马刀势　　三盘落地势　　青龙探爪势　　猛虎扑食势　　打躬势　　掉尾势

易筋经共计十二势，其预备式为：两腿开立，头端平，口微闭，调呼吸。含胸，直腰，蓄腹，松肩，全身自然放松。

（1）第一势：韦驮献杵。两臂曲肘，徐徐平举至胸前成抱球势，屈腕立掌，指头向上，掌心相对（10厘米左右距离）。此动作要求肩、肘、腕在同一平面上，合呼吸酌情做8~20次。

诀曰：立身期正直，环拱手当胸，气定神皆敛，心澄貌亦恭。

（2）第二势：横担降魔杵。两足分开，与肩同宽，足掌踏实，两膝微松；两手自胸前徐徐外展，至两侧平举；立掌，掌心向外；吸气时胸部扩张，臂向后挺；呼气时，指尖内翘，掌向外撑。反复进行8~20次。

诀曰：足指挂地，两手平开，心平气静，目瞪口呆。

（3）第三势：掌托天门。两脚开立，足尖着地，足跟提起；双手上举高过头顶，掌心向上，两中指相距3厘米；沉肩曲肘，仰头，目观掌背。舌舐上腭，鼻息调匀。吸气时，两手用暗劲尽力上托，两腿同时用力下蹬；呼气时，全身放松，两掌向前下翻。收势时，两掌变拳，拳背向前，上肢用力将两拳缓缓收至腰部，拳心向上，脚跟着地。反复8~20次。

诀曰：掌托天门目上观，足尖着地立身端。力周腿胁浑如植，咬紧牙关不放宽，舌可生津将腭舐，鼻能调息觉心安。两拳缓缓收回处，用力还将挟重看。

（4）第四势：摘星换斗势。右脚稍向右前方移步，与左脚形成斜八字，随势向左微侧；屈膝，提右脚跟，身向下沉，右虚步。右手高举伸直，掌心向下，头微右斜，双目仰视右手心；左臂曲肘，自然置于背后。吸气时，头往上顶，双肩后挺；呼气时，全身放松，再左右两侧交换姿势锻炼。连续5~10次。

诀曰：只手擎天掌覆头，更从掌内注双眸。鼻端吸气频调息，用力回收左右伴。

（5）第五势：倒拽九牛尾势。右脚前跨一步，屈膝成右弓步。右手握拳，举至前上方，双目观拳；左手握拳；左臂屈肘，斜垂于背后。吸气时，两拳紧握内收，右拳收至右肩，左拳垂至背后；呼气时，两拳两臂放松还原为本势预备动作。再身体后转，成左弓步，左右手交替进行。随呼吸反复5~10次。

诀曰：两腿后伸前屈，小腹运气空松；用力在于两膀，观拳须注双瞳。

（6）第六势：出爪亮翅势。两脚开立，两臂前平举，立掌，掌心向前，十指用力分开，虎口相对，两眼怒目平视前方，随势脚跟提起，以两脚尖支持体重。再两掌缓缓分开，上肢成一字样平举，立掌，掌心向外，随势脚跟着地。吸气时，两掌用暗劲伸探，手指向后翘；呼气时，臂掌放松。连续8~12次。

诀曰：挺身兼怒目，推手向当前；用力收回处，功须七次全。

（7）第七势：九鬼拔马刀势。脚尖相衔，足跟分离成八字形；两臂向前成叉掌立于胸前。左手屈肘经下往后，成勾手置于身后，指尖向上；右手由肩上屈肘后伸，拉住左手指，使右手成抱颈状。足趾抓地，身体前倾，如拔刀一样。吸气时，双手用力拉紧，呼气时放松。左右交换。反复5~10次。

诀曰：侧首弯肱，抱顶及颈；自头收回，弗嫌力猛；左右相轮，身直气静。

（8）第八势：三盘落地势。左脚向左横跨一步，屈膝下蹲成马步。上体挺直，两手叉腰，再屈肘翻掌向上，小臂平举如托重物状；稍停片刻，两手翻掌向下，小臂伸直放松，如放下重物状。动作随呼吸进行，吸气时，如托物状，呼气时，如放物状，反复5~10次。收功时，两脚徐徐伸直，左脚收回，两足并拢，成直立状。

诀曰：上腭坚撑舌，张眸意注牙；足开蹲似踞，手按猛如拿；两掌翻齐起，千斤重有加；瞪目兼闭口，起立足无斜。

（9）第九势：青龙探爪势。两脚开立，两手成仰拳护腰。右手向左前方伸探，五指捏成勾手，上体左转。腰部自左至右转动，右手亦随之自左至右水平划圈，手划至前上方时，上体前倾，同时呼气；划至身体左侧时，上体伸直，同时吸气。左右交换，动作相反。连续5~10次。

诀曰：青龙探爪，左从右出；修士效之，掌气平实；力周肩背，围收过膝；两目平注，息调心谧。

（10）第十势：卧虎扑食势。右脚向右跨一大步，屈右膝下蹲，成右弓左仆腿势；上体前倾，双手撑地，头微抬起，目注前下方。吸气时，同时两臂伸直，上体抬高并尽量前探，重心前移；呼气时，同时屈肘，胸部下落，上体后收，重心后移，蓄势待发。如此反复，随呼吸而两臂屈伸，上体起伏，前探后收，如猛虎扑食。动作连续5~10次后，换左弓右仆脚势进行，动作如前。

诀曰：两足分蹲身似倾，屈伸左右腿相更；昂头胸作探前势，偃背腰还似砥平；鼻息调元均出入，指尖著地赖支撑；降龙伏虎神仙事，学得真形也卫生。

（11）第十一势：打躬势。两脚开立，脚尖内扣。双手仰掌缓缓向左右而上，用力合抱头后部，手指弹敲小脑后片刻。配合呼吸做屈体动作；吸气时，身体挺直，目向前视，头如顶物；呼气时，直膝俯身弯腰，两手用力使头探于膝间作打躬状，勿使脚跟离地。根据体力反复8~20次。

诀曰：两手齐持脑，垂腰至膝间；头惟探胯下，口更齿牙关；掩耳聪教塞，调元气自闲；舌尖还抵腭，力在肘双弯。

（12）第十二势：掉尾势。两腿开立，双手仰掌由胸前徐徐上举至头顶，目视掌而移，身立正直，勿挺胸凸腹；十指交叉，旋腕反掌上托，掌以向上，仰身，腰向后弯，目上视；然后上体前屈，双臂下垂，推掌至地，昂首瞪目。呼气时，屈体下弯，脚跟稍微离地；吸气时，上身立起，脚跟着地；如此反复21次。收功：直立，两臂左右侧举，屈伸7次。

诀曰：膝直膀伸，推手自地；瞪目昂头，凝神一志；起而顿足，二十一次；左右伸肱，以七为志；更作坐功，盘膝垂眦；口注于心，息调于鼻；定静乃起，厥功维备。

易筋经贵在松中有紧，柔中见刚，其力求"动随意行""意随气行"，以循序渐进为妙。

4.三路长拳

长拳，是一种拳术流派的总称。新中国成立后，原国家体委把群众中流传广泛的查、华、炮、洪、弹腿、少林等拳种，根据其风格特点，综合整理创编了长拳。长拳是以套路为主的拳术，既适合基础武术训练，又适合于进行竞赛和技术水平的提高。这类拳术的共同特点是：姿势舒展、动作灵活、快速有力、节奏鲜明，并多起伏转折、蹿蹦跳跃、跌扑滚翻等动作和技术。

长拳大开大合，路线清晰，具有鲜明的"动迅静定"技术特点，在动静的变化中讲求"眼随手动""目随势注"。长拳套路要求内在精气神与外部形体动作紧密相合，完整一气，做到"心动形随""形断意连""势断气连"。以"手眼身法步，精神气力功"的变化来锻炼心身，它的特点非常适合青年练习。

武术随着社会的发展和走向世界的需要，逐渐步入正轨，长拳就是一大类（初级三路长拳也就是三段长拳）。长拳对基本功的要求很高，如柔韧性、跳跃、平衡、力量等。武术基本功是发展长拳基本素质的有效方法。自学长拳应把压腿（正压、侧压、后压）、踢腿（正踢、弹踢、里合、外摆）、压肩活肩、站桩（弓步桩、马步桩、虚步桩）、活腰等作为入门必学。

（1）三路长拳拳式动作说明。

预备势：两脚并步站立，两臂垂于身体两侧，五指并拢贴靠腿侧，眼向前平视。虚步亮掌、并步对拳。

第一段：弓步冲拳、弹腿冲拳、马步冲拳、弓步冲拳、弹腿冲拳、大跃步前穿、弓步击掌、马步架掌。

第二段：虚步栽拳、提膝穿掌、仆步穿掌、虚步挑掌、马步击掌、叉步双摆掌、弓步击掌、转身踢腿马步盘肘。

第三段：歇步抡砸拳、仆步亮拳、弓步劈拳、换跳步弓步冲拳、马步冲拳、弓步下冲拳、叉步亮掌侧端腿、虚步挑拳。

第四段：弓步顶肘、转身左拍脚、右拍脚、腾空飞脚、歇步下冲拳、仆步抡劈拳、提膝挑掌、提膝劈掌弓步冲拳。

结束动作：虚步亮掌、并步对拳。

还原，两臂自然下垂，目视正前方。

预备动作

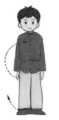

1. 预备式

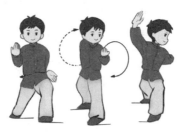

2. 虚步亮掌

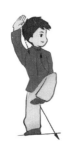 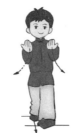 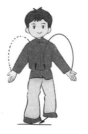 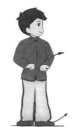

3. 并步对拳

第一段

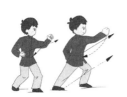   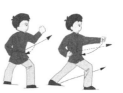

1. 弓步冲拳　　2. 弹腿冲拳　　3. 马步冲拳　　4. 弓步冲拳

5. 弹腿冲拳　　　　6. 大跃步前穿

7. 弓步击掌　　8. 马步架掌

第二段

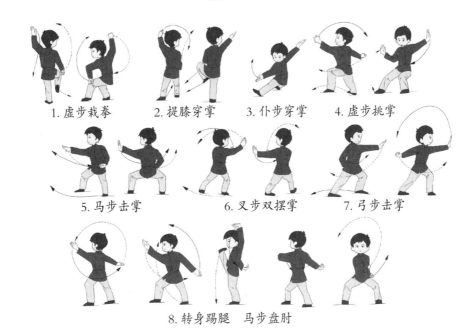

1. 虚步栽拳　　2. 提膝穿掌　　3. 仆步穿掌　　4. 虚步挑掌

5. 马步击掌　　　6. 叉步双摆掌　　　7. 弓步击掌

8. 转身踢腿　马步盘肘

第三段

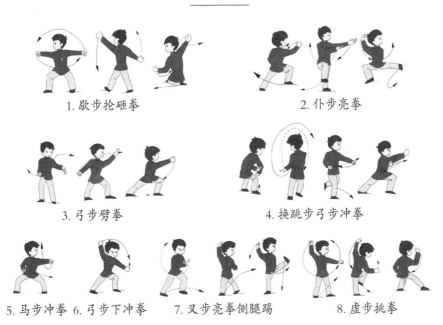

1. 歇步抡砸拳　　　　　　　2. 仆步亮拳

3. 弓步劈拳　　　　　　4. 换跳步弓步冲拳

5. 马步冲拳　6. 弓步下冲拳　7. 叉步亮拳侧腿踢　　8. 虚步挑拳

第四段

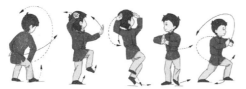

1. 弓步顶肘

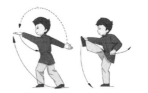

2. 转身左拍脚

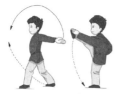

3. 右拍脚

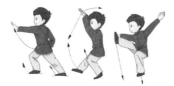

4. 腾空飞脚

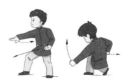

5. 歇步下冲拳

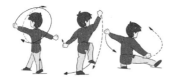

6. 仆步抡劈拳

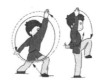

7. 提膝挑掌

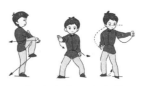

8. 提膝劈掌弓步冲拳

结束动作

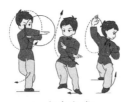

1. 虚步亮掌

2. 并步对拳

3. 还原

（2）自我学练提示。①掌握一定的长拳知识，通过学习，了解一些长拳的基本理论知识。如长拳的起源、发展、长拳的特点。②掌握看图学长拳的能力就等于有了一位高师相助，各种资料和光盘到了手里也就都能发挥作用。③从基本功入手，全面练好基本功是学好长拳的前提，有好的基本功即使学习其他武术套路也容易得多。④学习套路之前要掌握长拳的基本技法步型、步法、手型、手法。⑤习练武术之前应活动好各关节，做好热身运动。

小 贴 士

长拳套路有数十个动作，就三路长拳为例即有 4 段，每段 8 个动作，加起收势，共有 36 个动作，学习时可以分动作、分节、分段学习，长拳每改变一次大的方向，起收势的位置大致相同，方向一致，否则在练习套路时动作方向容易产生错误。

第三节

现代
健身法

★ **现代健身法**

1. 运动处方的基本概念

运动处方的概念最早是美国生理学家卡波维奇在 20 世纪 50 年代提出的。20 世纪 60 年代以来，随着康复医学的发展及对冠心病等疾病的康复训练的开展，运动处方开始受到重视。1969 年世界卫生组织开始使用运动处方术语，从而在国际上得到认可。运动处方的完整概念是：康复医师或体疗师，对从事体育锻炼者或病人，根据医学检查资料（包括运动试验和体力测验），按其健康、体力以及心血管功能状况，用处方的形式规定运动种类、运动强度、运动时间及运动频率，提出运动中的注意事项。运动处方是指导人们有目的、有计划地进行科学锻炼的一种方法。

运动处方的内容主要包括以下三个方面：①临床治疗运动处方：对各种疾病的患者所制定的运动处方，目的是治疗疾病、提高康复治疗效果，促进功能的进一步恢复。②预防保健运动处方：针对健康人和中老年人进行锻炼所制定的处方，目的是增强体质、提高健康水平。③竞技训练运动处方：为运动员进行科学训练所制定的运动处方，目的是提高身体素质和运动技术水平，加强竞技水平的提高。

运动处方具有科学性、针对性、安全性、计划性和有效性的特点。①科学性：通过处方的形式，可科学地控制和监督训练的运动量和评价运动训练效果。②针对性：以处方的形式制定每一患者的运动训练方案，故具有良好的针对性。③安全性：可有效地防止运动伤害。④计划性：可使运动安排得当，训练易于长期坚持。⑤有效性：可在较短的时间内获得最佳效果。

运动处方的基本原则体现在：①个体化。因个体的身体条件有别，必须根据个体的具体情况，因人而异、个别对待，制定运动处方。②修订调整。个体的身体条件等常随时间等客观因素影响而经常变化，因此，在实行过程中，对于最初制定的运动处方，需要根据个体的情况变化进行一次或多次的微调，使之成为随时间（或个体情况）变化而符合个体条件的运动处方。③以全身耐力为基础。在制定运动处方时，体力的差别比性别、年龄的差别更为重要。因此，更多地以全身耐力为基础制定运动处方是适宜的。④保持安全界限和有效界限。为了提高全身耐力水平，运动强度须达到靶心率范围，以改善心血管和呼吸功能。若运动强度超过了这一上限，则可能产生危险性。因此，这一运动强度或运动量的上限称为安全界限。而达到治疗效果的最低下限则称为有效界限。两者之间即为运动处方安全有效的范围。⑤体质基础和运动效果的特异性。训练前体质基础差者，较小运动强度就可获得较为显著的效果，而训练前体质基础较好者，则需要更高的运动强度的刺激方能取得效果。运动时身体的生理适应，根据运动种类或方法有所不同，这称为运动效果的特异性。一般认为运动效果具有特异性，因此根据目的而选择适合的运动种类很重要。⑥训练效应的可逆性。训练有益效应是短暂的、可逆的。当患者停止训练，则可发生快速的效应减退，停止训练2周后即可测得工作能力显著降低，改善效果在数月内消失。此外，相似的现象可发生于因疾病或失能导致卧床的患者，患者可因此变得严重失健，并无法完成日常活动。

2.运动处方的内容

一个完整的运动处方，除简单记录体检及功能评定结果外，还应包括健身目的、运动项目、运动强度、运动时间、运动频率、注意事项等内容。

（1）健身目的：依据性别、年龄、职业和身体健康状况的不同，健身目的有强身保健、防治疾病、健美减肥、消遣娱乐及提高运动成绩等。

（2）运动项目：运动项目选择即健身运动应采取的方法和手段，如医疗体操，应写明锻炼的方法及动作要点，以保证达到预期的目的。包括：①耐力性锻炼项目，如步行、长跑、骑自行车、长距离游泳等。②力量性锻炼项目，如拉力器、哑铃、实心球及克服自身体重的练习。③放松性锻炼项目，如散步、旅游、按摩、打太极拳等。④一般健身性锻炼项目，如各种球类游戏、广播操、八段锦等。⑤以体操作为锻炼项目，如医疗体操和矫正体操等。

参加者应根据健身的目的选择有针对性的运动项目，例如为了健身或改善心脏功能，或者为了预防的老年病，宜选择以有氧代谢为主的走、慢跑、游泳、自行车等耐力性项目；为了增强肌肉，宜选择力量性项目，如拉力器、哑铃等；为了松弛神经，预防高血压和神经衰弱，可选择太极拳、保健按摩、散步和放松体操等。

（3）运动强度：运动强度是单位时间内的运动量，而运动量是运动强度和运动时间的乘积，即运动量 = 运动强度 × 运动时间。在运动处方中，运动强度的选择是最主要的，如果设定错误，即使所选择的运动种类适宜，也会使运动处方发生质的变化，这是非常危险的。

①摄氧量：摄氧量是指单位时间内运输到活动肌肉而被肌肉所利用的最大氧量，它是反映心肺功能水平的主要指标。一般采用最大摄氧量（也称最大氧耗量、最大有氧能力）的百分数表示运动强度的大小。最大摄氧量的 50%~70% 是适宜范围，<70% 的持续运动中乳酸不增高，>80% 的运动是有危险的，<50% 的运动对老年人和心脏病患者有较好的效果。

②能量消耗：使用的单位是梅脱（Metabolic Equivalent of Energy，MET），也称代谢当量。1MET 就是安静时的能量代谢率，换句话说，1MET 是指安静时每分钟需要的氧量相当于每千克体重在每分钟消耗 3.5mL 氧。以能量卡来表示，则相当于每千克体重每分钟 17 卡。

③心率（Heart Rate，HR）确定运动强度：研究发现，心率在一定的范围内（110~170 次 / 分）与运动强度之间存在正相关关系，因此心率可以作为控制运动强度的一个指标。但由于个体差异，完成同样的运动强度心率并不相同，所以用最大心率百分数作为衡量标准比较准确。最大心率（HR_{max}）是指达到最大运动强度时的心率，最大心率随年龄逐渐增长而减少。最大心率一般可用 220 减去年龄来推算，即最大心率 =220– 年龄。

进行有氧运动时的心率范围，相当于本人最大心率 65%~85%，当人体逐渐增加工作强度，心率超过 85% 以后，就会从有氧代谢供能转为无氧代谢供能，而这个转折点或临界点就称为无氧阈。训练有素的运动员其无氧阈可达个人最大心率 85%~95%，而一般人进行有氧运动的心率则应控制在本人最大心率的 60%~75% 较为合适，即 120~160 次 / 分左右。

④靶心率（Target Heart Rate，THR）：THR 是运动中获得最佳效果并能确保安全的运动心率，通常靶心率作为指标设定的运动强度称为心率强度，以心率强度设定的心率数称为"靶心率"或"目标心率"。计算有氧运动的靶心率可用下列方法：靶心率 =（最大心率 − 安静时心率）×（0.6~0.8）+ 安静时心率。对于一般儿童、中老年人应采用最低运动心率：靶心率 =0.5 ×（最大心率 − 安静时心率）+ 安静时心率。

⑤运动频度：运动频度是指每周的锻炼次数。有研究显示：当每周锻炼多于 3 次，最大摄氧量的增加逐渐趋于平坦；当锻炼次数增加到 5 次以上时，最大摄氧量的提高就很小，而每周锻炼少于两次时，通常不引起改变。由此可见，每周锻炼 3~4 次是最适宜的频度。但由于运动效应和蓄积作用，间隔不宜超过 3 天。作为一般健身保健可适用于退休和疗养条件者，坚持每天锻炼 1 次当然更好。

⑥注意事项：为保证安全，可按健身者的个人特点，提出相应的注意事项。包括提出禁忌的运动项目和某些易发生危险的动作；提出运动中自我观察指标及出现指标异常时停止运动的标准；每次锻炼前后都要做好充分的准备活动和整理活动。

小 贴 士

　　运动处方是有很强的针对性、有明确的目的、有选择、有控制的运动疗法。

★　有氧锻炼法

1. 有氧锻炼法的概念

　　有氧运动（aerobics）一词是由美国空军运动研究室的库珀博士于 1968 年提出的，意思是指在运动时，人体内随时都有充分摄取的氧气，而其运动系统所需能量，主要以有氧方式来供给。库珀根据大量的实验得出结论：人在 20~60 岁这一时期，若缺乏有氧运动，将使组织器官受损，心脏、胃肠、肌肉、骨骼的功能和身体的抵抗力都将下降 30%。在经过多年研究和探索后，他创造了闻名世界的"有氧运动法"及其运动处方。日本医学科学院士野口英世也明确指出：氧的不足是万病之源。为了健康、美容、头脑清晰同时防止老年痴呆最重要的是氧气。可是现代人面临氧气不足的因素太多，如运动不足、美食过饱、门窗紧闭、高楼大厦、空气污染、食品添加剂和过分依赖药物等。

　　有氧锻炼法的特点是运动强度适中，运动时间较长（30 分钟左右）。通过有氧锻炼可以有效地提高心血管功能和呼吸功能，减少脂肪积累，增进健康。现代人由于工作节奏加快，物质条件改善，体力活动减少，往往会引起内脏器官功能减弱、体力下降，总觉得身体不舒服可又查不出什么毛病，这正是处在健康和疾病之间的一种亚健康状态。

　　有氧锻炼可以改善心肺血管功能，增进健康，因此，专家们认为，用有氧锻炼对付亚健康状态是极好的方法。

2. 有氧锻炼的项目

有氧锻炼的主要项目有健身走、健身跑、游泳、滑雪、骑自行车、跳绳、有氧韵律操、爬楼梯和登山等。只要是速度慢，时间保持在 30 分钟左右的运动（如篮球，足球游戏或非正式的小强度比赛），都可以称之为有氧锻炼，同样也可以收到满意的锻炼效果。

（1）游泳。

①运动优点：游泳需克服水的阻力而非重力，肌肉和关节不易受损，能有效保护膝关节；冷水环境下游泳热量消耗大，属于减肥效果显著的运动；游泳配合节食，效果更加显著。

②适宜人群：膝关节受损，体重严重超标，减肥，增强体质的人群。

③运动周期：每周 3~4 次，每次 30~60 分钟。

④热量消耗：约 650 千卡 / 小时。

（2）慢跑。

①运动优点：提高睡眠质量，通过跑步，大脑的供血、供氧量可以提升 20%，夜晚的睡眠质量也会随之提高；"通风"作用，在跑步的过程中，肺部的容量平均从 5.8L 上升到 6.2L，同时，血液中氧气的携带量也会大大增加；提高心脏功能，长期慢跑可使安静心率减慢、血管壁的弹性增加；解压，慢跑可以缓解紧张和焦虑，有益健康。

②适宜人群：减肥，需要缓解压力，缓解亚健康，以及预防心血管疾病的人群。

③运动周期：每周 3~4 次，每次 40~60 分钟。

④热量消耗：约 650 千卡 / 小时

（3）骑自行车。

①运动优点：延缓大脑老化，提高神经系统的敏感度；提高心肺

功能，锻炼下肢肌力和增强全身耐力。骑自行车对内脏器官的耐力锻炼效果与游泳及跑步相同。自行车还可以瘦身，是周期性的有氧运动，热量消耗较多。对颈椎病、腰间盘突出等有很好的锻炼和康复效果。

②适宜人群：体重严重超标，颈椎病和腰间盘突出的人群。

③运动周期：每周 3~4 次，每次 40~60 分钟。

④热量消耗：约 420 千卡 / 小时。

（4）健身瑜伽。

大约在公元前 300 年，印度的大圣哲瑜伽之祖帕坦伽利创作了《瑜伽经》，印度瑜伽在其基础上逐渐成形，瑜伽行法被正式定为完整的八支体系。瑜伽是一个通过提升意识，帮助人类充分发挥潜能的体系。

瑜伽姿势运用古老而易于掌握的技巧，改善人们生理、心理、情感和精神方面的能力，是一种达到身体、心灵与精神和谐统一的运动方式，包括调身的体位法、调息的呼吸法、调心的冥想法等，以达到身心的合一。

目前在亚洲健身市场上，瑜伽正作为一种既传统又时尚的健身方式，以其特有的魅力为越来越多的健身人士所接受，满足了人们缓解压力、增强力量的需求。健身瑜伽就是在这种大势所趋的形势下应运而生的，它汲取了古老瑜伽中极其精髓的东西，融入了我国传统医学经络学说，也加入了一些时尚健身的新内涵，即对瑜伽有了更新的诠释，更加适合于 21 世纪对美、对健康有着强烈追求的现代人。

健身瑜伽的特点：①恰当的呼吸法：呼吸连接人们的躯体和精神，呼吸法是为身体和精神返老还童而释放能量。②适当的松弛：放松扮演着身体的冷却装置，是潜在的能量储存处。当人们的身体和精神超负荷运转时，工作的效率就会降低。适当的松弛是对身心的再充电。缓解精神的紧张度和精神的压力，并为将来创造更多的能量。③严格的饮食习惯：哲学意义上的瑜伽饮食法建议由简单来助长身体和精神上的健康。④正确的练习：在瑜伽中采用身体姿势的形式，这些练习加快血液循环并发展了柔韧性。身体姿势不是激烈动作，大多激烈运动实际上会使人更疲劳。⑤思考与冥想：积极的思考与冥想能提炼人们的才智并锻炼人们有意识地控制自己的本能直觉深处。

健身瑜伽的功效：①培养身体的自然美，并获得高水平的健康状况。②唤醒休眠在人体内的巨大动力，并用其来开发自身的独特潜力，获得自我实现。

有氧锻炼方法的关键是有效地控制运动负荷，使得人在运动中每分钟平均心率控制在130~150次之间，运动强度控制在50%~70%之间。

★ 平衡健身法

1.平衡健身法的概念

平衡健身法（又称平衡运动）是一种调整身体状态,获得生态平衡、增强生命力的健身方法。"平衡"是指营养、休息和运动三者的平衡，"平衡"也指人体各器官的平衡。一个健康人，身体各器官应处于平衡状态。当这种平衡受到破坏时，人的健康就会出现问题。人类就是在不断地调整营养、休息、运动这三者平衡的过程中保持健康并得以生存的。这三个方面的需求都必须获得最基本的满足。平衡健身法具有以下特征：

（1）主动性平衡健身法是进行主动的自我实践活动的方法，因此必须首先唤起人们进行平衡健身活动的热情。平衡健身的目的在于增进健康，它要求人们必须克服惰性，主动自觉地进行身体活动。

（2）平衡健身法的关键是"平衡"。真正的健康绝不是仅仅靠营养和休息就能达到的。营养对人体健康十分重要，但不能过剩，丰富的营养要与同水平的运动锻炼相适应。反之，营养不足或运动过度都有损健康。营养与运动达到平衡后，休息（包括睡眠）不足也会有损于健康。当然，无限制地休息，整天无所事事，长期下去也会使人体功能下降智力衰退，导致平衡的破坏。休息好的关键，是讲求休息的质量，应当学会积极地休息。

2. 平衡健身法的要点和形式

（1）平衡健身法的要点：①不需要特定时间，而是将其贯穿于日常生活之中。②不需要特定的体育设施和场地，随处都可健身。③可以一人独自健身，也可以和同学、朋友、家属一起健身。锻炼方法因人而异，可以根据自己体能、性别、年龄的不同，选择适宜的锻炼方法。④使自己愉快并有兴趣地坚持下去。

（2）平衡健身法的形式。

平衡健身的第一步，就是自觉而有意识地对日常生活中各种活动加以改造，如改变动作形式、增加负荷等，把生活活动变成一种自然的健身活动，即所谓的"生活平衡化"。

从清晨起床到晚上睡觉，只要有心，每一个人都可以使其达到"生活平衡化"。下面以日常生活中的各种活动和动作为例，介绍平衡健身活动的内容。

①由坐姿起立：端坐姿势，不用手，跃起；盘腿坐，不用手起立；

侧坐姿势不用手起立。

②取物：双腿靠拢伸直，上体向前深度取物。

③脱袜：单腿站立，保持平衡。

④上楼：上下楼时，尽量每步跨两个台阶。

⑤睡醒：双手握紧，伸展两臂，两手交替屈伸，拇指交替伸直、弯曲。

⑥就寝前：抖动拍打肩部，全身放松，调节呼吸。

　　实现生活的最佳平衡，没有固定模式，每个人可根据自己的实际情况，抓住薄弱环节，努力实现营养、休息、运动三者的最佳平衡，这就是平衡健身法的真谛。

★　塑身锻炼

　　健美一词，即健康美的简称。主要指人体强壮结实，机体无病理反应并结合良好的精神状态所显现的美。简言之，健美就是健康的身体，美好的形体的统称。人体健康不仅针对人的身体，而且还能衡量人的动作姿态，以及各种运动项目所产生的积极效果。形体美则是体型美和体态美的合称。体型即人的身体结构的类型。体态即姿态，是指人体表现各种姿势时的形态。而姿势则是指人在日常生活中，处于静止或活动状态时，身体各部分位置的相互关系。体型和体态是一个相辅相成的整体概念。体态脱离不开体型。因此，体态美和体型美是密切相连的。但是两者又有区别，体型是指身体的整体指数与比例，主要表现在人的形态结构和生长发育水平上；而体态却主要表现在人体处于某种姿势时的形态。体型的改善和正确的身体姿态，可以促进人体外形的完善。在某种程度上，也反映了机体功能的完善程度。此外，健美的体型，优美的体态是一个人精神面貌的标志之一。早在两千多年前，古希腊人就认为：没有健美的形体，便不可能有才智、力量和精神美。

体育运动是健、力、美结合的运动，它将美寓于健中，健美融合，造就出优美的体形，这就是它迷人并令人追求的主要原因。我们可以通过科学的身体锻炼尤其是健美锻炼，不断增强体质，使全身各部的肌肉得到全面、协调的发展，使身体强健有力、体形匀称、美观、体态优美、端正。同时，还可以陶冶性情，培养高尚情操，使外在的美与心灵美达到和谐的统一。

1. 美的体型

形体美的基础，不是华丽的衣衫，而是健康协调的体型。优美的体型本身就是美的象征。著名的前苏联诗人马雅可夫斯基早就吟诵过："世界上没有更美丽的衣裳，像结实的肌肉和新鲜的皮肤一样。"

优美体形的形成，全仗体育运动。我们通常所进行的一些肌肉锻炼，是以发展力量素质为主要目的。当然，发展力量素质和肌肉的发达基本上是一致的。力量素质的发展，是以相应的肌肉发达为基础，也就是说，没有肌肉的发达，就不可能有力量素质的发展。而肌肉的发达都是以发展力量素质去实现的。但是，培养优美体型的锻炼，不是一般的发达肌肉和发展力量素质，而是按照一定的需要，即比较匀称、和谐地发展人体的各部分肌肉，塑造优美的体型。

体型美是人体美中的形态美，体型是否符合协调适中、匀称和谐、健康美观的要求。可按身高、体重、肩宽和三围之间的比例关系来评定。但鉴于"体型美"又具有社会性、时代性和种族性特点，使即便在同一时代、同一民族、同一社会，也会因为审美视角而出现许多不同评价标准。

（1）体型美的标准。①力量型：肌肉特别发达、肌纤维的线条轮廓非常清晰，健美或举重运动员多属于这种体型。②体能型：身高与体重的比例协调、适中、肌肉比较发达。田径、体操、游泳和球类运动员多属于这种体型。③多姿型：肌肉适度发达，线条明显而优美，芭蕾舞演员和艺术体操运动员都属这种体型。④姿态型：肌肉虽不发达，但也不显得过于柔弱，主要体现体型和姿态两种美的有机结合。⑤适应型：根据自己的身体条件，塑造理想的体型，主要通过锻炼弥补缺陷与不足，使身体各部位的比例相对协调。

（2）形体运动和练习。运动和练习是塑造体型美的基本方式，它以身体经营活动练习为基本手段，内容包括力量练习、有氧练习和柔韧练习等。①力量练习：是指采用健身健美器械，所进行的旨在发达肌肉、消耗脂肪的抗阻力练习。②有氧练习：是指采用长跑健美操等形式，所进行的旨在发展耐力消耗多余脂肪的耐力性练习。③柔韧练习：是指采用徒手或在他人帮助下进行的各种旨在大幅度拉伸肌肉、扩大关节活动范围、增加肌肉弹性、促进肌肉血液循环的牵拉练习。

（3）锻炼因人而异。在生长发育过程中，每个人的体型都受先天遗传的影响，也存在许多可能使体型发生变化的环境因素。如何按个人特点做到区别对待，是有针对性地塑造体型美的基本原则。①力量型：主要采用杠铃、哑铃或其他重物进行练习，使全身各部肌肉得到协调匀称地发展。②体能型：主要采用各种器械练习手段，进行身体全面锻炼，使全身各部肌肉得到协调匀称的发展。③多姿型：主要采用轻器械力量练习，有氧运动及柔韧性练习，进行综合性的身体锻炼。④姿态型：主要采用各种身体练习，促使身高与体重比例协调，注意身体姿势及举止神情的美化，以形成自己的独特风度。⑤适应型：主要采用有针对性的练习方法，去弥补自身存在的缺陷与不足。

2. 常见的练习方法

（1）俯卧撑。目的：发展胸大肌两侧翼和下缘沟以及上胸部和肱二头肌。动作要领：无论做哪种俯卧撑都要全身僵直，不能收腹、塌腰耸肩；屈臂时身体下降，胸部必须低于肘关节；以胸大肌突然收缩的爆发力来实现两臂完全伸直；腰腹部始终不能放松下沉或成"凹"形，亦不能使臀部拱起成"凸"形。

（2）双臂屈伸。预备姿势：两手臂伸直撑在椅面两边（两手臂距离同肩宽），两腿伸直，两脚并拢，身体挺直成俯卧。动作：两手臂由直到弯曲，使身体缓慢下降，同时呼气。

（3）卧推杠铃。动作：平躺长凳，双臂持杠铃直臂举起，两手握距略比肩宽。深吸气时落下杠铃，呼气时向上。待臂力增长时，可逐渐增加杠铃重量，并增加一组练习。

（4）持铃扩胸。动作：平躺在长凳上，双手握哑铃向上伸直，手掌相对，向两侧落下哑铃，接近两耳边线所延伸的直线上；然后将哑铃回举到起始位置。练习时呼吸必须加重，落下时吸气，向上时呼气。在整个动作中，要使胸部处于紧张状态。做10~15次后，不能间断，迅速做下一组动作。

（5）仰卧吸腿。目的：增进腹背肌肉群的力量，促进血液循环，使身体丰满健美。动作：仰卧，两臂侧平放，双膝弯曲靠拢，并抬高，脚离床面。上体不动，下肢左右摇摆，重复10次。

（6）俯卧举腿。目的：发展臀部及大腿肌肉群。动作：俯卧，腿在床外，脚踩在地板上。紧紧抓住床垫边缘，两条腿轮换举至水平位置，每条腿重复10次。

（7）侧卧举腿。目的：发展臀部、大腿肌肉群以及拉松髋部韧带。动作：侧卧，尽可能地高举左腿，慢慢地放下，重复做 10 次，两侧交替进行。

（8）俯卧挺身。动作：俯卧于平椅上，保持腹部位于平凳上部，并与之保持平行。保持胸部上方以及头部悬空于平凳的边缘之外。双脚位于平椅下方，并钩住平凳以保持身体稳定，以此作为该动作的初始环节。将双手放置于头部两侧，并将双手手指与两耳接触。弯曲双臂肘关节，并将肘关节向外支出，将身体的上部躯干向上抬起，离开平凳表面约 8~12 英寸。将身体上部躯干缓慢、小心下移至初始位置。重复该组动作。

用错误的技巧或者方式进行训练，不仅得不到任何提高，还可能会拉伤肌肉，破坏肌腱和韧带，甚至造成骨折。

第四节

体育运动分类

★ 竞技运动

竞技运动也被称为"竞技体育",指科学和系统地训练和比赛,以克服对手,实现卓越的运动表现,并最大限度地发挥个人和集体在身体,心理和运动能力方面的潜力。包括两种形式的运动训练和体育比赛,其特点是充分调动和发挥运动员体力,智力和心理的潜能;激烈的对抗和竞争;参与者有足够的体力和精湛的技能;遵循统一规则竞争,具有国际性,成绩具有公认性。

受欢迎的竞技运动项目包括田径,体操,篮球,排球,足球,乒乓球,羽毛球,举重,游泳和自行车。部分国家和地区也有特殊的民族传统竞技运动项目,如中国武术。

★ 娱乐体育

娱乐体育是指在余暇时间或特定时间所进行的一种以愉悦身心为目的的体育活动。娱乐体育以个人爱好为前提，以消遣、娱乐为目的的体育活动，其内容丰富、形式多样。可以自娱自乐，也可以集体有组织地进行。能使人在身体和精神上得到休息和调整，有助于增强身心健康，激发情操，培养高尚品格，是活跃社会文化娱乐生活的一个重要内容。内容选择以个人爱好为前提，如游戏、球类活动、郊游、钓鱼、打猎、登高等。

娱乐体育的分类：根据活动的组织，可以分为个人，家庭和集体；根据活动条件，可分为室内和室外；根据竞争情况，可以分为竞争竞争和非竞争竞争、商业和非商业；根据参加活动的方式，可分为观赏活动和体育活动。

★ 大众体育

大众体育亦称社会体育、群众体育，是为了娱乐身心，增强体质，防治疾病和培养体育后备人才，在社会上广泛开展的体育活动的总称。包括职工体育、农民体育、社区体育、老年人体育、妇女体育、伤残人体育等。

大众体育的主要形式有锻炼小组、运动队、辅导站、体育之家、体育活动中心、体育俱乐部、棋社，以及个人自由体育锻炼等。

★ 医疗体育

医疗体育指运用体育手段治疗某些疾病或创伤，恢复和改善机体功能的一种医疗方法。一般不受时间、地点、设备条件的限制。

医疗体育的内容，即根据疾病性质相应采取的手段。一般采用动作轻缓、运动负荷较小的散步、慢跑、太极拳、气功、按摩、保健操等。为提高康复效果、缩短疗程而与药物治疗相结合，在医生指导下，按运动处方进行定量锻炼。

医疗体育不仅治疗疾病，同时还能促进各种脏器机能的恢复，既对全身有积极影响，又对局部器官产生强有力的作用。

体育运动的意义和价值在于：

①体育运动可以使人们更接近自然，接近自己本原，丰富社会交往，体育体现出自由开放精神，使其成为人们和睦相处的良方，起到了净化人们身心的作用。

②体育运动可以培养健康行为，促使良好的生活习惯的养成，防止疾病的发生。体育运动的健身功能主要表现在改善心理环境和增强心理健康。

③体育活动是快速生活节奏的心理调节器，使人们的生活空间丰富多彩，舒缓现代社会竞争带给人们的压力，使心理空间宽阔而深邃。

第五节

运动损伤、急救与防治

体育锻炼虽然可以增进健康，预防疾病，但若方法不当，常会引起运动损伤、运动性疾病等。因此，从某种意义上说，体育锻炼是一把双刃剑，运用得好，受益匪浅；运用不当，适得其反。

★ 运动损伤概述

运动损伤是指在运动过程中或在平时生活中，由于身体状态、身体姿势不当以及冲撞、场地、器材等原因造成的身体损伤。因此，在体育运动中要注意运动损伤发生的各种因素，坚持以预防为主的原则，采取有效的安全措施，避免运动损伤的发生。

1.运动损伤的原因

造成运动损伤的原因主要有：对运动损伤的认识不足；训练水

平不够；缺乏保护与自我保护；身体功能和心理状态不良；没有做准备活动或准备活动不充分；新伤未愈，过早参加训练或比赛；比赛、教学或训练课组织不当；动作粗野或违反规则；场地、器材、保护用具、服装不合要求；不良的气候因素或突变的环境因素，光线不足等。

2.运动损伤的分类及一般规律

（1）运动损伤的分类。从解剖角度运动损伤可分为肌肉损伤、关节损伤、骨质损伤等。其中，以肌肉损伤最常见，其次为关节损伤和骨质损伤。

在肌肉损伤中，肌肉拉伤最为常见，容易引起肌肉拉伤的部位主要是四肢和腰部，比较常见的有小腿、前臂以及腰背部。其次为肌腱损伤，主要发生在小腿、肩等部位；肌腱骨膜附着处损伤主要发生在小腿、臀等部位；腱鞘损伤主要发生在足踝、手腕等部位。

在关节损伤中，关节囊韧带损伤最常见，主要发生在足踝关节、手腕关节、膝关节等部位。

骨质损伤主要发生在足踝、腰骶等部位，骨折主要发生在手腕、足踝、肘关节等部位。

从损伤的部位来看，下肢损伤最多，其次是躯干和上肢，最少的是头颈部。

（2）运动损伤的一般规律。不同的运动项目有不同的运动损伤，并有明显的规律性。如铁饼运动员易患髌骨软骨病；跳高运动员易患髌尖痛；射击运动员易患脊柱侧弯；自由体操运动员易患跟腱断裂等。这种规律性损伤由两个因素决定，即运动技术的特殊要求和局部解剖的弱点。

★ 运动损伤的急救

为了抢救生命，缩短病程，减少后遗症，急救要及时和准确。一旦发生伤害事故，应立即做出初步诊断。首先检查脉搏、呼吸、瞳孔及神态。由头至足，检查四肢能活动，口鼻耳有无出血和脑浆液外流。做出正确诊断后，及时运用包扎、止血、固定、搬运、抗休克保持呼吸道畅通等急救技术进行现场处理，随后送往医院进一步治疗。

（1）出血：抬高伤肢、加压包扎、加垫屈肢或间接指压止血。

（2）休克：清醒病人可平卧，止血包扎。昏迷者应侧卧或俯卧以防呕吐物误吸气管而窒息。可针刺或指按人中、百会、内关等穴位。

（3）关节脱位：立即用夹板和绷带在脱位所形成的姿势下固定伤肢。

（4）骨折：用夹板、绷带把折断的部位固定、包扎，使伤部不再活动。

（5）腰椎骨折：必须由3~4人同时托住头、肩、臀和下肢，把伤者身体平托起来，放在平板担架上，伤者最好俯卧。

（6）颈椎骨折：可由1人专门固定患者的头部，另外3人进行平托患者的躯干以及下肢，并且保持水平，避免躯体的扭曲。如果人员比较少的话，可以寻找木板，放在木板上面进行整体搬移，并速送医院。

运动损伤发生时，首先应立即停止活动、保护受伤的部位，避免受伤部位二次受伤或负重。

★ 常见运动损伤的防治

1. 软组织损伤

软组织损伤通常指皮下组织、筋膜、肌肉、肌腱、韧带、滑膜、关节囊等软组织及部分软骨、周围神经和血管的损伤。分闭合性软组织损伤和开放性软组织损伤两种，其中闭合性软组织损伤给组织细胞造成一定的损害，是运动中的主要伤害。

（1）闭合性软组织损伤。

①原因与机制：闭合性软组织损伤常为钝性暴力所致，受伤部位局部皮肤保持完整而无开放性伤口。如拉伤、扭伤、外力碰撞伤等。

②症状：表现为局部疼痛、肿胀，皮肤青紫、皮下淤血或血肿，患肢或患部功能活动受限。

③处理：较轻的挫伤一般不需特殊处理，若挫伤较重，早期可作局部冷敷，局部亦可用弹力绷带加压包扎，抬高伤肢，24小时（重者48小时）后改为热敷、理疗、按摩，中药烫洗或红外线照射等，同时口服消炎止痛药。

④预防：加强保护与自我保护，穿戴好保护装置，禁止粗野动作。

（2）开放性软组织损伤。

①原因与机制：开放性软组织损伤是指皮肤或黏膜的完整性受到破坏，伤口与外界相通的软组织损伤。运动中开放性软组织损伤一般可分为擦伤、刺伤、切伤和撕裂伤几种类型。

②症状：擦伤仅损伤表皮，撕裂伤等较重的，不仅皮下组织撕裂，还可能使该处的肌肉、肌腱、神经、血管等组织出现合并损伤。

③处理：开放性损伤的伤口有出血和渗液，又与外界相通，容易造成感染，因此，开放性软组织损伤应以止血、清洁、保护伤口、预

防和治疗感染为主。

④预防：加强保护与自我保护，穿戴好保护装置，禁止粗野动作。

2.肌肉拉伤

①原因与机制：体育训练中做各种动作时，肌肉主动猛烈地收缩，超过了肌肉本身的负荷，造成过度拉长，从而发生肌肉拉伤。

②症状：局部疼痛、压痛、肿胀；肌肉紧张、发硬、痉挛；功能障碍。

③处理：冷敷、加压包扎；48小时后按摩、理疗。

④预防：加强屈肌和易受伤部位肌肉的力量和柔韧性练习；做好准备活动，纠正错误动作。

3.肩关节脱位

肩关节脱位占全身关节脱位的40%以上，在运动中占脱位损伤的第二位。肩关节脱位分前脱位和后脱位两种，以前脱位较多见。

①原因与机制：直接或间接暴力均可引起，以间接暴力多见。当上臂外展跌倒时手掌先着地，暴力经手掌传至肱骨头，使其冲破关节囊前壁，致使肩关节前脱位；或暴力在肱骨头外后部直接打击，使肱骨头向前脱位，此种脱位较少见。

②症状：患肩疼痛、肿胀及活动受限等功能障碍；肩峰突出，呈方形肩，上臂呈明显的外展，内旋畸形；患肢肘部贴近胸部时手掌不能摸到对侧肩部；患侧肩峰至肱骨外髁的长度较健侧长。

③处理。屈肘旋转复位法：以右侧前脱位为例。病人取坐位，须一助手固定其肩部。术者立于伤侧，用右手握住伤肢腕部，左手握住肘部，将肘关节屈曲90°，沿肱骨纵轴牵引，逐渐将上臂外展、外旋、使肱骨头转到关节盂的前缘；继而，在牵引下沿前臂纵轴逐步内收上臂，使肘部与胸前壁接触，肱骨头由关节盂的前缘向外移，将关节囊的破口张开，然后将上臂内旋，使手搭于对侧肩部，并迅速向外上方

推送肘部，肱骨头即可通过张开的关节囊破口滑入关节盂内。足蹬受拉复位法：病人仰卧位，伤肢靠近床沿。术者立于伤侧，双手握伤肢腕部，并用一足跟（右侧脱位用右足，左侧脱位用左足）抵住伤肢腋窝部，另足站稳于地面。握腕之双手将伤肢外旋并轻度外展（30°~45°），沿其纵轴方向缓慢而有力地牵拉；继之，将伤肢徐徐内收、内旋，利用足跟作为杠杆的支点，将肱骨头挤入关节盂内，当有滑动及回纳感觉时，复位即告成功。在足蹬时，不可用暴力，防止损伤腋部的神经和血管。

④预防：注意安全，避免做危险运动，防止跌倒、坠伤等，运动时要做好热身准备。

4.肘关节后脱位

①原因与机制：跌倒时手着地，肘关节伸直位前臂旋后，来自地面的反作用力使肘关节过伸，造成尺骨鹰嘴向后移位，而肱骨下端向前移位形成肘关节后脱位。

②症状：肘关节痛，关节强直于半屈位状，伸屈活动受限；肘关节变形，前臂缩短。

③处理：损伤发生后应先按脱位的急救方法进行紧急处理，随后送医院治疗。复位方法为患者正坐靠墙，术者立于伤侧前面，用同侧膝部顶在肘窝内，一手握住并固定上臂，一手握住腕部向下牵引，先使鹰嘴离开肱骨下部，再逐渐屈曲肘部，鹰嘴与桡骨小头即渐渐滑回原位，听到复位声，伤肢手可触及同侧肩，即为复位成功。

④预防：防止前臂肌肉疲劳积累，做好准备活动，提高肌肉的反应，正确掌握技术动作。

5.腰部扭伤

①原因与机制：腰部扭伤常见于负荷重量过大，强行用力，肌肉

突然剧烈收缩引起关节韧带、肌肉附着区的损伤。其次见于脊柱过度前屈，突然转体，脊柱超常范围运动而扭伤。再者为技术动作错误。

②症状：轻度扭伤，患处隐痛，随意运动受限，24~28小时后疼痛达到最高峰；棘上韧带与棘间韧带扭伤，受伤当时即感到局部突然撕裂样疼痛；筋膜破裂，伤处有明显的压痛点，弯腰和腰扭转时疼痛较重；小关节交锁，受伤当时即有腰部剧烈疼痛，呈保护性强迫体位，不敢做任何动作。

③处理：伤者卧于有垫子的木板床短期休息；按摩、理疗、局部泼尼松龙注射；服活络止痛药，外贴活络止痛膏。

④预防：运动时注意力集中，对所承担的负荷和动作要有思想准备，做好准备活动；掌握正确技术动作；加强腰腹肌的力量与伸展性训练；必要时用宽腰带保护。

6.膝关节损伤

（1）膝关节侧副韧带损伤。

①原因与机制：膝关节在半屈位因动作力量过大或暴力撞击，小腿突然外展和外旋或大腿突然内收内旋，可伤内侧副韧带。小腿突然内收或内旋或大腿突然外展外旋，可伤外侧副韧带。可分为部分纤维过度牵扯、部分断裂、完全断裂。

②症状:局部疼痛(膝关节不敢伸直);肿胀(伤侧明显);功能障碍;局部剧痛并见瘀斑。

③处理：作内、外翻试验，确定内侧或外侧韧带损伤。韧带轻微撕裂，同急性软组织损伤处理。部分断裂可冷敷、局部固定（小夹板或弹力绷带），2~3天后除去压迫材料，开始热敷、按摩、理疗、外敷创伤药,口服活血化瘀、消肿止痛药。完全断裂应及时送医院手术缝合。

④预防：加强膝部肌肉力量练习，掌握动作要领，加强保护，禁

止粗野动作。

（2）半月板损伤。

①原因与机制：由于摔倒，动作落地不稳或暴力，膝关节在屈曲位突然拧转挤压造成，膝关节猛力过伸如足球正脚背踢球时"漏脚"也可引起。在篮球、排球、足球、体操、铁饼、链球、举重等项目中多见。

②症状：走路时，特别是在上下楼梯时，膝关节发软；行走时，突然出现"绞锁"现象，即膝关节被卡住不能伸屈。

③处理：症状轻微可理疗、按摩，泼尼松龙局部注射，并改变错误的技术动作。症状明显时应尽早手术治疗。

④预防：加强膝部肌肉力量训练；加强膝关节灵活性和协调性训练；做好准备活动。

7.踝关节扭伤

踝关节扭伤在关节韧带损伤中占第一位，田径、球类、冰雪、体操运动中常见。

①原因与机制。内翻型：因足部强力内翻而损伤踝部的外侧副韧带。在运动中身体失去重心或在运动中被踩、被绊等都可能产生内翻损伤踝部的韧带。外翻型：足部强力外翻而损伤踝部的内侧三角韧带。此损伤比较少见，一旦损伤常同时合并其他韧带损伤或骨折，伤情比较严重。外旋型：足部猛力外旋所致，常见于滑雪运动项目中。

②症状：疼痛、肿胀；皮下淤血、压痛明显。

③处理：用拇指指腹压迫痛点止血、局部冷敷、加压包扎。24小时以后（重者48小时后）可外敷中药；每24小时换药1次，并可口服消炎及跌打损伤药物。理疗、针灸、按摩。韧带断裂或骨折时，经现场急救处理后及时送医院治疗。

④预防：加强踝部周围肌肉力量和关节协调性训练，做好准备活动。保护关节，防止反复损伤导致足球踝。有扭伤病史者在运动时用弹力绷带作"8"字包扎保护。

注意环境因素对损伤的影响，比如：场地湿滑、过硬、不平、有异物，鞋袜不合适、鞋子过大、过小，或鞋底过硬、袜子薄以及球拍太重容易震伤手臂等都有损伤身体的可能。

第六节

特殊人群运动指南

★ **儿童和青少年运动指南**

儿童和青少年（6~17岁）应该比成年人的体力活动多。《中国儿童青少年身体活动指南》建议儿童和青少年每天至少进行60分钟中高强度的身体活动；每周至少保持3天高强度身体活动和抗阻活动；每天的屏幕接触时间不超过2小时。

儿童和青少年对耐力运动训练、抗阻训练和骨骼负重运动都有生理适应性。而且运动训练可改善心血管代谢危险因素。因此，运动的益处远大于它的风险。但是，青春期前的儿童骨骼尚未发育成熟，较小的儿童不应该参加过多的较大强度运动。对有明确临床指征的儿童和青少年应该进行临床运动测试。儿童和青少年对急性、分级运动的生理学反应从本质上来说和成年人相似，但是，也存在重要的定量化区别，很多区别与体重、肌肉质量和身高的影响相关。此外，值得注意的是，由于儿童和青少年的无氧代谢能力比成年人低很多，会在一定程度上限制他们完成持续性较大强度运动的能力。

1. 有氧运动

（1）运动频率：每天。

（2）运动强度：大部分应该是中等至较大强度的有氧运动，并且应该包括每周至少3天较大强度运动。进行中等强度的运动时，心率和呼吸显著增加。进行较大强度运动时，心率和呼吸急剧增加。

（3）运动时间：每天≥60分钟。

（4）运动方式：有趣、与发育相适应的有氧体力活动，包括跑步、健步走、游泳、跳舞和骑自行车。

2. 肌肉力量运动

（1）运动频率：每周≥3天。

（2）运动时间：作为每天60分钟或更多运动的一部分。

（3）运动方式：肌肉力量性体力活动可以是非组织性的（如在操场的健身设施上玩、爬树或拔河）或者是有组织性的（如举重、使用弹力带运动）。

3. 骨骼负重运动

（1）运动频率：每周≥3天。

（2）运动时间：作为每天60分钟或更多运动的一部分。

（3）运动方式：骨骼负重运动包括跑步、跳绳、篮球、网球、抗阻训练和跳房子游戏。

4. 注意事项

（1）儿童和青少年可以在指导和监督下安全地参加力量训练。一般针对成年人抗阻训练的指南也可以应用。每个动作应该重复8~15次，达到中度疲劳，且只有当儿童可以高质量地完成预定的重复次数时，才可以增加阻力。

（2）由于体温调节系统发育不成熟，儿童和青少年应避免在炎热潮湿的环境下运动，并且应注意补水。

（3）超重或体力活动不足的儿童、青少年可能不会保证每天进行60分钟中等至较大强度的体力活动。这些孩子应该从中等至较大强度体力活动开始，适应后逐渐增加运动频率和时间以达到每天60分钟目标，可以逐渐增加较大强度的体力活动直到每周3天。

（4）对于有疾病或残疾的儿童、青少年，如哮喘、糖尿病、肥胖、囊性纤维化以及脑瘫者，应根据他们的身体状态、症状以及体适能水平制定运动处方。

（5）应该努力减少静坐少动的活动（如看电视、上网和玩视频游戏），增加有益的体力活动和体适能活动（如步行和骑自行车）。

小 贴 士

　　大多数超过10岁的青少年没有达到《中国儿童青少年身体活动指南》的推荐量。儿童、青少年应该参与多种和年龄相适应的体力活动来发展心肺耐力、肌肉力量和骨骼强度。由于儿童、青少年的体温调节系统发育不成熟，运动监督者和带领者应该注意外界气温和运动时的补水。

★ 老年人运动指南

按照国际规定,60 周岁以上的人确定为老年;我国《老年人权益保障法》第 2 条规定老年人的年龄起点标准是 60 周岁。即凡年满 60 周岁的中华人民共和国公民都属于老年人。一般来讲进入老年的人生理上会表现出新陈代谢放缓、抵抗力下降、生理机能下降等特征。头发、眉毛、胡须变得花白也是老年人最明显的特征之一,部分老年人会出现老年斑的症状,偶见记忆力减退。相对年龄来说,健康状况通常是判断能否参加体育活动的更好的指标。有慢性疾病的老年人应向健康管理人士进行咨询。

运动可以为老年人带来诸多好处:减缓衰老带来的运动能力下降;优化年龄老化造成的身体成分变化;促进心理和认知能力的健全;控制慢性疾病;减少躯体残疾的风险;延长寿命。

安全、有效地进行运动测试和合理地制定运动处方需要全面了解年龄增加在安静和运动时对生理功能的影响。虽然老年人会有一系列年龄相关的主要生理学变化,而潜在的疾病和服用药物也可能改变预期的急性运动应激反应。

1. 有氧运动

为了促进和维持健康,老年人应当遵循如下的运动处方进行有氧(心肺)体力活动。如果老年人由于慢性疾病而不能达到推荐的体力活动水平,可以根据自身的能力和状况安排运动。

（1）频率:每周 ≥ 5 天中等强度体力活动,或每周 ≥ 3 天较大强度体力活动,或每周 3~5 天中等强度与较大强度体力活动相结合。

（2）强度:依据 0~10 分体力活动疲劳量表,5~6 分为中等强度,7~8 分为较大强度。

（3）时间:中等强度体力活动,每天累计 30~60 分钟（60 分钟效果更好），且保证每次至少 10 分钟、每周 150~300 分钟。或每天至少 20~30 分钟、每周 75~100 分钟的较大强度运动，或者同等运动量的中等强度和较大强度运动相结合。

（4）方式：任何运动方式都不能对骨骼施加过大的压力，步行是最常见的运动方式。水上运动较那些需要承受自身体重而耐受能力受限制的项目来说更具优越性。

2. 肌肉力量 / 耐力运动

（1）频率：每周 ≥ 2 天。

（2）强度：中等强度。

（3）方式：渐进式负重运动项目或承受体重的柔软体操（对 8~10 个大肌群进行训练，≥ 1 组，每组重复 10~15 次），爬楼梯或其他大肌群参与的力量训练。

3. 柔韧性训练

（1）频率：每周 ≥ 2 天。

（2）强度：拉伸至感觉到拉紧或轻微的不适。

（3）时间：保持拉伸 30~60 秒。

（4）方式：任何保持或提高柔韧性的体力活动，通过缓慢的动作拉伸身体的各大肌群。静力性拉伸优于快速弹阵式拉伸。

广场舞不仅可以锻炼身体，还可以增加社交范围，对老年人来讲，这是一种有利于身心健康的运动。当然，在运动的时候也要注意调节体温，保持卫生，避免身体过度劳累，这样才可以让身体得到有效的锻炼，帮助自己延年益寿。

★　妊娠期妇女运动指南

妊娠使女性机体发生解剖学和生理学的变化，如腰椎前凸、关节负担加重、血容量增加、外周循环阻力降低、肺储备能力下降等。妊娠期运动可通过加强机体肌肉力量缓解疼痛、减轻关节水肿，增强孕妇产程和分娩的体力，进而促进分娩、减少剖宫产。同时，妊娠期运动还可改善孕妇情绪、减少抑郁。更加重要的是，妊娠期适当运动不增加早产的发生，并可以控制孕妇妊娠期体重过度增长，减少胰岛素抵抗，以及预防妊娠期糖尿病（GDM）、子痫前期等妊娠并发症，保障母婴安全和健康。但对有内科合并症或产科并发症的孕妇，在运动前应经过妇产科医生和其他产科医疗人员的仔细评估。

锻炼计划应符合孕妇自身情况并按照医疗建议随时调整，最终目标是在一周的大多数时间或每一天能进行20~30分钟的中等强度锻炼。尚需更多研究来证明锻炼对妊娠结局特定的影响，寻找最有效的运动咨询方法以及最佳锻炼强度和频率，以获得孕妇工作时体力活动对母胎健康影响的循证学依据。

（1）妊娠期运动的适应人群及禁忌证。

所有无妊娠期运动禁忌证的孕妇均建议在妊娠期进行规律的运动。专业人员（如妇产科医生）在给予孕妇妊娠期运动建议前应对孕妇的身体状况进行充分评估。

妊娠期运动禁忌证包括严重心脏或呼吸系统疾病，重度子痫前期/子痫，未控制的高血压、甲状腺疾病、1型糖尿病，宫颈机能不全，持续阴道出血，先兆早产，前置胎盘，胎膜早破，重度贫血，胎儿生长受限，多胎妊娠（三胎及以上）等。

有妊娠期运动禁忌证的孕妇除日常活动外，不建议进行规律运动。

当孕妇存在轻中度心脏或呼吸系统疾病、复发性流产史、早产史、严重肥胖、营养不良或极低体重（体重指数 <12kg/m²）、双胎妊娠，以及癫痫且症状控制不佳时，应在接受详细的专业评估，综合考虑运动利弊后，由医生决定能否进行妊娠期运动，并给予运动形式、频率、强度等建议。此外，当孕妇运动时出现以下情况时应停止运动：阴道出血、规律并有痛觉的宫缩、胎膜早破、呼吸困难、头晕、头痛、胸痛、肌肉无力影响平衡等。

（2）妊娠期运动频率和持续时间。无运动禁忌证的孕妇，妊娠期应每周进行 5 天、每次持续 30 分钟的中等强度运动。

（3）妊娠期运动形式 / 类型。

妊娠期的运动形式包括有氧运动及抗阻力运动。推荐的运动形式包括步行、游泳、固定式自行车运动等。同时，妊娠期应避免需要有身体接触、快速移动等增加摔倒风险的运动，以及容易引起静脉回流减少和低血压的仰卧位运动。尽管有学者认为母体发热、进行热水浴或桑拿等情况可能会增加胎儿神经管缺陷的风险，但研究发现，运动尚不足以将母体核心体温提高到引起并发症的程度。但是妊娠期间尤其是妊娠早期，仍应避免引起母体体温过高的运动，如高温瑜伽或普拉提。此外，专家共识建议孕妇每周至少进行 3~5 天的盆底肌肉训练，如凯格尔运动，以减少尿失禁的风险。

（4）妊娠期运动强度。孕期运动以中等强度为宜，即运动时心率达到心率储备的 60%~80%，或感知运动强度评分 13~14 分。妊娠前无运动习惯的孕妇，妊娠期运动应从低强度开始，循序渐进。

（5）安全注意事项。如果孕妇在平躺运动时感到头晕、恶心或不适，应调整运动体位，避免采用仰卧位。在运动期间，孕妇应该保持充足的水分供给，穿宽松的衣服，并避免在高温和高湿度环境中运动。

此外，在任何运动过程中应包含热身和舒缓放松环节。尤其重要的是，孕妇在运动过程中出现任何不适都应停止活动并立即就医。

（6）特殊孕妇的相应注意事项。对于妊娠期运动强度明显超过指南推荐的孕妇，应在专业人员的指导和监护下进行运动；GDM 孕妇若使用胰岛素治疗，需警惕运动引起的低血糖，尤其是孕早期；孕前肥胖孕妇应尽早开始运动，并应从低强度、短持续时间开始，循序渐进。

　　孕妇在家待产也可以适当做一些运动，不过一定要选择温和的孕妇运动，比如孕妇瑜伽就是很适合的。孕妇适当的活动能够利于孕妇的生产，对于胎儿的健康也是有帮助的！

参考文献

[1]徐军,张继荣,戴慧寒.实用运动疗法技术手册[M].北京:人民军医出版社,2006.

[2]中国妇幼保健协会妊娠合并糖尿病专业委员会,中华医学会妇产科学分会产科学组.妊娠期运动专家共识（草案）[J].中华围产医学杂志,2021,24(9):641-645.

[3]裴海泓.体育[M].6 版.北京:人民卫生出版社,2018.

[4]李捷.运动医学[M].北京:人民体育出版社,2007.

第五章

自我健康管理

——睡

第一节

睡眠的误区与真相

★ 婴幼儿睡眠

1.婴幼儿睡眠问题

婴幼儿最常见的睡眠问题是昼夜颠倒、夜醒和入睡困难。

（1）昼夜颠倒：多发生于生后前3月的新生儿，因为他们昼夜节律未形成。

应对措施：鼓励夜间睡眠，尽量减少玩耍；夜间保持灯光暗淡，白天室内不宜太暗，让宝宝有白天和夜晚的区分。

（2）夜醒：睡眠由一个个睡眠周期组成，成人的睡眠周期为90~110分钟，每晚4~6个昼夜节律，而新生儿的睡眠周期仅50分钟，随着长大慢慢延长，青春期睡眠周期达到成人水平。

应对措施：孩子不想睡觉或睡觉前有很多需求，家长要正确引导。睡眠不充足、环境因素嘈杂、温度过热过冷、太过于光亮、运动发育、疾病等因素均有影响，家长应仔细分析原因来逐渐调整、改善睡眠习惯。

（3）入睡困难：往往是需要睡前安抚、难安抚、需要抱睡奶睡等。

应对措施：入睡过程在床上完成；上床时间要接近困倦时间，起床时间要固定；设置固定的睡前程序。具体哄睡方法有小婴儿期包裹法、白噪声、抚触、按摩等；婴幼儿可以听催眠曲、讲故事、鼓励使用过渡期物品等。

2. 婴幼儿睡眠问题的分度

正常：婴幼儿夜间睡眠会出现上述的睡眠问题，但1周内小于或等于1晚；轻度异常：婴幼儿夜间睡眠出现上述的睡眠问题，每周有2~4晚；睡眠紊乱：婴幼儿夜间睡眠会出现上述的睡眠问题，每周5~7晚，且持续超过1个月。

4岁左右的儿童易出现入睡困难。关于入睡困难的发生率有数据显示：1岁为6%，2岁为12%，3岁为24%，4岁为49%，5岁为33%。约有10%的婴幼儿可存在两种睡眠问题。

3. 婴幼儿睡眠问题的原因

夜间觉醒和入睡困难与睡眠稳定性受损有关，并导致了长期持续的短睡、睡眠障碍、睡眠碎片。此外，中枢神经系统的成熟度、遗传、气质、环境等因素也在睡眠稳定性中起重要作用。

（1）婴幼儿自身特质。目前认为婴儿本身的特质对睡眠稳固的建立有较大影响：①与足月产的同龄儿相比，早产儿窒息指数偏高，血氧饱和度偏低。②难养型气质。此类型气质的学龄前儿童表现出易激惹，易怒，易受周围环境影响，易哭闹。反应较激烈，同时更易出现明显的夜间觉醒。另一方面，与睡眠较好的儿童相比，有睡眠问题的儿童中难养型气质的比率较高，在情感和行为问题评定表中得分也较高。③器官功能障碍，如胃肠道反流、疝气、牛奶过敏，这些儿童易出现睡眠问题。有胃肠道反流的婴幼儿更易出现入睡困难和夜间觉醒。④神经发育障碍，如孤独症、注意缺陷与多动障碍、儿童秽语综合征、遗传性综合征导致的精神发育迟缓的儿童容易出现睡眠问题，可表现为入睡困难、频繁夜间觉醒、早晨过早觉醒。

（2）父母原因。父母行为如焦虑、抑郁、过度保护等都可使儿童睡眠问题的发生率升高。忧郁母亲的情绪障碍可导致对幼儿的过度保护，从而影响幼儿健康的睡眠。此外，母亲的年龄和受教育程度也对婴儿睡眠有一定影响。

（3）亲子同床。亲子同床有许多好处，例如亲密的接触和互动可以让父母与孩子感到快乐，建立亲子间的亲密与信任；方便母乳喂养；方便换尿布；孩子有任何状况，父母都可以及时发现；有些睡眠质量差的宝宝和父母一起睡可能会睡得更好。然而，亲子同睡也会对睡眠造成一些难以避免的影响：成人与孩子作息差异，规律作息的难度增大；睡眠干扰，婴幼儿的睡眠周期转换中会有很多小动作，父母会以为宝宝醒来了而给予一些不必要的安抚，反而让本来没有醒的孩子吵醒大哭，甚至造成孩子睡眠不连续、周期醒、固定夜醒的问题，有的父母睡觉会打鼾、说梦话、爱翻身，也会对孩子的睡眠造成影响；缺乏界限，规则难以建立；容易造成严重睡眠依赖。

4. 婴幼儿睡眠问题的危害

（1）影响生长发育。如果孩子长期睡眠不足、睡眠质量不好，就会影响体内生长激素的分泌，导致孩子不容易长高。甚至可以说，剥夺孩子的睡眠就相当于剥夺了他们的生长权。

（2）导致肥胖。研究表明，孩子缺觉造成的肥胖与其他因素导致的肥胖不同，这是因为睡眠不佳会影响那些与食欲和饱腹感有关的激素，可能会造成饮食不节制，摄入过多能量，从而导致肥胖。

（3）影响认知功能。孩子越小所需的睡眠越多，睡眠不足的孩子往往学习时精力不集中，容易减缓认知能力的发展。

（4）从心理学角度来看，睡眠处在生命金字塔的最底端。这种最低层次的需要如果长期得不到满足，会引发精神上的烦躁、焦虑不安、情绪不稳等问题。轻则造成上课注意力不集中，影响学习成绩；重则情绪会变得反复无常，破坏人际关系；有的宝宝甚至会因情绪不稳而容易冲动，产生攻击性。

　　睡眠是人类最重要的生命活动之一，睡眠所需要的时间超过人类生命的 1/3。如果有睡眠障碍或长时间睡眠不足，大脑就要连续不断的进行活动，会导致大脑疲劳，反应迟钝，影响情绪，甚至出现行为异常。

★　成绩与睡眠的博弈

　　每年的 3 月 21 日是世界睡眠日。"如何睡个好觉"俨然已经成为公众的热点话题。早在 2008 年，教育部印发的《中小学健康教育指导纲要》就已要求，小学生每天睡眠时间 10 个小时，初中生 9 个小时，高中生 8 个小时。但从实际看，中小学生睡眠时间未得到充分保障。《中国国民心理健康报告（2019—2020）》中提到，中国青少年睡眠不足现象持续恶化，95.5% 的小学生、90.8% 的初中生和 84.1% 的高中生睡眠时长不达标。小学生每天平均睡眠 8.7 小时；初中生每天平均睡眠 7.6 小时；高中生每天平均睡眠 7.2 小时。2009 年，47.4% 的青少年在上学日的睡眠时长在 8 小时及以上，2020 年这一比例只有 46.4%；2020 年青少年平均睡眠时长为 7.8 小时，比 2009 年减少 0.3 小时。

要阻止青少年睡眠不足现象"持续恶化"，首先得找到"病因"。中国睡眠研究会发布的《2019 中国青少年儿童睡眠指数白皮书》给出了答案，影响孩子睡眠的三大因素是课业压力、玩手机或电脑、父母未能做好表率；睡眠状况较差的青少年儿童中，有 41.9% 的人睡前会接触电视、手机、电脑等，67% 左右的父母经常当着孩子的面玩手机或电脑。可见，确保学生睡眠充足，是学校与家庭共同的责任。换言之，孩子睡眠不足，学校作业过多是重要原因，家长也难辞其咎。比如，给孩子报了过多的补习班、兴趣班，孩子不得不拿出额外时间完成作业；孩子沉迷手游或电视节目，家长不加干预。《义务教育学校管理标准》规定"家校配合保证每天小学生 10 小时、初中生 9 小时睡眠时间"，这也说明学生睡眠问题需要家校配合解决。家长不仅要在控制孩子使用电子产品方面发挥更主要的作用，也要在培养孩子良好学习和生活习惯方面发挥好表率作用。

除了不充足的睡眠时间，不规律的睡眠时间也一样会影响孩子的学习。英国的一项研究发现，没有固定就寝时间的孩子在阅读和数学测试中表现不佳。伦敦大学的研究者发现，相对于较早上床睡觉的孩子，那些就寝时间不固定，或是在晚上九点以后才睡觉的孩子在阅读和数学考试中得分更低。当然也有人质疑，导致孩子成绩差的原因可能不仅仅是缺乏固定的就寝时间。事实上，研究者发现那些就寝时间不固定的孩子同时来自社会中更弱势的家庭，他们不太可能每晚阅读，甚至接触不到书本或是其他阅读材料；他们比同龄人看更多的电视，通常他们自己卧室里就有电视机。然而，研究者们注意到，当控制了这些因素后，不固定的就寝时间和考试低分间仍然存在联系。所以让孩子拥有充足、规律的睡眠，可以更好地助力他们的学习。

此外，睡眠质量比睡眠时长更加重要，睡前习惯也是一个重要的因素。让孩子养成良好的睡眠习惯，有助于获得更好的睡眠质量。《2019中国青少年儿童睡眠白皮书》指出，电子产品是导致孩子睡眠时间不足的第二大因素。12~18岁的青少年在晚上9点后，会同时接触至少4种电子设备，这些设备的使用都会让孩子更难进入睡眠。而且，在睡前玩一些刺激大脑类的游戏（射击游戏等电子游戏），也会导致孩子的深度睡眠时间比正常入睡的孩子更少。家长们除帮孩子养成良好的睡前习惯外，也要注意营造良好的休息氛围，比如协调好全家作息规律。让孩子早点入睡，多睡一会儿，不仅有利于他们的学习，父母也能多出些时间放松身心。或者做好家庭的活动分区，比如在卧室看电视，不要影响孩子。

小贴士

　　家长对孩子有各种期许，但健康才是一切的本钱，而良好的生物钟，就是孩子收获健康体魄的最大捷径。不管什么理由，请尽量不要让孩子熬夜。这一场成绩与睡眠的博弈，你又会怎么选择呢？

★ 酒精与睡眠的"爱恨情仇"

酒文化是中国饮食文化的重要组成部分，自古以来无数文人墨客将饮酒作为一种爱好与生活习惯，无酒不成诗，借酒消愁等现象非常普遍。现代社会中，酒亦是一种人际交往的纽带，无论是社交场合还是家庭聚会，酒是餐桌上必有的饮品。"对酒当歌，人生几何！譬如朝露，去日苦多。慨当以慷，忧思难忘。何以解忧？唯有杜康。"这是三国时期，曹操在赤壁大战前，两军对战的时候，醉酒所做。其意思是，面对着美酒高声放歌，人生短促日月如梭，好比晨露转瞬即逝，失去的时日实在太多，席上歌声激昂慷慨，忧郁长久填满心窝。靠什么来排解忧闷？唯有狂饮方可解脱。酒精虽然有使人麻痹的作用，但是喝酒真的能排解忧闷、有助睡眠吗？实际上，睡前喝酒助眠是一种错误观点，甚至适得其反，结果是酒喝得越多，睡眠就越困难。

（1）睡前饮酒会降低睡眠质量。尽管饮酒可以帮助人们尽快地入睡，但酒后的睡眠与正常的生理性睡眠完全不同，酒后睡眠期大脑活动并未停止，甚至比不睡时还要活跃，因此，睡前饮酒多的人往往睡得不踏实，在睡眠过程中会频繁地醒来，导致深度睡眠时间减少，身体不能得到真正的休息而扰乱整个睡眠状态。

（2）睡前饮酒会影响身体排毒。饮酒会影响身体消化排毒功能，导致各种疾病；酒中含有许多有害物质，如甲醛、杂醇油、铅等，这些物质进入人体后，主要靠肝脏代谢，但是人的代谢排毒功能在晚上明显弱于白天，夜晚饮酒入睡后，人体的新陈代谢减慢，肝脏的解毒功能也相应变弱，有害物容易积累。长期大量饮酒对肝脏损伤较大，因为酒精经过肠道吸收后会进入肝脏，肝脏对酒精既是解毒器官，也是酒精损伤最大的器官。酒精进入肝脏后，先经过乙醇脱氢酶变成乙醛，再通过乙醛脱氢酶变成乙酸，如果人体两种酶合成少或有缺陷，对于肝脏的损伤更大。长此以往，可引起酒精性肝炎、肝纤维化，严重时甚至出现肝脏硬化、慢性肝功能衰竭。除了引起肝脏损伤，长期大量饮酒对其他脏器或者神经系统也会产生损伤，如长期饮酒会引起酒精性心肌病，导致心脏舒张和收缩功能下降，甚至出现心力衰竭。酒精还会损害神经系统，造成神经系统紊乱、认知功能损害、神经系统麻痹等。另外，长期大量饮酒可伴有营养不良，导致贫血。

（3）睡前饮酒会导致睡眠呼吸障碍。酒精可以使支撑下颚的肌肉松弛，进而使呼吸道处于受阻状态，经常喝酒的人容易出现呼吸道狭窄和打呼噜的现象，并易患睡眠呼吸障碍症。一份研究报告显示，睡前饮酒可能会助人尽快入睡，但会降低睡眠质量，甚至引发呼吸暂停。此外，英国伦敦睡眠中心的研究小组在分析100多项研究结果后得出结论，酒精能加快入睡的速度，使人进入深度睡眠，却使人无法享受最舒服的睡眠形式。酒精会抑制呼吸，使不打鼾的人开始打鼾，打鼾的人在睡眠时呼吸暂停。

（4）睡前饮酒与高血压。睡前腹内食物已经很少，饮酒基本上属于空腹饮酒。几分钟后，酒精就会被吸收到血液中；血液中酒精含量高，就会强烈刺激血管内壁，使血压升高，喝得越多，血压越高。这会使已经硬化了的脑部血管破裂，导致脑出血。饮酒后酒精通过肝脏的代谢会生成乙醛，乙醇和乙醛都会刺激人体肾上腺分泌肾上腺素和去甲肾上腺素，这两种物质都属于升高血压的激素，从而引起血压升高；酒精还会刺激大脑产生兴奋，导致交感神经兴奋性增高，长期的饮酒可以使交感神经持续性地兴奋，从而导致心率加快和心排出量增加以及外周血管收缩；酒精进入人体后还会刺激肾脏，使肾脏产生肾素增多，肾素在体内会进一步转变为血管紧张素，从而引起血管收缩血压升高，而且肾素还会使体内醛固酮增多，使水钠潴留引起血压升高。

（5）睡前饮酒与失眠。睡前饮酒不仅不会让失眠患者安然入睡，甚至还会加剧失眠。一项横断面研究报告显示，睡前喝酒和早上喝酒这两种饮酒习惯均会使失眠率大幅度增加。当酒精进入人体之后，会以很快的速度反应到大脑，麻木部分大脑神经，让其产生一种晕晕忽忽想睡觉的感觉，但经过一段时间后，这些酒精被代谢，睡眠也会因此被破坏，导致睡眠断断续续，醒来之后还会觉得没精神、头晕等。

　　如果不得不饮酒，最好在睡前一个半小时至两个小时前饮，以便酒精尽快代谢，减少酒精对睡眠质量的影响。

第二节

"熬"出来的病

★ 熬夜的危害

《中国睡眠研究报告（2022）》显示，2021年民众每天平均睡眠时长为 7.06 小时，64.75% 的被调查者每天实际睡眠时长不足 8 个小时，超过 8 个小时的被调查者比例仅为 7.97%；近六成被调查者不愿早睡。晚睡、熬夜已成为当下人们生活的"常态"。熬夜是指到了夜晚该睡觉的时候不睡，虽然 0 点以后才算深夜，但从内分泌角度来说，23 点后睡觉就算熬夜。由于人体自我修复活动大都在凌晨 3 点以前进行，因此 23 点至凌晨 3 点这一时间段的睡眠质量尤为关键，其后即使补睡的时间再长，也难以弥补熬夜带来的伤害。研究表明，长期熬夜会给身体带来以下危害。

（1）皮肤受损。皮肤在22~23点进入保养状态，长时间熬夜，人的内分泌和神经系统就会失调，使皮肤干燥、弹性差、晦暗无光，出现暗疮、粉刺等。

（2）超重肥胖。人在睡觉时，身体会分泌一种叫"瘦体素"的物质。长期熬夜会影响瘦体素分泌，不利于脂肪分解。另外，熬夜的人经常吃"夜宵"，不但难消化，隔日早晨还会食欲不振，造成营养不均衡，引起肥胖。

（3）记忆力下降。熬夜者的交感神经在夜晚保持兴奋，到了白天就会变得疲惫，从而出现头昏脑涨、记忆力减退、注意力不集中等状况。时间长了，还会出现神经衰弱、失眠等问题。

（4）心脏病风险增高。长期黑白颠倒的人，不仅脾气会变坏，内脏也得不到及时调整，使心脏病的患病概率升高。

（5）肠胃危机。人的胃黏膜上皮细胞平均2~3天更新一次，且一般在夜间进行。如夜间进餐，胃肠道得不到休息，会影响其修复。同时，夜宵长时间停滞在胃中，促使胃液不能正常分泌，会对胃黏膜造成刺激，久而久之，易导致胃黏膜糜烂、溃疡。

（6）肝脏受损。23点至凌晨3点是肝脏最佳排毒时段，如肝脏得不到休息，会引起肝脏血流相对不足，已受损的肝细胞难以修复并加剧恶化。肝脏是人体最大的代谢器官，若受到损伤，全身健康都将受到威胁。

（7）增加患癌风险。机体免疫因子多在睡眠中形成，长时间熬夜会导致免疫力降低，出现疲劳、精神不振等情况，感冒、过敏也会不期而至。免疫力是人体对抗癌症的天然屏障，免疫力降低会使癌症发病率升高。多项研究证实，熬夜与乳腺癌、结肠癌等疾病风险的提升存在紧密联系。

（8）其他危害。对于一些特殊人群来说，熬夜还有其他危害。例如，女性长期熬夜会导致月经紊乱；儿童长期熬夜会影响生长激素的分泌，导致一系列生长发育问题；肠胃不好、有肝病的人熬夜，会加重病情，病情严重还会反过来影响睡眠质量，导致肠胃、肝脏健康状况进一步恶化。

★ "报复性熬夜"，究竟报复了谁

"报复性熬夜"是当下流行的网络用语，指白天过得不好或者过得不满足，于是便以熬夜的方式试图延长属于自己的时间，也被戏称为"修仙"。报复性熬夜的特点，在于潜意识里的"报复"二字。剖析起来，这一心态似乎有两种内涵：其一，对白天忙于工作，疏于照顾自己感受和需要的"自己"进行报复——"忙了一天，我总得好好高兴一下吧"。其二，对使得自己忙于工作，无法照顾自己需要的外部环境进行报复——"瞧，就算你们这样对我，我也是可以让自己感觉嗨的"。越来越多的年轻人就是这样一种状态：泡着枸杞，却叫着油腻的外卖；敷着面膜，却熬着最深的夜。

《2019年中国人睡眠白皮书》显示，每天熬夜的人群中，43%是90后，27%是00后；90后人群熬夜最严重，平均在零点之后入眠。到底是什么原因，使得如此多的年轻人深陷报复性熬夜而无法自拔呢？首先，是一种名为"过度补偿"的心理防御机制在起作用。著名的心理学家阿德勒这样解释补偿机制：当人们因生理或心理问题感到受挫时，便会不自觉用其他方式（或在其他领域）来弥补这种缺憾，缓解焦虑，减轻内心的不安。有些补偿是积极的，但对报复性熬夜的人来说，这似乎是对现实的无声反抗。因此，报复性熬夜是一种"消极的过度补偿"。另外一个导致报复性熬夜的原因是电子产品成瘾，包括网络成瘾、游戏成瘾等。对绝大多数报复性熬夜的人来说，其熬夜形态都是"一机在手，万事不愁"。手机平板和网络的便捷性、网上内容的丰富性和趣味性，使得他们很容易陷入到虚拟世界里，体验着"虚拟的快感"而无法自拔。因此，报复性熬夜的另一个实质是成瘾。

睡前几个小时熬得的愉悦体验，带来的更多是身心受损，以及隔天工作效率低下的恶劣后果。报复性熬夜的危害主要体现在以下几个方面：

（1）皮肤受损。报复性熬夜可能会导致皮肤处于水油失衡的状态，皮肤出现毛孔粗大以及皮肤粗糙的表现，也可能会引起皮肤出现痘痘，皮肤看起来没有光泽感，皮肤变得暗黄和暗淡。

（2）记忆力减退。报复性熬夜会导致长时间睡眠不足，而且在熬夜的过程中还会引起交感神经兴奋，在白天身体会处于一种疲惫的状态，注意力也会变得不集中，记忆能力可能减退。

（3）免疫能力下降。报复性熬夜会导致内分泌失调和激素水平失调，报复性熬夜会透支身体健康，可能造成免疫能力低下和抵抗力低弱，容易受到病毒或者细菌感染，从而诱发疾病。

（4）影响视力。报复性熬夜会导致视力下降，一些熬夜的人还易出现眼睛疼痛、干涩、发胀等。

（5）猝死。报复性熬夜会导致身体的各个器官长时间处于超负荷的状态，而且可能会影响到心脏的供血和供氧，引起心慌心悸和心律不齐的症状，严重者还可能会诱发心脏疾病以及猝死等情况。

★ 熬夜真的会"死"

中国睡眠医学协会曾发布过一份调查：90%的年轻人猝死、脑溢血、心肌梗死都与熬夜有关。猝死指的是平常身体较健康或貌似较健康的人，在短时间内不可预料的突然死亡，以意识突然丧失为主要表现。发病到死亡多长时间才能认定为猝死呢？具体的量化时间目前尚无公认的统一标准，世界卫生组织认为的时间是6小时之内。

为什么会发生猝死呢？一般来讲，健康人的脑部血流停止供应平均6.8秒即出现意识丧失。晕厥为猝死和暗示血液循环停止的首要表现。有研究提出心脏停搏并不是猝死的机制，而人的心脏以颤动形式收缩是猝死的直接和即刻死亡的原因。心源性猝死，还与运动、劳累、情绪变化、寒冷等多种因素有关，但在睡眠中发生猝死，有时难以确定诱因。高血压、糖尿病、高血脂、肥胖、缺少运动、吸烟史、有冠心病家族史等，还有熬夜、压力、焦虑、抑郁、暴躁、容易发脾气等都是猝死的病因。很多年轻人因长时间超负荷工作，导致身体处于虚亏状态，外加连续熬夜的劳累、过度疲劳，造成心血管功能紊乱，增加了猝死的可能性。

首先，要注意过度疲劳的危险信号及重视发病的前兆症状。长期过度疲劳会引发身体出现一些改变，如焦虑易怒、记忆力减退、注意力不集中、失眠及睡眠质量差、头痛头晕耳鸣、性功能减退、脱发明显等。其次，当机体出现这些情况时，应调整工作节奏，适当休息，让机体功能得以恢复。如不能缓解，应立即前往医院救治。最后，冠心病、高血压等病史的患者，应多与医生沟通，确定疾病治疗药物，对室性心律失常进行风险评估，包括进行常规心电图、运动负荷试验、动态心电图等检查，明确心律失常类型，评估心源性猝死的风险，作出治疗决策。

养成健康生活方式是减少猝死风险的首要措施。要保持有规律的生活习惯，尽量少熬夜，避免过度疲劳和精神紧张。抽出时间多运动，每周最好能进行一次有氧运动，打球、游泳、跑步或散步都是锻炼心脏不错的方式。另外，还要戒烟、限酒，清淡饮食，少吃甜的、油腻的食物等。要注意防止便秘，因为便秘时用力排便，会使腹压增加，影响心脏，极易诱发冠心病、心肌梗死等急性发作。尽量使血压、血糖、血脂及体重达标，保持心情开朗，预防心血管疾病发生。

★ 熬夜的恢复

如果你熬夜了，第二天需要做到这些，降低熬夜对身体造成的伤害：①及时补充水分，让人体代谢加快，排出废物。②及时补充营养，可以喝些牛奶，多吃蔬菜水果。③空闲时间进行补觉，熬夜后第二天一般非常没有精神，这时就需要利用空闲时间来休息，比如午休。④注意保暖，熬夜后免疫力下降，非常容易感冒，所以一定要注意保暖。

小 贴 士

夜生活不等于熬夜生活，良性的夜生活应该是生活的点缀，而不是健康的负担。

第三节

夜半鼾声

试着想象这样的场景：经过了一天劳累的学习或工作，来到舒适温暖的床上，准备美美地睡上一觉。闭上眼睛，还没来得及与周公相会，耳边却传来雷鸣般的鼾声，刺耳且持续。其实，在生活中很多人睡觉都会打鼾，虽然自己发现不了，但若身边有人就会很容易被发现了，虽然这种情况非常常见，人们也会称之为"打呼噜"，但它也反应了人体的健康状况，特别是年纪轻轻就开始打呼噜的人尤其需要注意。

★ 为什么会打鼾

当鼻腔、咽腔等上呼吸道里的气体流通发生障碍、呼吸困难就自然用口腔呼吸，而口腔在吸气时会振动口腔后上方的小舌头

（软腭、腭垂），同时睡觉尤其是深睡时全身肌肉松弛，连小舌头也下垂，随着进出口腔的空气而颤动，就会发出呼噜呼噜的声音来。因此所有影响睡眠时上呼吸道大小变化的情况均可能引起打呼噜，即打鼾。

打鼾通常分为生理性打鼾和病理性打鼾。生理性打鼾声音较轻，一般由睡眠姿势不当、枕头过高或过低、身体过度疲劳引起；病理性打鼾是受慢性咽炎、鼻炎等炎症和其他因素刺激所致，会发出刺耳的呼吸声，严重时可能出现呼吸暂停或窒息的情况。一部分人由于自身生理结构，天生睡觉会打鼾，比如下颚短窄、脖子短粗、肥胖、下巴短小后缩等；而另一部分人打鼾声音特别大，时常出现憋气现象，这种打鼾潜伏着危险因素，必须引起重视。

引起打鼾的原因主要有以下几点：①局部因素：鼻甲肥大、腺样体肥大、扁桃体肥大、舌体肥大等均会直接导致上呼吸道狭窄而引起打呼噜；这项因素是最常见的原因，腺样体肥大和扁桃体肥大还会引起上颌牙弓狭窄，下颌骨发育不足，这样的面部结构又会加重睡觉时打呼噜，变成恶性循环。②全身因素：肥胖、肢端肥大症、甲状腺功能低下、糖尿病等；③不良生活习惯：长期口呼吸使松弛的软腭下垂、肥厚的舌根后坠，都会导致上呼吸道狭窄而发生打呼噜；④先后天发育畸形：如下颌骨发育不全引起的小下巴，上颌骨发育不足引起的鼻咽腔狭窄，以及一些综合征如 Down's 综合征、Pierr Robin's 等；⑤头颈部的疾病：鼻咽部炎症、头颈部肿瘤，颌面部外伤后骨折移位等。⑥镇静安眠药物的应用：可引起支撑上呼吸道的肌肉放松，仰睡时的小舌头舌体后坠等，均可导致打鼾。

★ 打鼾 ≠ 睡得香

似乎有不少人将打鼾看作是睡眠质量高的表现，可实际上，打鼾是一种被严重忽视的疾病。据相关统计显示：全球每天约有3000人因睡眠呼吸暂停死亡，每5个打呼噜的人中就有1个患有睡眠呼吸暂停综合征。鼾声是睡眠时上呼吸道气流通过时冲击咽黏膜边缘和黏膜表面分泌物引起振动产生的声音，位置起始鼻咽，直到会厌，包括软腭，悬雍垂，扁桃体，舌根，咽黏膜等。正常人也会有呼吸音，但是如果声音达到影响他人休息的程度，响度超过60分贝，妨碍上呼吸道气流通过，即是鼾症。阻塞性睡眠呼吸暂停综合征(OSAS)的患者睡眠中常有吸气困难、呼吸气流停止、打鼾和氧饱和度下降的发生。因此会经常觉醒，使正常的睡眠受到干扰，导致患者日间嗜睡和呼吸循环功能的改变，引起白天嗜睡、疲劳、头痛、认知和智力下降、心律失常、高血压、糖尿病等，增加了患者夜间发生心绞痛和心肌梗死的风险。此种疾病的最大危害不是危急重症，而是对身体损害的日积月累，对全身多个系统均有严重影响。但遗憾的是，有超过80%的患者并未意识到这是一种病。

是否存在阻塞性睡眠呼吸暂停综合征，可以采用如下方法进行判断：①大声的鼾声、疲乏、白天嗜睡等；②睡眠中辗转反侧，多动（自己不知情），可以询问周围的人；③睡眠时被憋醒；④醒来时头痛、口干、咽痛；⑤夜尿增多；⑥即使有充足的睡眠时间，睡醒后仍不解乏；⑦白天不能清晰地思考问题，记忆力下降。

阻塞性睡眠呼吸暂停综合征是一种对身体有严重危害的疾病。所以，在平时生活中一定要做好预防措施。对于明确诊断患有阻塞性睡眠呼吸暂停综合征的朋友，一定要积极治疗，症状严重程度的不同，需采用不同程度的医治方法。轻度阻塞性睡眠呼吸暂停综合征患者，可通过锻炼减肥，戒烟戒酒，侧卧睡眠改善。对于体重超标的患者，如果不锻炼减肥，药物和手术治疗就不会有理想的疗效。坚持锻炼减肥和良好的生活习惯，阻塞性睡眠呼吸暂停综合征完全可以自行康复。对于顽固性阻塞性睡眠呼吸暂停综合征患者，在锻炼减肥后仍然有打鼾症状，可以进行腭咽成形手术，手术主要针对引起打鼾的病因，比如咽腔过于狭窄。

★ 打鼾的危害及预防

通常情况下，轻度的鼾声一般不会对睡眠质量产生不良影响，也不会影响机体的正常功能。健康人在身体疲劳、深度睡眠、体位不对等情况下也会出现打鼾的症状，那么这种鼾声则并非疾病所致，而是一种生理性的鼾声，并不会影响身体健康。严重的鼾声则不然，不仅会影响睡眠质量，同时也会影响身体健康。

1. 打鼾的危害

（1）打鼾影响睡眠质量。睡眠是人类的一种生物本能，由于人脑不断地产生着能诱导及维持睡眠的特殊物质，所以人的一生约有1/3的时间是在睡眠中度过的，可以说睡眠是人类生命过程的重要组成部分。而伴有严重鼾声的患者，其夜间打鼾时会因吸气量不足、血氧分压降低，而出现不同程度的憋气现象，表现为严重打鼾、憋气、夜间呼吸暂停、白天嗜睡等，对患者的睡眠质量造成较大影响。

（2）打鼾使身体健康遭受损害。如果人的上部呼吸道狭窄时，当经鼻腔、口腔吸入的或经肺、气管呼出的气流通过该狭窄部位时，会撞击上呼吸道软组织，产生涡流并引起咽部软组织的振动，鼾声由此发生。打鼾者的身体健康正在遭受到损害，或已经处于病理状态，进而可能导致心脑血管多种疾病和睡眠中猝死。

（3）打鼾可引起机体多系统多器官的功能损害。打鼾如果长期得不到治疗，日积月累，可引起机体多系统多器官的功能损害。如缺血性心脏病，心绞痛，心肌梗死，心律失常，猝死；肺功能障碍，肺心病；卒中，头痛，头晕，记忆力减退；成年男性患者性欲减退和阴茎勃起障碍；肾小球性蛋白尿，肾病综合征；病理性食管反流等。

2. 打鼾的预防方法

（1）增强体育锻炼，保持良好的生活习惯。经常打鼾的人要加强体育锻炼，通过增强体育锻炼，一方面能够增强其自身的免疫力，增强自身体质；另一方面，能够起到减肥的作用。肥胖是鼾症的主要危险因素之一，而通过适量的体育运动来达到减肥的目的，提高肺部功能的残气量，减少睡眠中断，有利于改善鼾症症状。

（2）戒烟戒酒。要戒除吸烟饮酒等不良嗜好，改善以往的不良生活习惯和行为习惯。因为吸烟会增加呼吸道症状，而饮酒会导致夜间呼吸紊乱和低氧症的发生，会加重打鼾，尤其是睡前饮酒更会导致打鼾症状加重。将不良嗜好戒除，养成良好的生活习惯，注意保持鼻部和咽部通畅，是减轻鼾声的一个重要方法。

（3）加强慢性病监测和预防。打鼾患者可能长期伴有低氧高碳酸血症，多会伴有高血压、心脏病、糖尿病等内科慢性病，因此，要加强对患者进行慢性病的监测与预防，最大程度上保护患者的心脑血管功能。

（4）避免使用镇静剂。睡前禁止服用镇静、安眠药物，以免加重对呼吸中枢调节的抑制。安眠药可抑制呼吸，影响呼吸调节，降低上气道张力，降低机体对低氧高碳酸血症的觉醒反应，因此，鼾症患者睡前不宜用安眠药。

（5）适宜采取侧卧位的睡眠姿势。侧卧位睡眠具有防止舌后坠，减轻上气道塌陷阻塞的作用，可明显减轻打鼾、呼吸暂停及低通气。

采取侧卧位睡眠姿势时，尤以右侧卧位为宜，避免在睡眠时舌、软腭、悬雍垂松弛后坠，加重上气道堵塞。也可在睡眠时背部垫一个小皮球，有助于强制性保持侧卧位睡眠。

3.生理性打鼾的生活建议

（1）营造舒适的睡眠环境。经常打鼾的人，鼻腔和咽喉往往比较干燥。睡前可在卧室放一个加湿器，增加空气湿度，从而起到湿润鼻腔、预防打鼾的作用。

（2）床垫要软硬适中。如果床垫过软，睡觉时身体中段下陷，颈部肌肉得不到放松，易使呼吸受阻。硬度合适的床垫能让身体大致保持在一个水平面上，确保呼吸通畅。睡觉时宜采用右侧卧姿势，既能让咽喉部松弛的肌肉倾向一边，防止堵住呼吸道，还能减轻心脏负担。

（3）养成良好的生活习惯。肥胖的人咽壁相对肥厚，软腭、舌体等器官比较肥大，鼻咽腔相对狭窄，睡觉时容易发生呼吸道堵塞。建议体型偏胖的人坚持锻炼，可以减少上气道周围脂肪，增强心肺功能。另外，长期吸烟、喝酒易使呼吸道黏膜受损、咽喉部肌肉松弛，诱发或加重打鼾。建议戒掉烟酒。

（4）注意健康饮食。经常打鼾的人大多湿热内盛，应忌食韭菜、羊肉、八角、胡椒等辛热之物，少食姜、葱、辣椒等刺激性食物，多吃富含维生素的蔬菜、水果等，必要时可口服维生素 C 片。

（5）睡前不宜喝浓茶、咖啡等使人兴奋的饮品，可适当饮用蜂蜜水。蜂蜜有抗菌消炎的功效，能润滑喉咙，减轻咽喉部充血肿胀。

小贴士

夜半鼾声，惊险万分。早诊早治，效果显著。

第四节

被偷走的睡眠

★ 失眠是一种病

人的一生中有三分之一的时间都是睡眠时间，可一些人的睡眠时间往往也是失眠时间。闭眼到天明，又是新的一天，却完全没睡着。望着自己日渐憔悴的脸庞，看着地上掉落的头发，无奈地叹气。失眠是种病，睡不着可真要命。失眠症是临床最为常见的睡眠障碍，成人中符合失眠症诊断标准的比例高达10%~15%，且失眠症往往呈慢性化病程，近半数严重失眠可持续10年以上。失眠严重损害人们的身心健康，影响生活质量，甚至诱发交通事故等意外而危及个人及公共安全，给个体和社会造成严重的负担。

1. 了解失眠症

失眠症指以频繁而持续的入睡

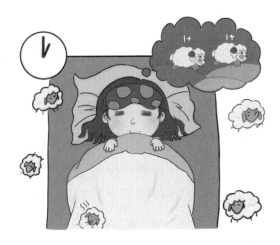

困难和（或）睡眠维持困难并导致睡眠感不满意为特征的睡眠障碍。根据睡眠障碍国际分类第三版（ICSD-3），失眠症可分为慢性失眠症、短期失眠症及其他类型的失眠症。其中，特别指出其他类型的失眠症需慎重诊断，仅在患者不能满足慢性和（或）短期失眠症的情况下做出诊断。与慢性失眠症相比，短期失眠症的诊断不要求病程 ≥ 3 个月以及频度 ≥ 3 次 / 周。2006 年中国睡眠研究会在 6 个城市进行的一项研究表明，内地成人有失眠症状者高达 57%。失眠症的危险因素主要包括年龄、性别、家族史和遗传因素等，其中年龄为失眠症的显著危险因素，随着年龄的增加失眠症的患病率也逐渐增加；女性患病风险约为男性的 1.4 倍，该比例在 >45 岁人群中甚至增至 1.7 倍；曾存在失眠发作的人群的再次发病率是其他普通人群的 5.4 倍；有家族史的普通人群的新发病率是无家族史人群的 3 倍；70%~80% 的精神障碍患者均报告有失眠症状，而50% 的失眠症患者同时患有 1 种或 1 种以上精神障碍。

2.失眠症假说

失眠症发生和维持的主要假说是过度觉醒假说和 3P 假说。过度觉醒假说认为失眠是一种过度觉醒，故失眠患者在睡眠和清醒时表现出更快的脑电频率、自主神经功能活性增加、下丘脑 - 垂体 - 肾上腺轴过度活跃及炎症因子释放增加等。而 3P 假说（易感因素 predisposing，促发因素 precipitating 和维持因素 perpetuating）认为失眠的发生和维持是因为 3P 因素累积超过了发病阈值所致，其中易感因素包括年龄、性别、遗传及性格特征等使个体对失眠易感；而促发因素包括生活事件及应激等，可引起失眠症状的急性发生；最后，维持因素是指使失眠得以持续的行为和信念，包括应对短期失眠所导致的不良睡眠行为（如延长在床时间）及由短期失眠所导致的焦虑和抑郁症状等，尤其是对失眠本身的焦虑和恐惧。3P 假说是目前广泛应用的认知行为治疗的基础。

3.失眠症的评估

失眠症的评估包括临床大体评估、主观测评和客观测评。临床大体评估包括主诉、睡前状况、睡眠觉醒节律、夜间症状及其病因、日间活动和功能、评估躯体疾病、精神障碍疾患及治疗情况、评估应激事件以及生活和工作情况、体格检查、实验室检查和精神检查以及家族史等。而主观测评工具包括睡眠日记、常用量表评估工具如匹兹堡睡眠质量指数、睡眠障碍评定量表、Epworth 嗜睡量表、失眠严重指数量表等，根据患者的临床症状选择合适的睡眠评估量表。客观测评工具包括多导睡眠图（PSG）和多次睡眠潜伏期试验（MSLT）。PSG 用于怀疑合并其他睡眠疾病的失眠以确定诊断，治疗后还应复查 PSG 以评估疗效；未确定诊断，或治疗无效，或暴力及伤害行为的失眠应进行 PSG 监测以确诊。临床确诊单纯短期失眠或慢性失眠症通常不需要应用 PSG；痴呆、抑郁、纤维肌痛或慢性疲劳综合征合并的失眠鉴别通常不需要应用 PSG。MSLT 适用于客观评定失眠症患者日间觉醒程度和嗜睡倾向。日间嗜睡或猝倒的失眠症患者应进行 MSLT 评价，治疗后应复查 PSG 以评估疗效，而失眠症患者的 MSLT 表现通常显示日间警觉性在正常范围，平均睡眠潜伏期延长表明可能存在过高警觉或者过度觉醒；少数失眠症患者的平均睡眠潜伏期缩短，应考虑是否存在其他睡眠疾病；合并日间嗜睡或发作性睡病的失眠症患者可出现MSLT平均睡眠潜伏期缩短等表现。其他的客观评估包括体动记录检查：用来评估睡眠–觉醒节律，如失眠症包括抑郁相关失眠的昼夜节律变化或睡眠紊乱。《中国失眠症诊断和治疗指南》推荐，合并其他睡眠疾病、诊断不明、顽固而难治性的失眠症以及有暴力行为时应考虑这些辅助方法。

4. 失眠症的诊断

根据 ICSD–3 慢性失眠症的诊断标准必须同时满足以下 6 条：

（1）睡眠症状标准，存在 1 条或以上症状：①入睡困难；②睡眠维持困难；③比期望的起床时间醒来早；④在适当的时间点不肯上床睡觉；⑤没有父母或照顾者干预难以入睡。

（2）日间症状标准，与夜间睡眠困难相关的 1 条或以上：①疲劳或萎靡不振；②注意力、专注力或记忆力下降；③社交、家庭、职业或学业等功能损害；④情绪不稳或易激惹；⑤日间瞌睡；⑥行为问题（如活动过度、冲动或攻击性）；⑦动力、精力或工作主动性下降；⑧易犯错或易出事故；⑨对自己的睡眠质量非常关切或不满意。

（3）排除标准，即非不合适的睡眠机会（如充足的睡眠时间）或环境（如黑暗、安静、安全、舒适的环境）所导致的失眠。

（4）病程标准，至少每周出现 3 次。

（5）病程标准，睡眠困难及相关日间症状持续至少 3 个月。

（6）排除标准，这些睡眠困难和相关的日间症状不能被其他的睡眠障碍更好地解释。

5. 失眠症的危害

（1）痛苦感。这是导致病人就医的主要原因，也是失眠病人共同的、一般的感受。痛苦感来自于失眠所导致的体力、精力、敏感性、注意力、记忆力等能力的降低，表现为烦躁，出现抑郁情绪及思睡，从而影响个人的学习、工作、日常生活、社交等社会功能。病人对这种痛苦感的感受与失眠的严重程度有关，较轻的失眠可以是"难受"，严重的则"很痛苦"。

（2）对躯体健康的影响。有研究发现，每天睡眠6小时或少于6小时的人比一般人群死亡率高。短睡者的相对死亡率是正常睡眠者的1.3倍。如果长期剥夺睡眠，可致人衰竭死亡。此外，失眠者到精神科和内科就诊的人比无失眠的人多。

（3）对行为的影响。由于失眠者思睡或嗜睡、注意力、警戒性降低，故完成作业的能力下降，出现事故的概率增加。有资料显示，50%的工地事故是由嗜睡引起的，嗜睡也是45%左右的车祸事件的主要原因。一些特大事故，如1986年4月26日切尔诺贝利核电站事故，它的起因也与工作人员睡眠不足有关。

（4）对工作效率的影响。失眠会使人昏昏欲睡，无精打采，工作效率降低。还导致失眠者对睡眠产生恐惧，一想到睡觉就害怕。注意力分散，记忆下降，敏感性欠佳。这些都会对工作效率产生负面影响，形成恶性循环。

（5）可以导致心理问题或引发精神疾病。长期严重失眠可以使人产生焦虑、抑郁情绪，有精神疾病史的可引起病情复发，因为睡眠不好往往是某些精神疾病的早期症状之一。如果长期睡眠被剥夺，可出现幻觉、错觉、短暂的类似急性发作的偏执型精神分裂症的症状，恢复睡眠后该症状即消失。

6. 失眠症的治疗

针对慢性失眠症需要进行规范性治疗，而针对于短期失眠症，首先要找到相关的诱发因素，然后进行积极的治疗。治疗的总体目标为，首先增加有效睡眠时间并改善睡眠质量；其次，改善失眠相关性日间损害，减少或防止短期失眠症向慢性失眠症转化；最后，减少与失眠相关的不宁腿综合征、其他疾病或精神障碍共病的风险。具体的量化目标，指《中国失眠症诊断和治疗指南》（以下简称"《指南》"）推荐治疗后总睡眠时间 >6 小时、睡眠效率 >80%~85%、睡眠潜伏期 <30 分钟、入睡后觉醒时间 <30 分钟、降低觉醒次数或者减轻其他失眠症状。要实现上述治疗目标，《指南》还针对性地介绍了持续性评估，要求治疗过程中，每个月进行 1 次临床症状评估，每 6 个月或旧病复发时，需对患者睡眠情况进行全面评估，中止治疗的 6 个月是失眠症状复发的高危时期，仍需要重新进行评估。

具体治疗方法，推荐心理治疗和药物治疗，其中心理治疗是首选的失眠症治疗方法，因为从长期疗效来看，心理治疗要优于药物疗法。总体来说，心理治疗通过改变失眠症患者的不良认知和行为因素，增强患者自我控制失眠症的信心。具体治疗方法中，《指南》推荐认知疗法、睡眠限制、刺激控制、松弛疗法、矛盾意向疗法、多模式疗法、音乐疗法和催眠疗法。

关于药物治疗，推荐在心理治疗的基础上，酌情给予催眠药物，从而达到缓解症状、改善睡眠质量、延长有效睡眠时间、提高患者的生活质量的目的。药物治疗应遵循个体化原则、按需、间断、足量的原则。《指南》推荐的用药种类选择的顺序为，首选短、中效的苯二氮䓬受体激动剂（BZRA）或褪黑素受体激动剂（如雷美替胺）、具有镇静作用的抗抑郁药物（如曲唑酮、米氮平、氟伏沙明和多塞平），后者尤其适用于伴有抑郁和 / 或焦虑症的失眠症患者。《指南》不推荐抗癫痫药、抗精神病药作为首选药物使用，仅适用于某些特殊情况和人群。

某些非处方药和中草药如抗组胺药、褪黑素和酸枣仁等证据有限，故不推荐以上作为失眠症的一线治疗药物。

《健康中国行动（2019—2030年）》提倡，成人每日平均睡眠时间从2022年起到2030年要达到7~8小时。"良好睡眠，健康同行"，重视科学睡眠，重视睡眠健康，拒绝众人皆睡我独醒。

★ 催眠有妙招

所谓"催眠"，可能有人会认为就是使人睡着，然后控制他人的技术，这绝对是误解。催眠不是控制他人的能力，而是把控制的能力交给他自己，是一种运用语言暗示、肢体动作改变人心理及生理状态的技术。催眠是心理学的一种，也是一种行为科学。催眠被应用在精神医学，是心理治疗中最有效果的治疗方法，已成为全世界医师和心理学者的研究学科，是很实用的技术，也是科学技能。

催眠，对平时无法控制的潜意识领域很有帮助，五官感觉会变得敏锐，集中力、记忆力、学习力也会增加好几倍。而催眠正是运用了潜意识巨大的潜能，才能产生对人身心方面的诸多帮助。越来越多的科学证据显示，潜在意识的力量不容忽视，而且对人的身体及心理的健康有重大的影响，只要你相信自己能透过潜能的力量，改善自己的身体及心理状态，那你就真的能做到。如果你认为自己无法做到，那结果也会如你期望的一样。

催眠原理简单地讲就是利用人类思考的两个不同层面：意识和潜

意识。人本身平时在清醒状态下，意识是占主导地位，催眠原理就是让人的意识专注于某一件事情，这个时候潜意识就不会被意识压制住，于是潜意识被激发，进入一种潜意识和意识都同时开放的状态，这个时候就可以跟潜意识做沟通，催眠就是越过意识直接跟潜意识沟通。

从科学角度来看，催眠原理是透过一套有效引导与暗示的方法，引领被催眠者放松，使其脑波频率来到 α 波（每秒 8~12Hz）或 θ 波（每秒 4~7Hz）的范围。平常当我们心情平和轻松，或是刚睡醒时，所处的正是 α 波状态；当我们处于较浅的睡眠状态，或是静坐、禅定、进入气功状态时，我们的脑波便是处于 θ 波。因此，人处在催眠中，自然会感到一种清醒的放松。同理，通过催眠放松引导，也是可使人的脑波处于 θ 波。

催眠可以应用于临床，治疗许多心理疾病。其适用范围有：①神经症，包括考试焦虑、癔症、强迫症、恐惧症。②儿童行为问题，包括咬手指甲、拔头发、夜尿症、多动症。③心身疾病，包括高血压、偏头痛、糖尿病、斑秃、精神性厌食、性功能失调、功能性病经、神经性皮炎。④人格障碍，包括偏执型人格障碍、情感型人格障碍、分裂型人格障碍。⑤其他适应证，如口吃、性变异、无痛分娩、戒烟、戒酒、术后镇痛等。

下面简单介绍两种催眠的方法——身体扫描和催眠音乐。

1. 身体扫描

身体扫描已被证明是一种非常有效和治愈的冥想方式。它形成了人们正念减压训练的躺卧练习的核心，包括用意识系统地扫荡全身，将热情、开放、感兴趣的注意力集中到身体的各个部位，习惯上从左脚脚趾开始，然后移动整个脚——到脚底、脚跟、脚顶——然后向上移动到左腿，依次移动到脚踝，胫骨和小腿，膝盖和膝盖骨，整个大腿，在表面和里面，腹股沟和左髋，然后到右脚的脚趾，脚的其他区域，然后以与左腿相同的方式向上到右腿。在那里，焦点依次、缓慢地进入整个骨盆区域，包括臀部、臀部和生殖器、下背部、腹部，然后是上半身——背部、胸部和肋骨、乳房、心脏和肺以及胸腔内的大血管，漂浮在后面的胸腔上的肩胛骨，一直到锁骨和肩膀。从肩膀开始，再移动到手臂，从指尖和拇指开始，依次移动手指、手掌、手背、手腕、前臂、手肘、上臂、腋窝，然后再次移动到肩膀。然后进入脖子和喉咙，最后是脸和头。

当练习身体扫描时，我们是在系统地、有意识地将我们的注意力转移到身体各处，注意不同区域的各种感觉。我们能注意到这些身体的感觉是非常了不起的。我们可以随心所欲地去做，可以冲动地去做，也可以更有条理地去做，这一点就更重要了。在不动肌肉的情况下，我们可以把我们的思想放在身体的任何我们选择的地方，感受并意识到在那一刻出现的任何感觉。身体扫描并不是每个人都适合的，每一次身体扫描也会有不同的可能性发生。但无论所处环境或条件如何，经常了解和实践它是非常有用的。如果我们把身体想象成一件乐器，身体扫描就是一种调音的方法。如果我们把它想象成一个宇宙，身体扫描是了解它的一种方式。如果我们把身体想象成一座房子，身体扫描是一种打开所有门窗，让意识的新鲜空气把它扫干净的方法。我们也可以更快地扫描自己的身体，这取决于时间限制和所处的环境。我们可以做一次吸气或呼气的身体扫描，或者一、二、五、十或二十分钟的身体扫描。精度和细节的水平当然会根据具体情况而有所不同，快速地穿过身体，但每一种速度都有它的优点，最终，它将可能是以任何我们能做到的方式与我们的整个存在和我们的身体相接触，这完全超越时间。我们可以在晚上或早上躺在床上练习身体扫描，或长或短，也可以练习坐着甚至站着。有无数的创造性方法可以将身体扫描或任何其他冥想带入我们的生活。

2. 催眠音乐

音乐对人体生理功能有明显的影响，音乐的节奏、模式和旋律可明显地影响人的心率、呼吸、血压，因为它与人体的特征极为相似，所谓内在生理的某些特征；生理的、类似于音乐的某些特征——运动和静止、紧张和放松、兴奋与抑制、渐变和突变等模式。也就是说，当音乐作为一种刺激进入听觉器官，经传入神经中枢，大脑皮层、皮层下中枢和自主神经系统都会参与作出各种反射活动。随着音乐的节奏、旋律、音量的不断变化，人的呼吸、循环、内分泌和神经肌肉都会发生变化。在对失眠患者进行音乐治疗时，应根据不同症状，对症下"药"。

（1）正确选择"催眠音乐"。在选择"催眠音乐"时不宜盲目的投其所好，而应选择和声简单、音乐和谐、旋律变化跳跃小，慢板的独奏曲或抒情小品音乐。其中以小提琴、钢琴独奏曲效果较明显。这类音乐的中心频谱范围大都在125~250Hz，往往比较容易诱人入睡。临床实践证明，对难入睡患者应选用抒情、慢板为主的独奏曲；对浅睡患者应选用抒情中板、慢板为主的轻音乐；对易醒患者应选用没有明显节拍的抒情小品为宜。

（2）音乐治疗与心理因素。音乐对人体心理影响的原理，是通过心理作用转化为生理作用的。正如我国古籍《礼记》一书"乐记"篇章中说："乐者音之所由生也，其本在人心之感于物也""乐心感者；声哗以缓；喜心感者，声发以散"。这说明我国古代已注意到音乐与心理活动的关系。不同节奏、旋律的乐曲，对人的心理所产生的情绪反应亦有差别。节奏感极强的音乐，能使人情绪兴奋，但优美的旋律如潺潺流水，风和日丽鸟语花香的意境，可使躯体动作减少到最低程度，继而表现出心旷神怡的欣赏反应，所以节奏感鲜明与旋律优美抒情这两类音乐，对心理状态与躯体的反应是不完全相同的。音乐治疗与心理治疗是有密切关系的，人的心理活动，不论是简单的，还是复杂的，都可以从客观事物中找到它的源泉。因此，在进行音乐治疗的同时，配合心理治疗，可以大大地增强音乐治疗的效果。

另外，适宜的催眠环境对疗效有着重要的影响，在进行音乐催眠时，首先要有一个冷色、安静的环境，尽可能排除一切其他的干扰因素，努力为失眠患者提供一个良好的环境，以保证音乐催眠的顺利进行。

★ 沾床就睡小技巧

（1）培养"见床就困"的习惯。想要沾床就能睡着，首先要建立床和睡眠之间的"条件反射"，做到见床就想睡。在床上不要做与睡眠无关的事，如看手机、看电视、看书等。不困的时候不上床，等有困意时，立刻上床睡觉。如果躺了 20 分钟，还是睡不着，就起来做一些放松的事情，如冥想，等困了再躺回床上。通过反复训练，在看到床的时候就会产生困意。

（2）"4 个 7 秒钟"呼吸法。睡前冥想可帮助消除负面情绪，大家可以试试"4 个 7 秒钟"呼吸法。第一个 7 秒钟吸气，同时去感受自己的身体，从脚趾到膝盖，再到胯部、腹部、肩膀、双臂、头部，想象每一个部位都充满活力；第二个 7 秒钟屏住呼吸，想象身体逐渐安静、放松；第三个 7 秒钟呼气，想象身体在慢慢释放掉所有的负面情绪；第四个 7 秒钟屏住呼吸，然后总共重复做 7 遍。

（3）增加睡眠动力。睡眠动力，也称为睡眠压力，保持清醒的时间越长，睡眠动力越大，越容易入睡。失眠的人，可以尝试不管晚上睡眠好坏，白天不补觉，也不午睡。每日坚持运动 1 小时，如快走、慢跑、游泳等，也能增加睡眠动力。

（4）保持专注。专注于自己的身体，感受自己身体的存在，会发现自己的身体慢慢地飘起来，感觉到它是越来越轻的，用意念去感受而不是去控制，随着平稳的呼吸去感受身体的漂浮感，一直持续这样的状态。

（5）睡眠辅助。褪黑素是产生困意的主要原因，睡眠贴可以促进自身产生褪黑素，能够改善失眠的问题，而且和药剂型的褪黑素相比，没有副作用和依赖性。

小贴士

睡前用手指梳头有利于血脉流畅，使神经松弛，消除大脑疲劳，有助于安眠。

参考文献

[1] 李文藻 . 婴幼儿睡眠与睡眠问题 [J]. 重庆医学 ,2009,38(21):2752-2753.

[2] 石峰 . 音乐治疗在中国 [J]. 人民音乐 ,1987(7):2.

[3] 陈仲庚 . 医学心理学浅谈 [M]. 北京 : 人民卫生出版社 ,1984.

[4] 张文康 . 失眠 [M]. 北京 : 中国医药出版社 ,2000.

[5] 高峰 . 熬夜的危害 [J]. 新农村 ,2021(10):41.

[6] 苏亮 , 陆峥 .2017 年中国失眠症诊断和治疗指南解读 [J]. 世界临床药物 ,2018,39(4):217-222.

[7] 史延杰 , 王建伟 , 薛居冰 . 浅谈打鼾的危害及预防 [J]. 医学信息（上旬刊）,2011,24(5):2813-2814.

[8] 李咸龙 . 打鼾的危害及预防与治疗 [J]. 科学与健康 ,2014,27(5):66.

[9] 胡庆磊 , 杜翠萍 , 杨扬 , 等 . 上海市普陀区 20 岁以上人群阻塞性睡眠呼吸暂停低通气综合征流行病学调查 [J]. 中国眼耳鼻喉科杂志 ,2017,17(1):49-54.

[10] 赵廷明 , 李鑫 , 向静 , 等 . 通江县 35~75 岁居民习惯性打鼾调查 [J]. 职业卫生与病伤 ,2022,37(3):155-160.

第六章 自我健康管理——想

第一节

解读你的
"当前状态"

人们常常花大量时间缅怀过去，憧憬未来，可是却对"现在"视而不见。如果问你："你知道自己现在的状态吗？"你也许会自信地说"当然了，我现在很高兴"或"我现在正在看这本书"，但是要更详细地描述当下的身心状态，可能就要词穷了。经常在生活中听到"活在当下"这个词，但是怎样才算是"活在当下"呢？

★ 当下的精彩

当下就是此时此刻，和未来、过去相比，我们感知到的现在就是当下。简单来说工作的时候专注工作，吃饭的时候专注吃饭，运动的时候专注运动，这便是活在当下。心理学家很早就开始向人们推荐活在当下这种生活方式，它是保持健康和快乐的关键，它能帮助人们战胜焦虑，减少担忧和沉思，让人脚踏实地，与自己和周围的一切保持联系。

活在当下，就要发现当下的美好。生活中并不缺少美，而是缺少发现美的眼睛。我们现在的生活就是一道道美丽的风景：与家人相聚一起，共享天伦之乐；春日午后沐浴在阳光之间，闻到花香，听到虫鸣；与朋友悠品一杯香茗，畅谈美好人生。

活在当下，就要享受当下的生活。一旦发现了当下的美好生活，那还等什么？立足当下之美，享受惬意人生。这个时候就会发现，当下生活竟如此美好，还有什么是比尽情享受当下生活更美好的事？当下的美好生活才是我们真实的人生，错过了就会成为昨日的风景。在这美好的当下，要张开双臂去拥抱它，要敞开心扉去欣赏它，要放松心情去享受它，过好当下生活的每一天。

活在当下，就要接纳生活中的一切。人生活在这个世界上，并不都是一帆风顺的，人生不如意之事十有八九，每个人的当下并不全是美好，或者遇到困难，或者遇到挫折，或者遇到变故，这些都是人生中难以预料的，是我们左右不了的。面对这些，有的人就会心烦意乱，悲观失望，失去生活的勇气和信心；而有的人就敢于面对一切，从困难和挫折中走出来，鼓起生活的勇气和信心，让自己的生活重新充满阳光。

不论当下处于顺境或逆境，都要有自在快活的潜质；不论当下心理产生喜爱或讨厌的感受，都有自在快活的潜质；不论当下心中升起什么情绪，依然有自在快活的潜质。在任何逆境中、任何不快的感受中、任何负面情绪中，不需要花力气去转移、逃避、改造，当下依然有自在快活的潜质，这才是真正的"活在当下"！

心烦意乱是因为我们的心一直绷得太紧，没有放下，一旦放下执念去感受当下，我们的心就打开了，心打开了身体自然很轻松，健康愉悦也会随之而来。要想随时保持心情的放松、愉悦，应该学着调整我们的状态，一个好的调整方式就是正念。

★ 正念初相识

正念减压法最初是由美国麻省理工学院分子生物学博士、马萨诸塞州医学院的荣誉医学博士卡巴金创设的，目的是协助病人以正念禅修处理压力、疼痛和疾病。正念为"以一种特殊的方式集中注意力，有意识地、不予批判地专注于当下"，这种专注使我们对当下的现实更自觉、更清楚、更接纳。简单来说，正念就是觉知，就是不带任何评判色彩的态度来活在此时此刻，充分觉察当下所发生的一切。

正念疗法能够帮助减压、改善情绪和注意力、养成更好的饮食习惯；改善睡眠、进行更好的体重控制、减轻疼痛等。

1. 正念呼吸

把注意力放在呼吸上，通过练习"深度呼吸方法"（又称腹式呼吸法）的技巧是很有帮助的。腹式呼吸的正确打开方式：首先，想象你的丹田（肚脐下三根手指的位置）里，有一个假想的"小气囊"。接着，用鼻子吸气，把你吸进去的空气一路从胸部、腹部送下来，一直送到"小气囊"里。此时，你的小腹会微微凸出。然后，再深深地吐气，把"小气囊"里的空气，全部由鼻子呼出。练习时，你可以在小腹上放一本书，来感觉腹部的起伏。刚开始时，每天练习50次的吸和吐，慢慢地把腹式呼吸法变成你每一天、每一刻的呼吸习惯。

2. 身体扫描

从你的脚趾开始，每次把你的注意力集中在身体的一个部位。注意这个身体部位的感觉，注意你当下体验到的一切。把你的注意力在一个身体部位停留几分钟后，移到你身体的下一个部位（也就是在脚趾之后，把注意力集中在脚上，然后是脚踝，然后是小腿，依次往身体上方扫描）。这不仅是一个让你立刻进入正念状态的好方法，它还能帮助你注意到你的身体是否存在潜在的病痛。

3. 正念冥想

正念冥想首先需要为自己选择一个可以注意的对象，可以是一个声音，或者具体的物件，抑或自己的呼吸、身体感觉、运动感觉；确定对象后，舒服地坐着（传统的姿势是盘腿而坐，双手自然垂膝，但关键是找到一种让自己坐得舒服的姿势），闭上眼睛，进行一个简单的腹部呼吸放松练习（不超过一分钟）；然后，调整呼吸，将注意力集中于所选择的注意对象。刚开始进行正念冥想练习的时候，你可能会因为觉察到一些不适感而感到不自在（比如你觉得腿部某个位置不舒服），会急于想赶走它，试试有意识地训练自己，不要去主观评价这种不适感对自己是好是坏，就由它客观存在。

正念减压的七大原则：①非评价，即时刻观察心中的好恶，不受其牵制与左右。②接纳，即承认并允许人、事、物当下所呈现的样貌。③信任，即信任自己的身体感受，安然与自己同在。④好奇心，即对事物保持常态性的好奇与开放。⑤耐心，即允许人、事、物以其自身的速度发展。⑥非用力追求，即努力但不过度用力，不被预期牵制与左右。⑦放下，即允许人、事、物自然地产生、变化和消逝。

在日常练习中，我们要整合使用正念的七大原则，从一点一滴中感受与实践，并尝试将获得的感悟和能量延伸应用到生活和工作中。不积跬步，无以至千里；不积小流，无以成江海。正念练习每次不需要做很久，但是需要保持练习的频率，尽量每天花一段时间进行练习，

5分钟、10分钟都可以。相信一段时间后，你能切实感受到正念带来的改变。

　　正念减压疗法是缓解痛苦的加油站，能够人们帮助减压、改善情绪和注意力、养成更好的饮食习惯；改善睡眠、进行更好的体重控制、减轻疼痛等。

第二节

小舍离，大智慧

你有没有这种情况，让你把某些东西扔掉，你的内心挣扎许久，非常难以抉择，就算明知这些东西没有什么用处了，还是"恋恋不舍"？因为你的不舍得，总是让你背负很多东西，比如过去的恋人、错失的晋升机会、与朋友的分道扬镳。其实，舍离是人生的大智慧，舍掉人生中该舍掉的，才会让自己懂得当下最需要什么，最应该做什么。

★ 舍与得的较量

"断舍离"这一概念是由日本著名的杂物管理大师山下英子所提出的，最初是指一门整理物品的生活艺术。一个人的生存空间是有限的，如果想要让自己的房间看起来井井有条，就要学会做到"断舍离"。随着概念的延伸，它已不单单是指物质层面上的东西，对于人的心理也同样适用，对于生活中那些不必要、不适合、令人不舒适的东西，我们都应该全部断绝、舍弃，并且切断一切对于这些事物的眷恋。所以真正的断舍离，是整理自己的内心。

古人云"有舍才有得"，我们在生活中想得到什么，又必须舍弃什么呢？你在占有物品时，物品也在"占有"你。当你习惯了一个人的存在或深陷某种情绪不能自拔，总是纠结于过去的情感和事物不愿扔掉丢弃，那么只会徒增自己的烦恼，因为不管是你黯然神伤也好，心有不甘也罢，都终究只是不必要、不适合自己的东西。只有当我们学会放开执念，才能从中获得轻松愉快的心情，找到人生的自信，让自己成为更好的自己。人生本应该去繁从简，当我们开始学着简化自己的生活，便能够找到人生的意义。断舍离并不是简单的"扔扔扔""丢丢丢"，这不是断舍离的真正内涵，真正的断舍离，是通过收拾物品了解自己，整理自己内心的混沌，让人生进入舒适的状态。

★ 断—舍—离，分步走

1.断除

首先我们应该从被禁锢住的思想开始做起。当人的思想被禁锢住时，那么无论是在学习、工作还是生活中都很容易过得不顺。当你抱有太多的想法和顾虑的时候，思想就很容易在某个点上卡住或走偏，最终只能感到无尽的疲惫。当断不断，必受其乱。我们要做的，就是抛弃多余的想法，回归简单，了解自己的真正需要，减少执念和无休止的欲望的产生，让自己在繁杂中感到轻松。

2. 舍弃

无论是友情还是爱情，很多人总是会被感情的事情所困扰，感到不确定和迷茫。低质量的感情不仅不会给自己带来快乐，还容易让人劳心伤神，甚至造成更大的伤害。一段好的感情应该是让人感到轻松舒服、自在的，而不是让人感到压力和压抑。千万不能因为和这个人持续交往的时间长，而舍不得这段感情，在任何时候我们都应该清醒地远离低质量的感情，避免更大的悲剧发生。因此，不要沉迷在不好的、低质量的感情里，只有果断的舍弃掉，才能活得更加快乐，活出更好的自己。

3. 远离

无效社交就像慢性毒药，所以，人宁愿孤独，也要远离无用社交，否则你只会不断地消耗自己的情感，最终连带着精神陷入彻底的枯竭。有朋友可以社交自然是好的，可是没有也不要过于强求，因为你没有必要强迫自己融入一个不属于你的圈子。所以，与其每天周旋于各种社交场合，结交虚情假意的朋友，而没有时间静下心专注于提升自我，不如停下无效社交的脚步，多多提高自身的价值，当你的价值越来越高时，朋友自然就会增加。

像这样"断除—舍弃—远离"，把生活里一些不必要的情感、人或事物清理掉，给自己的内心进行一次大扫除，不仅可以让你的生活环境变得更加清爽、舒适，也能让自己通过放下执念来获得更轻松的人生。

小贴士

有舍有得，不舍不得，小舍小得，大舍大得。

★ 给自己来一个心灵SPA

生活中我们总会遇到各种各样的问题影响我们的情绪，给自己的心情上带来许多负担。情绪通常可分为正面情绪和负面情绪两大类。正面情绪有助于身心健康，而负面情绪则会蚕食健康。当人们被紧张、焦虑、愤怒、沮丧、悲伤、痛苦等令人不快的负性情绪所困扰时，会影响呼吸及血液循环、神经肌肉等各身体系统继而影响身心的整体健康。

1. 负面情绪对身体健康的影响

（1）最受情绪影响的器官——消化系统。相信很多人都有过茶饭不思、借酒消愁的类似体验，这都是负面情绪正在潜移默化你的身体。强烈情绪刺激下，身体会出现呕吐、胃胀、胃痛及腹泻等症状，或者简单地表现为食欲下降，也有些人会表现为暴饮暴食，直接在物理上伤害消化器官。由于没有器质性的病变，所以即使做胃镜也查不出问题所在，这也就是典型的心身疾病。

如果各种负面情绪不能得到及时、彻底排解，首先就可能造成对消化系统的破坏。从情绪和消化的关系来看，长期情绪不良会导致消化系统自律神经失调而造成各种身体不适，产生各种症状，甚至导致疾病。心身疾病中，胃肠疾病首当其冲，如各种消化道的应激性溃疡。

（2）情绪"攻击"免疫系统。现代心理卫生学在20世纪80年代提出了"癌症性格"的概念，情绪常压抑、抑郁的人患癌症的几率远远高于其他性格类型的人。这里并不是单纯的指外向或者内向的性格。有些人外表虽然看起来开朗大方，但是内心世界却十分在意别人的看法，有较高的自我要求，但却对自我评价较低；有些人虽然看起来内向安静，但却能很好的调节自身与外界的平衡，无负面情绪的淤积，并不会对健康产生太多不利影响。

有研究观察发现，大多数癌症患者都存在着"暴躁、狭隘、易怒"等一系列负面情绪，这样的精神状态对健康百害而无一利。此外，癌症的发病因素是多方面的，除了遗传、环境、生活方式以及饮食结构等，"情绪垃圾"也会对癌症的发展起到一定的推波助澜的作用。

不良的情绪会扰乱大脑功能，引起机体内环境的失调，从而导致疾病的发生。人的"神经—内分泌—免疫"系统是一个整体，神经系统分泌的很多神经递质将直接作用于免疫系统和内分泌系统。因此，情绪在很大程度上会影响人的内分泌系统和免疫系统，对机体免疫功能起重要调节作用。

（3）坏情绪会让人变丑。研究表明，70%的人会以躯体健康受损的方式来消化不良情绪，皮肤是愤怒、忧伤等情绪的一个出口。而长期郁郁寡欢、焦虑烦闷，会使上皮细胞合成过多的黑色素沉积于皮肤表面，让皮肤变得灰暗无光泽，甚至形成黄褐斑。忧愁苦闷的情绪还会导致神经衰弱、失眠，影响到皮肤血液供应，使面容憔悴，眼圈发黑。也就是说，焦虑烦闷真的会让皮肤变差、让人变丑。①神经性皮炎。神经性皮炎患者在发现问题前一年内往往有不同程度的不良事件刺激，如家庭矛盾、经济问题、工作学习压力等。性格急躁情绪不稳定的人，对这些不良刺激应变能力差、反应敏感，久而久之，就容易导致神经性皮炎的发生。②痤疮。当人们长期处于一个焦虑或者神经高度紧张的状况下，会不知不觉地进食大量甜食和高热量的食品，睡眠质量差，粉刺、痤疮也随之而来。③银屑病。数据显示，40%以上的银屑病人群在出现问题前都有精神紧张史，同时在现实生活中，保持乐观向上心态的银屑病群体，其预后明显好于悲观失望者。④荨麻疹。荨麻疹的出现也与神经精神因素密切相关。一般在情绪紧张、烦躁不安时会出现瘙痒加重或病情反复，当情绪稳定后皮疹会在几个小时内慢慢消失。

（4）坏情绪是心脏血管杀手。目前已有大量研究表明，持续紧张的工作、生活和工作环境的改变、家庭的不幸变故等，均可引起人的不良情绪，而不良情绪与心血管疾病的发生、发展、加剧、恶化密切相关，是高血压、冠心病的重要危险因素。有调查数据显示，原发性高血压患者发病前具有不良个性情绪的比例高达74.5%。人在焦虑、紧张或者压力很大的时候，身体就会不自觉地处于一种紧绷的状态，而此时，为心脏供血的血管也会出现痉挛、收缩的情况，导致血液无法正常供应，从而出现心肌坏死。

2.情绪减负

（1）成为时间管理大师。很多时候，人们的焦虑都是由拖延症导致的，事情越多，越不知从何做起，于是开始拖延，越拖越焦虑，到最后效率低下无法完成任务，形成恶性循环。我们可以准备一个计划本，或者打开手机备忘录，列出接下来一段时间内所要做的事情，并且按照轻重缓急进行排序，每做完一项就在前面做出标记。以这种形式对手头上的工作任务进行合理拆解，不仅可以使条理更加清晰，也可以让我们在完成每项任务时获得更高的成就感，有利于提高完成任务的效率，自然也就不会再产生焦虑的情绪了。

（2）尝试转移注意力。当无法控制负面情绪的时候，不妨尝试转移注意力，放下手中的事情，放空大脑，去做一些能够让你感到开心、快乐、放松的事情，不要再纠结于此。可以沉浸式地观看一部感兴趣的电影或阅读一本书籍，远离社交软件，给自己一些独处的空间，不要受外界消息的打扰；或者打扫房间，将房间整理干净也是另一种方式的情绪整理；当然，也可以选择运动起来，体育比赛的团队效应，队友的关心和交流都有助于情绪状态的改善，或者去健身房挥洒汗水、户外爬山。

（3）学会与自己和解。感到自己身陷紧张、焦虑等负面情绪时，可以尝试接纳生活中的不如意，不要执着于某件事情，一直钻牛角尖，一味地较劲只会让人在痛苦中无法抽离，最好的办法就是找到适合的方法，让它成为你的一部分。和解意味着自我放下，不纠结，不计较，承认事情发生。

小贴士

　　断除、舍弃、减负、整理自己混沌的心灵，通过时间管理高效完成任务、转移注意力、学会与自己和解来给自己的心灵减压，获得更轻松舒适的人生。

第三节

"人之初，性本善"，你读懂了吗？

孟子曰："子路，人告之以有过，则喜。禹闻善言则拜。大舜有大焉，善与人同，舍己从人，乐取于人以为善。自耕稼、陶、渔以至为帝，无非取于人者。取诸人以为善，是与人为善者也。故君子莫大乎与人为善。"成语"与人为善"即出自于此。可现实生活中，总有些人喜欢"唱反调"，凡事都有一套自己的"理由"去怼别人。此外，我们每天也会接收到大量的真实信息和谣言，难以分辨其中真伪，于是不明就里的人们很容易被舆论牵着走，而在网络上发表一些激烈的言论，网络暴力由此而生。这些行为背后是怎样的心理现象？本节我们将会揭秘"键盘侠"的心理，并且教会你如何做到与人为善。

★ "键盘侠"心理大揭秘

1.心理代偿

回顾一下伍迪·艾伦的电影《开罗紫玫瑰》。电影的女主角因为生活不幸福，丈夫出轨、被炒鱿鱼，于是经常跑到电影院中看电影寻找慰藉。突然某一天，电影中温柔浪漫的男配角走出屏幕和她谈起了恋爱，但最后发现只是一场梦。她夹在银幕上的男主角和饰演的演员之间，挣扎着想找出真实和虚幻之间的界线。这种试图从他人的酸甜苦辣中寻找自己的影子，或者将屏幕中的主角当作自己化身的现象其实都是心理代偿。

心理代偿，指对自己能力无法实现的愿望或不存在的经历，通过对讯息内容的角度置换，达成心理的满足。大多数键盘侠在现实生活中都处于社会的底层，没有什么存在感，当他们在现实生活中遇到挫折不顺的时候，就把怨气撒到虚拟网络上，抱着一种"没有人认识我，也不能拿我怎样的心理"，这就是典型的消极性补偿心理。此外，前面提到的"报复性熬夜"，也是一种消极补偿的心理，由于个体在白天缺乏对自己时间的掌控感，延长夜晚时间以提高对自我时间的控制感，从而缓解内心的不平衡。

2.逆反情节

逆反心理也称为逆向心理，指人们在受到某种持续不断的刺激所累积起来的经验的负面影响下，对客观事物产生的一种具有否定性的心理状态和行为意向。从心理学角度来看，逆反心理在本质上属于态度问题，具有特定的心理构成和形成机制，既是一种心理状态，同时也是一种行为倾向。主要可以表现为以偏概全、以强硬的态度盲目反对、我行我素、反向思考。

3.从众心理

从众心理是指人们往往在社会团体的压力下，放弃自己的意见而采取与大多数人一致的行为的一种心理状态。产生这种心理状态的原因，是由于实际存在的或头脑中想象到的社会压力与团体压力，使人们产生了符合社会要求与团体要求的行为与信念。社会生活中的从众行为非常普遍。许多人都可以为了免受团体其他成员的非议、排斥乃至孤立，愿意做出从众行为，从而获得同伴的好评、欢迎与喜欢等的待遇，人们的从众行为，是为了取得外界给予的种种报偿并避免种种惩罚而发生的。在从众心理的趋使下，一批键盘侠情绪化地跟着某些蓄意歪曲事实的人，站在道德的制高点上，对他人进行肆意的评价，甚至是进行人肉搜索、公布他人隐私、网络暴力他人。

4.角色效应

角色效应是人们以不同的社会角色参加活动，这种因为角色不同而引起了心理或行为变化，角色效应会使人们在面对突发事件时维护自己相应角色一方的利益。在群体中，人们有时会感到自己被淹没在群体中，于是个人意识和理解评价感丧失，个体的自我认同被群体行为与目标认同所取代，个体难以意识到自己的价值和行为，自制力变得极低，结果导致人们参与到重复的、冲动的、情绪化的，有时甚至是破坏性的行动中去。人在群体中，一旦出现情绪高涨的状态，个人意识就会减少，并且所在群体规模越大，气氛越强烈，就越容易陷入去个人化状态，越容易表现得忘乎所以。尤其是在网络世界中，去个性化中带有的匿名性被放大，人们容易感受到群体和网络"双重保护"下所给予的"安全感"，再加上"法不责众"的心理状态下，就容易出现极端化的、非常态的言论和行为。

5. 超限效应

超限效应是指当刺激过多、过强或作用时间过久时，引起的心理不耐烦或逆反现象。可以理解为当相同或相类似的事件重复出现多次，或某一事件时，有些人的耐心程度下降，产生对该事件的抵触情绪，便开始拒绝按照既定的步调来走，就像莎士比亚的戏剧《罗密欧与朱丽叶》一样，男女主角越是因为遭到反对，他们彼此之间的宿命感便越强，越是想要排除万难在一起。尤其是当某一事件或商业产品宣传过度时，这种现象就会变得特别明显，超限效应使宣传者的宣传意图得到相反的效果，所以任何事情都应该要把握恰当的尺度，否则会变得吃力不讨好，得不偿失。

6. 霍桑效应

霍桑效应是由哈佛大学心理学家乔治·梅奥为首的研究小组提出的概念。霍桑效应在某些方面可以认为是一种宣泄心理。有些人在现实生活中受到种种社会规范和道德制约，但却没有办法将自己心中的不满和不认同的观点说出，于是他们只能寻找其他的宣泄途径。他们借由网络匿名性带来的"庇护"，在网络上尽情阐述自己的观点和看法，不在乎他人是否认可，或者自己的言论是否会给他人带来伤害。其实，适度的宣泄有助于人们调节自身的心态，从而保证现实生活的正常进行。但是过度地宣泄不满只会导致网络世界成为自己负面情绪的"垃圾桶"，时间长了反而会对自身的心理健康造成极大的危害。

7. 海格力斯效应

海格力斯效应是一种人际互动，它是一种人与人或群体之间存在的冤冤相报、致使仇恨越来越深的社会心理效应。当一个人陷入海格力斯效应之中时，就容易变得偏执。特别是在网络世界中，并不能直观全面地看到整个事件的缘由，那么由于对事件本身或对某一方了解得不够充分，就更有可能会产生偏见，从而对其产生一种不自觉的敌意，最终做出不够客观的评价。在这种双方都陷入纠缠的情况下，对对方的偏见就会越来越大，误会只会越来越深，于是便形成了常见的网络骂战。海格力斯效应会使陷入其中的人生活在无穷烦恼之中，也浪费了很多社会资源，因此，无论遇到任何事情，我们都应该尽可能地保持冷静，在对事态进行了真实全面的了解以后再做判断，避免误解和偏见。

　　网络暴力突破了道德底线，往往伴随着侵权行为和违法犯罪行为，有的通过侮辱诽谤、威胁恐吓等形式，输出语言暴力；有的利用人肉搜索等手段泄露个人隐私、个人信息；有的打着伸张正义的旗号，对他人骚扰嘲讽，实施道德绑架。网络暴力不仅侵害他人的尊严、名誉和隐私，也严重污染了社会风气，所以我们在拒绝网络暴力的同时，要做一个有主见的人。

★　爱在心间——为人为善

　　研究表明，提高幸福感的主要方式是与人为善，善良能够提高生活满意度，舒缓疼痛，甚至在细胞层面影响人体。与人为善，面对别人，也面对自己的内心，用与人为善自律、自省，追求和谐美好，是一种大境界。

1. 严于律己，宽以待人

　　人们总是更容易发现别人身上的缺点和不足，对别人提出各种各样的意见，但却总是忽视自己的不足，没有反省过自己。我们不应该过分苛责别人，因为只有在律己时，你才能得到快乐，久而久之你将会收获成长，而一味地律人，只会得到怨恨、依赖和痛苦，所以，当我们总是在要求别人的时候，应该先思考一下，每个人都是不同的，每个人都有自己的思想、处事态度，对事物的感受也不尽相同，我们不能够总是把自己的思想和行为习惯强加于他人身上，我们每个人都是独立的个体，没有资格要求旁人按照我们的想法来做事和思考。在不同的成长环境和经历的熏陶下，我们没有权利要求别人变得和自己一样，甚至强行要求别人改变还会引起别人的愤怒情绪。我们可以向他人适当的提建议，但不能要求和控制他人强行改变。

2. 心中有爱，与人为善

自古有"忍得一时气，免得百日灾"，对他人的宽容不是软弱表现，而是良好涵养的体现。当我们能对别人的错误，予以正视，并以适当的方法给予批评和帮助时，不仅能避免大错发生，还能获得身心健康。

在我们的社会交往中，吃亏、被误解不可避免，但是在面对这些困境时，是选择理解和原谅，还是让自己处于激动的状态与人交恶？显然，不论我们在生活中遇到了什么烦心的事，都应该试着宽容，让自己不时时刻刻处于紧张激动的状态，才能活得轻松洒脱，获得心灵的平静。

3. 适当的宣泄情绪

脾气再好，性格再内向的人，在遭遇烦心事时，也难免会展露情绪。如果长期选择控制和隐忍，压抑自己的情绪，使得自己的攻击性无法释放，长期下去也会给自己身心带来伤害。所以，我们要学会适当的释放情绪，遇到不顺心的事情不要封闭自己，而是要尝试打开心灵，不要让心灵受到束缚，勇敢地面对自己的内心，选择合适的方式去管理情绪，比如可以选择大哭一场或者跑到没人的地方大喊几声释放出心中的压抑。总之，遭遇烦心事不能成为我们与人为恶的理由，反而应成为主动与他人友善沟通、交流的催化剂，把自己内心的想法倾诉出来，获得真正的释放。

4.学会换位思考

一个真正善良的人，往往是最懂得如何换位思考的人，他们总是在不动声色地体谅他人。人生中很少有能用绝对的是非对错来判断的事情，只要懂得换位思考，我们就会发现一切皆有不同。大多数人都习惯性地站在自己想当然的立场看待问题，但是不妨尝试站在对面的立场，替对方想一想，可能会有意想不到的结局。

如果在遇到问题时，只考虑自身的利益，而忽略他人感受，那么只会使得双方的关系愈加紧张，最后酿成大错。但是如果大家都站在对方的角度换位思考，互相让步，很多问题都将迎刃而解，可以避免许多不必要的矛盾。

5.以直报怨

《论语·宪问》有云："或曰：'以德报怨，何如？'子曰：'何以报德？以直报怨，以德报德。'"即是用正直的态度来对待怨恨。首先，要拥有善良的心理，学会与人友善，可以让他人和自己都获得快乐，当你向别人扔泥巴的时候，弄脏的也是我们自己的手。同时，要拥有智慧的双眼，遇到事情时，先理智地思考分析，做到未知全貌，不予评价，避免总是习惯性地否定他人，与他人产生不必要的争执。其次，保持头脑清醒，别让自己的正义之心被有心之人利用成了伤害他人的一把枪，要客观理智地分析事物的全貌，避免盲目从众。最后，在遭到挫折、收到批评时应该多找主观原因，进行自我的反思，痛定思痛，摆脱消极补偿心理。

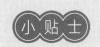

小贴士

仁爱之人,有礼者敬人。爱人者,人恒爱之;敬人者,人恒敬之。

第四节

巩固
"亲友团"

★ 谁是那个懂你的人

在冬天，气温下降，蛇的体温也随之下降，蛇会停止一切活动，相互缠绕在一起，抱团取暖冬眠，共同抵御严寒。在自然界中，不止是动物会抱团取暖，作为群居动物的人也如此。在寒冷的冬季，人们只有相互抱在一起，相互取暖，才能共同度过最困难的寒冬季节。现实生活中，当我们遇到困难时，只有和亲朋好友互相帮助，彼此陪伴在身旁，将彼此的力量汇聚一处，这就是"社会支持系统"。

社会支持系统是指个人在社会关系网络中所能获得的来自他人的物质和精神上的帮助和支持，是个体应对挑战和压力、缓解不良情绪的重要资源，能够缓解心理压力，提高自身对环境的适应能力和对变化的应对能力。具有良好的社会支持可以让人获得更高的幸福感、生活满意度、积极情感和更低的消极情感。从马斯洛需求层次理论来说，社会支持满足了人们对于自尊以及其他层次社会需求。社会支持系统不足者则会容易产生焦虑，并且难以找到归属感，当他们面对挫折时，其承受力也会更差，丧失自信，甚至还会产生抑郁倾向。

★ 我的朋友我来"团"

交朋友是一个双向选择的过程，你在选择朋友，朋友又何尝不是也在选择你，给彼此更多的机会，我们才会明白，新朋友是否值得深交。

1. 先入为主

"人靠衣装马靠鞍"，很多人也体会过漂亮得体的服装、好看的外形在交往中的作用。俗话说"人不可貌相，海水不可斗量"，但是在与人接触的时候又有多少人能做到完全不以貌取人呢？况且，在与陌生人初次见面时，我们也只能通过性别、年龄、长相、仪态等来对其个性特征和内在素养等做出大致的判断和了解。

"伏龙凤雏，两人得一，可安天下"，这里的"凤雏"指的就是庞统。纵观庞统一生功绩，无论是赤壁之战助诸葛亮和周瑜大破曹操，还是后来协助刘备入主西川，从而形成三足鼎立局面等，都说明庞统是一个百年难遇的奇才。可令人奇怪的是，满腹才华的庞统却被东吴孙权拒绝，这是为什么呢？原因之一就是庞统形貌丑陋，给孙权留下了较差的第一印象，所以被孙权拒绝，而这一系列行为都可以用心理学上的"首因效应"来解释。

首因效应，通俗来讲就是第一印象。当人们第一次与某物或某人接触时会留下深刻印象，通过"第一印象"最先输入的信息对客体以后认知产生影响作用。第一印象作用最强，持续时间也长，比以后得到的信息对事物整个印象产生的作用更强。在社会认知中，个体获得对方第一印象的认知线索往往成为以后认知与评价的重要根据。因为当不同的信息结合在一起的时候，人们总是倾向于重视前面的信息，即使后面的信息和前面的信息不一样，也会屈从于前面的信息来形成整体一致的形象。由此可见，给人留下一个好的第一印象，在人际交往中非常重要。

我们在人际交往和工作中首先应做到注意形象，特别是初次见面时，外表上要做到整洁大方，让对方愿意进一步深入了解认识，不能第一次见面就给对方留下随意、邋遢的印象。其次，要注意礼貌礼节，真诚待人，不要对人傲慢无礼。准确把握首因效应，才能为开创良好的人际交往氛围奠定坚实的基础。

2. 以貌取人

一项心理实验显示，当人们被要求在一堆他们不认识的照片中分别找出"好人"与"罪犯"时，总会受到外貌的影响，即表现出按外貌分类的倾向，在心理学上称为晕轮效应。

晕轮效应也叫作光环效应，指人们在交往认知中，对方的某个特别突出的特点、品质就会掩盖人们对对方的其他品质和特点的正确了解。晕轮效应有正效应与负效应之分。由于某一特征得到肯定而使其他特征也得到肯定是正效应，称为积极的晕轮效应。由于某一特征被否定而使其他特征也被否定是负效应，称为消极的晕轮效应或"扫帚星效应"。

日常生活中的晕轮效应十分普遍。一个英俊漂亮的人，常常会使我们认为他聪慧、机敏、顺遂、幸福；一个人若是给我们留下了冷漠的印象，那么我们还会认为他刻板、易怒、冷酷无情、不易相处。然而事实上，所有这些特征之间并不存在我们想象中的逻辑联系，其中还另有肯定或否定的特征，主要是受到了已经得到确认的肯定或否定特征的影响产生了晕轮效应所致。可见，晕轮效应这种心理倾向容易造成以点带面、以偏概全的现象，它往往容易形成人的成见或偏见，产生不良的后果。

因此，我们在人际交往时，要学会发挥积极晕轮效应的作用，避免消极晕轮效应造成的不良影响。在与人交往时，应该做到一分为二地看待他人，在看到他人缺点和不足的同时，也要发现其优点和长处，拥有一双发现美的眼睛。做到实事求是、客观公正地看待他人，彼此包容，不被表面的现象所迷惑，才能在人际相处中保持更长久的和谐。

3. 距离产生美

刺猬在天冷时彼此靠拢取暖，但保持一定距离，以免互相刺伤的现象，即为"刺猬效应"，这个比喻来自叔本华的哲学著作，它强调的是人际交往中的"心理距离效应"。

人与人之间的相处应该保持合适的距离，给自己和他人都留有一定的空间，这样在交往过程中才会更加地轻松自在。有些人在和朋友相处时，就没有拿捏好度。去朋友家做客或者和朋友合租同住时，总是想方设法地知道朋友的秘密，乱翻东西，偷看手机、电脑、日记等，甚至未经允许就将朋友的衣物占为己有。这样的行为完全没有给彼此留有私人空间，很容易产生矛盾，最后导致关系破裂。因此，我们在与人交往时，一定要在彼此之间都留有一定的空间，人与人之间的关系只有保持了适度的距离才能够更加长久、和谐地维持下去。距离产生的不是隔阂，而是美。

4. 接受不完美

美国社会心理学家埃利奥特阿伦森设计了这样一个实验：在一场竞争激烈的演讲会上，有四位选手，两位才能出众，几乎不相上下，另两位才能平庸。才能出众的一名选手在演讲即将结束时不小心打翻了一杯饮料，而才能平庸的选手中也有一名碰巧打翻了饮料。实验结果表明：才能出众而犯过小错误的人更有吸引力，才能出众但未犯过错误的排名第二，而才能平庸却犯错误的人最缺乏吸引力。这就是心理学中的"犯错误效应"。

小的错误或不足往往会使才能出众的个体更富有吸引力。完美无缺的人在社会生活中反而不受人欢迎，因为他给人不真实的感觉，只能敬而远之，或者让人觉得自己的无能，出于自我保护的目的而不再喜欢。正如鲁迅先生曾说："凡是神圣的、神秘的事物都是值得怀疑的。"社会生活中最讨喜的人往往精明而带有小缺点，因为各方面完美的人在不经意中犯点小错，会使人觉得他具有和别人一样会犯错的缺点，拉近了彼此的距离，反而让人更加喜爱他。

然而这并不意味着在人际交往中需要故意去犯一些错误以显示自己的不完美。真诚、坦然地面对自己的不足或错误，不必担心他人会因不完美而疏远。人非圣贤孰能无过，没有人能通晓万事万物、永远没有疏忽和失误，我们只要做到实事求是、坦然接受自己的"不完美"，也能交到挚友。

5. 你可能没那么重要

心理学家基洛维奇做了一个实验，他让康奈尔大学的学生穿上某名牌 T 恤，然后进入教室，穿 T 恤的学生事先估计会有大约一半的同学注意到他的 T 恤。但是，最后的结果却让人意想不到，只有 23% 的人注意到了这一点。这个实验说明，我们总认为别人对我们会倍加注意，但实际上并非如此。由此可见，我们对自我的感觉的确占据了我们世界的重要位置，我们往往会不自觉地放大别人对我们的关注程度，而且通过自我的专注，高估自己的突出程度。这就是"焦点效应"。

焦点效应，也叫作社会焦点效应，是人们高估周围人对自己外表和行为关注度的一种表现。焦点效应意味着人们往往会把自己看作一切的中心，并且直觉地高估别人对我们的注意程度。焦点效应其实是每个人都会有的体验，这种心理状态让我们过度关注自我，过分在意聚会或者工作集会时周围人们对我们的关注程度。而事实并非如此。

很多时候，都是我们对自己过分关注，并以此联想到别人也会如此关注自己。这是自我焦点效应在作怪，总觉得自己是人们视线的焦点，自己的一举一动都受着监控，这样就会让人产生社交恐惧。社交恐惧者会高估自己的社交失误和公众心理疏忽的明显度。但研究发现，我们所受的折磨别人不太可能会注意到，还可能很快会忘记。其实别人并没有像我们自己那样注意我们。因此，正确理解焦点效应有助于社交恐惧的消除，因为你可能并没有那么重要。

6. 好奇心

某外卖平台上，一家餐饮店被列为评分仅有 1.0 分的最差外卖，但是这家店却一直没有倒闭，反而生意不错，究其原因，是猎奇心理在作祟。

猎奇心理是受众心理的一种，是指人们对不知晓、不确定的新奇事物和现象，会产生一种好奇和急于探索其中的奥秘和答案的心理倾向，也可以称为好奇心。猎奇心理可以帮助人们增长知识、开阔眼界、更好地了解和认识世界，但是一味地追求猎奇心理也不是可取的。在人际交往时，我们应该学会洞察他人的猎奇心理，不能忽视交往对象的猎奇心理。适当的制造神秘感，满足对方的猎奇心理，可以拉近彼此的距离，从而实现一段和谐的关系。

7.珍惜眼前人

有一天，古希腊著名哲学家苏格拉底的三个弟子向他请教："如何才能找到称心如意的伴侣？"苏格拉底没有直接回答，而是把弟子们带到一块麦地边，让他们在一块麦地中每人选一个最大的麦穗，条件是要从麦地的一边走到另一边，只能往前走不能往回走。大弟子刚走几步便摘了自认为是最大的麦穗（其实并不是最大的麦穗）；二弟子一开始就左顾右盼下不了手，总想也许后面有更大的麦穗，一直到终点时才发现，前面的几个大麦穗已经错过了；三弟子与二位师兄不同，先在三分之一路程时注意验证，在最后三分之一路程时摘下了经过反复比较的最大麦穗。由此可见，大弟子的盲目轻率和二弟子的犹豫不决，都不能摘到最大的麦穗；只有像三弟子那样在调查研究的基础上，并根据客观规律制订周密的行动方案，才能摘到最大麦穗。人们将此称之为"麦穗效应"。

很多人都像故事中的大弟子和二弟子一样，在选择伴侣和亲密关系的时候总是会嫌眼前人不够好、犹豫不决，最后错过了最适合自己的对象。虽然麦穗效应不一定能够帮你达到最满意的结果，但是至少可以帮你不留遗憾。因为在选择爱情和朋友的时候，能够与你百分之百契合的人只存在于理论上，但是学会麦穗效应可以帮助我们按照最佳目标，一步一个脚印地寻找到最"满意"的那个人。

8.猜疑是亲密关系的绊脚石

在两个人的友情或感情中，互相信任是基础，如果两个人连最基本的信任都没有，那么这段友情或感情也即将进入尾声。再美好的友情或感情，一旦失去了信任，即将无法继续下去。猜疑，是亲密关系的绊脚石。

之所以会产生猜疑心理，往往是疑心重，总觉得别人在背后讨论、算计自己。猜疑心理往往是心胸狭窄、爱计较个人得失的人易发生的不良心理。另外也有一些人产生猜疑心理是由于社交中发生误会或听信流言蜚语。猜疑心理是人际关系的蛀虫，会在无形之中破坏现有的和谐人际关系。

在人际关系相处过程中需要合理调适猜疑心理。首先，应该尝试着改变自己的处事原则，打开胸襟，不要拘泥于小事。诚以待人、宽以待人，才能从他人处收获真诚。其次，在社交时避免随意听信流言，通过真实证据分析判断，减少误会的发生。最后，发现猜疑的苗头时，督促自己和对方沟通交流，只有将心中所想的讲出来，才能够更好的理解彼此。

小贴士

　　维持长久和谐的关系，应有的基本原则包括：尊重、真诚、宽容、理解、平等、信用。

第五节

事业与爱好不是单选题

★ 热爱是能量站

当我们并非因为热爱而去做一件事时，通常会在做的过程中感到纠结、内耗、痛苦，心里会有一个声音在不停地说"你应该做"，但另一个声音却又在告诉你"你不喜欢"。在这种不断的内心冲突中，能量逐渐损耗，精力逐渐透支，最后导致因为强迫自己去做不喜欢的事情而内心痛苦，也因为事情没做成而倍感挫败。

著名的物理学家理查德·费曼经常说："我研究物理既不是为了荣誉，也不是为了获奖和拿奖金，纯粹是乐在其中！"到底什么是热爱呢？热爱有什么样的力量呢？热爱是从心灵深处发出的声音，当我们真的热爱一件事物的时候，我们会不计时间成本，不怕艰难险阻地去做。热爱不用依靠任何外力作用，是一种自觉地发乎于心的行为，它不依靠激情就能延续激情。当某一天我们因某件特殊事情突然终止那件自己所热爱的事物时，会有一种寝食难安感受。热爱可以带给我们力量，是我们心灰意冷时、迷茫时的指南针，为我们指明方向，它会帮助我们找到人生的意义。

如果有一件事让你在做的时候感到充实且光荣，它可以是一项运动、一项生活技能或者一个事业，那么这很有可能就是你的热爱所在。在进入的过程中，你可能会遇到很多困难、挫折和失败，但既然是你内心中真正热爱的事情，那就义无反顾、心甘情愿地去做吧，只有这样你的人生才是充满魅力与自信的，才会散发出耀眼的光彩。

中国单板滑雪运动员苏翊鸣喊话同龄人："找到你们的热爱，跟随它、坚持它、传播它"，因为热爱能抵岁月漫长。

★ 爱好与工作的美丽邂逅

古往今来，因爱好而在事业上取得成功的事例不胜枚举。祖冲之从小就充满了各种奇思妙想，他对于天地之间的秘密非常感兴趣。有一天，祖冲之的祖父带他去拜访一个精通天文的官员何承天。何承天问祖冲之：研究天文不但很辛苦，而且也没办法靠它升官发财，你为什么还要钻研它呢？祖冲之却回答说：我不求升官发财，只想弄清天地的秘密。从那以后，祖冲之经常去找何承天研究天文历法和数学，还研究各种机械造等，通过刻苦的钻研和丰富的实践，祖冲之终于成为杰出的数学家、天文学家。在西方也有这样一位因为热爱而选择了自己终生职业的名人，他就是爱迪生。小时候爱迪生家境贫困，无法供他上学读书，所以爱迪生十一二岁便开始卖报以维持生计。爱迪生非常热爱科学，常常把卖报挣的钱节省下来买科学书报和化学药品。他做实验的器材都是从垃圾堆里捡的。尽管在实验的道路上他遭遇了许多失败，但是他从未放弃，经过不懈努力，终于找到了合适的灯丝，发明了电灯。爱迪生一生中的创造发明有一千多种。

从古今中外的案例中我们都可以看出，爱好是成功的重要推动力之一，它能最大限度地将人的潜能调动起来，使人长期专注于某一方向，并为之做出努力，最后取得令人瞩目的成绩。

爱好是我们职业生涯选择的重要依据，它可以增强职业生涯的适应性。因为爱好可以通过改变工作动机来促进能动性的发挥，提高工作效率。

（1）谨慎选择，多参照自身的喜好和能力。在工作之前，应该根据自己的兴趣爱好，谨慎地选择在自己能力范围内能达到的工作。如果选择了一份自己不热爱的行业工作，那么入职以后，每天也很难开开心心地工作，总是带着负面情绪痛苦地上班，这样的状态，不仅很难高效地完成工作任务、获得升职加薪的机会，也会使自己的身心受到伤害。所以，我们在选择职业的时候，应该多参照自己的喜好和能力，而不是一味地只看薪资待遇，毕竟工作是自己的，喜不喜欢也是自己的。

（2）不断提高自身技能。在根据自己的兴趣爱好，结合自身的能力选定了职业以后，就不要轻易后悔，应该努力地去工作，朝着自己想要达到的目标奋力前进，努力在这条路上做到最好，不断提高自己的专业技能，创造出属于自己的辉煌。

（3）坚持就是胜利。人的一生中会面临大大小小的许多选择，有些事情一旦选择，就没有反悔的余地。所以思考成熟，准备做出决定时，一定要做好承担后果的准备。有些时候迟迟没有得到心仪的结果，并不是因为那些选择是坏事，而是还没走到呈现最后结果的时间，只要继续坚持下去，就一定会有新的收获。只有不放弃自己的选择，努力坚持下去，才能一步步走向成功。

★ 探索职业兴趣

如何找自己的职业兴趣呢？有一个很有用的工具叫霍兰德职业兴趣测试，把人分为六种类型，而每个人可以把不同的代码进行排序，前三位的就是自己的霍兰德代码。第一类现实型，这类人喜欢的活动：用手、工具制造或修理东西；愿意从事实务性工作、体力活动；喜欢户外活动或操作机器；喜欢与事物打交道；不喜欢在办公室纯动脑的工作；不喜欢交流沟通。第二类研究型，这类人喜欢的活动：喜欢探索和理解事物；喜欢研究思考抽象问题；对未知问题的挑战充满兴趣；喜欢独立工作。第三类艺术型，这类人喜欢的活动：喜欢自我表达；喜欢文学、艺术、音乐和表演等具有创造性、变化性的工作；重视作品的原创性和创意。第四类社会型，这类人喜欢的活动：喜欢与人合作，热情、关心他人，愿意帮助别人成长或解决问题；喜欢为他们提供服务；热情、有同理心、不太喜欢拒绝别人；对别人表现精神上的关爱，愿意承担社会责任。第六类企业型，这类人喜欢的活动：喜欢领导和支配；通过领导、劝说或推销来达到组织或个人的目标；非常希望成就一番事业。第六类常规型，这类人喜欢的活动：喜欢固定有程序的工作或活动；需要确切指导工作的要求和标准；愿意在一个大机构中处于从属地位；对文字、数据等进行细致有序的系统处理，以达到特定的标准。

兴趣是可以培养和挖掘的。首先，要对未知的事物抱有好奇心，尝试积极接触，想方设法将心中的疑问一一解决，兴趣也许就随之而来了。其次，要学会主动学习，仅仅对一件事物抱有好奇心，但是没有学习、认识它，也不会对它产生兴趣。只有对一件事物的认识越来越深刻，情感才会越来越丰富，兴趣也就越来越浓厚。最后，可以通过参加沙龙、社团等社交活动，和志趣相投的人一起共同学习，在朋友的鼓励和帮助下，保持长久的兴趣。

小贴士

　　事业美满和享受人生可以兼得。爱好是职业生涯选择的重要依据，它可以增强职业生涯的适应性。我们应该根据自身的兴趣和能力，谨慎地选择职业，在选定以后坚持、努力提高自身技能，才能收获成功。

第六节

乐在重阳

生老病死是自然规律，尤其是社会进入高度老龄化后，老年人口众多。而每个人都希望自己的人生能够幸福美满，老年人就更是如此了，他们更加渴望晚年生活能够安定舒适。老年是一个非常重要的人生阶段，在进入老年以后应该坦然地面对，特别是对于离退休老年人应该找到新乐趣、开启新生活，老年人也能活得很精彩，描绘出属于自己的最美夕阳红。

★ 夕阳也是别样天

有些老年人拥有良好的生活状态，他们相信年轻时有年轻时的乐趣，老年也有另一番生活的境界，因为夕阳映天别样红。随着我国老龄人口的增加，人们越来越重视老年人的身心健康问题。不少老年人都会自发的组织或参加社区的文艺活动、趣味运动会、健康义诊、插花等活动。通过设置一些运动量较小但又适合老年人，可以帮助老年人获得愉悦的活动项目，加强老年人之间的沟通交流，提升老年人的幸福指数。也有不少老年人希望继续发光发热，为推动和谐幸福社会发展贡献力量。例如新冠疫情防控期间，就有不少老年人成为社区志愿者，加入疫情防控的队伍，每天步行或骑电动车前往医院为高龄患者取药，消杀完后分配到每个社区，或为小区的住户们配送生活物资。那么，对于老年人来说，究竟什么样的晚年生活才是幸福的呢？具体来说，拥有了什么，老年人的晚年生活才算真正的美满幸福呢？

★ 晚年幸福生活的秘密

1. 拥有良好的心理和身体状态

人活一世就是活得精气神，特别是到了晚年，更应该保持良好的心理状态。人到了老年，更需要拥有一种相对愉悦的心情，才更有利于健康长寿。俗话说"人老心不老"，永远具有一颗年轻人般的心，充满着青春般的活力，尽管不能像年轻人那样活跃，但仍然可以快快乐乐地度过晚年。因此，心态平和，心理平衡，清静悠闲，知足常乐，就应该是老年人最理想的精神状态了。

身体健康是老年人最大的本钱，更是最大的福气，无论是对自己，还是对家人，都是一件幸事。身体好，既可以享受年老的清闲时光，更可以安享幸福的晚年生活。否则，如果身体不好，时常生病，或者经常躺在病床上，不仅需要家人的照顾，而且有病痛的折磨，纵有再好的生活条件，生活质量也不会好的，更没有什么幸福可言了。

2. 乐于社交，热爱生活

多与家人、朋友进行沟通交流，即便亲友不在身边也可以利用手机、互联网等手段开展线上的互动，保持良好的情绪状态。此外，多参加社区组织的活动，积极参与社会公益活动，多与人交往接触，结交新朋友，培养和谐的人际关系，可以让机体处于积极的状态，有利于情绪的调节，促进身体健康。同时，要多接触些不同年龄层次的人，尤其是年轻人，从他们身上吸取青春的活力，使自己多一点朝气，少一些暮气，在心理上年轻起来。根据自己身体的状况有选择性地跳广场舞、散步等，也可以约着三五好友旅游观光，感受不同的风土人情，领略大自然的万千风情，体验悠闲的老年生活。

3. 用爱好填补心灵空虚

老年人在离退休以后应该多接触社会，做些力所能及的工作或者培养自己的兴趣爱好。很多人在年轻的时候忙于养家糊口，丢失了自己的生活，没有兴趣爱好，离退休以后，时间变得多了起来，反而无所事事，不知道自己应该做些什么，更容易胡思乱想产生负面情绪。只有在找到自己的兴趣所在，有所热爱的事情时，才能获得愉悦和成就感，获得身心健康。一个人要想获得真正的幸福就要给自己找事做，只有心中有了目标和方向，才能过得充实幸福。合理安排自己的生活，培养自己的多种兴趣爱好，使生活更有意义。

4. 用学习保持最佳的身心状态

老年人也可以继续读书学习，掌握一些养生保健的知识，让自己保持最佳的心理状态，保持清醒的头脑，保持冷静客观的态度观察、分析和思考问题，坚持宽以待人，不苛求别人，不与人较真，尽可能减少因情绪和疾病带来的多种不良心理与精神障碍。或是学习一项体育运动，目前已有研究表明，通过不同类型、不同频次的体育锻炼活动，可以使老年人的身体和心理状况得到明显的改善。根据自己的年龄、疾病和身体素质水平选择适合自己的运动。老年人如果能长期坚持打太极拳，可以改善人体的血液循环，缓解一些慢性疾病，提高肺部的呼吸功能。还可以骑自行车，锻炼腿部和关节。此外，慢跑也是一项非常适合老年人的运动。

5.学会放下

生活中难免会遇到一些烦心事，但是如果一直揪住不放，那么这一生的烦恼只会越来越多，生活和心情也会越来越糟糕。许多老年人心中装着太多的事情，对家中的大事小情处处操心，也会因为操心事可能超出其能力范围而焦虑。所以，老年人应该学会适当的放下，做个"糊涂"的人，学着放松心情、忘记烦恼，从习惯于活在思虑中的状态里走出来，改变自己关注的焦点，多专注为自己做点事，享受兴趣爱好，享受晚年生活带来的幸福感。

6.跟上时代的步伐

电子信息时代网络已经成为人们日常生活不可缺少的一部分，但是对于大多数老年人来说想要学会应用还是稍显吃力。但科技发展与老年人的生活并不对立。老年人可以上老年大学，通过老师授课更好更快速的掌握手机、电脑等多媒体的使用，或者通过老年网站的方式，在家上网课来学习，不断提高自己，这样不仅能够增加自身的知识量，活跃思维，保持头脑清醒，还能获得成就和满足感，有利于身心健康。在一次次的思维训练中，老年人可以获得快乐和幸福感，实现自身的价值。除此之外，子女也可以尝试着教家中老年人使用手机、网上购物，但是在教导时要多一些耐心。

小贴士

　　老有所养、老有所依、老有所乐、老有所安，让老年人收获稳稳的幸福，需要社会和老人之间的双向奔赴。

附录1：

心理测试：人际交往能力测试

该问卷采用5点计分，5代表完全符合，4代表基本符合，3代表难以判断，2代表基本不符，1代表完全不符。得分越高表示人际交往能力越低，总分超过120分则说明社交能力存在很大问题。

请根据下列的叙述选出符合您目前实际情况的描述。

人际交往能力测试表

情况描述	完全不符	基本不符	难以判断	基本符合	完全符合
1. 我去朋友家做客，首先要问有没有不熟悉的人出席，如果有，我的热情就明显下降	1	2	3	4	5
2. 我看见陌生人常常觉得无话可说	1	2	3	4	5
3. 在陌生的异性面前，我常感到手足无措	1	2	3	4	5
4. 我不喜欢在大庭广众之下讲话	1	2	3	4	5
5. 我的文字表达能力远比口头表达能力强	1	2	3	4	5
6. 在公众场合讲话，我不敢看听众的眼睛	1	2	3	4	5
7. 我不喜欢广交朋友	1	2	3	4	5
8. 我的要好朋友很少	1	2	3	4	5
9. 我只喜欢与谈得拢的人接近	1	2	3	4	5
10. 到一个新环境，我可以接连好几天不讲话	1	2	3	4	5
11. 如果没有熟人在场，我感到很难找到彼此交谈的话题	1	2	3	4	5
12. 如果要在主持会议与做会议纪律这两项工作中挑一样，我肯定是挑后者	1	2	3	4	5
13. 参加一次新的集会，我不会结识多少人	1	2	3	4	5

情况描述	完全不符	基本不符	难以判断	基本符合	完全符合
14. 别人请求我帮助而我无法满足对方的要求时，常感到很难对其开口	1	2	3	4	5
15. 不到不得已，我绝不求助于人，这倒不是我个性强，而是感到很难对人开口	1	2	3	4	5
16. 我很少主动到同学、朋友家串门	1	2	3	4	5
17. 我不习惯和别人聊天	1	2	3	4	5
18. 领导、老师在场时，我讲话特别紧张	1	2	3	4	5
19. 我不善于说服人，尽管有时我觉得我很有说服别人的理由	1	2	3	4	5
20. 有人对我不友好时，我常找不到恰当的对策	1	2	3	4	5
21. 我不知道怎样与嫉妒我的人相处	1	2	3	4	5
22. 我同别人的友谊发展，多数是别人采取主动态度	1	2	3	4	5
23. 我最怕在社交场合中碰到令人尴尬的事	1	2	3	4	5
24. 我不善于赞美别人，感到很难把话说得自然亲切	1	2	3	4	5
25. 别人言语讽刺我时，除了生气，我别无他法	1	2	3	4	5
26. 我最怕做接待工作、同陌生人打交道	1	2	3	4	5
27. 参加集会，我总是坐在熟人旁边	1	2	3	4	5
28. 我的朋友都是同我年龄相仿的	1	2	3	4	5
29. 我几乎没有异性朋友	1	2	3	4	5
30. 我不喜欢与地位比我高的人交往，我感到这种交往很拘束、不自由	1	2	3	4	5

附录2：

心理测试：你的职业兴趣在哪儿

测评结果中，最高分数的类型即第一位是主要类型，排在后两位类型可按照上表进行一定的推断与验证。如第一位是艺术型，第二位是社会型成研究型的职业兴趣也是可以考虑用来求职的，若是常规型则说明兴趣类型方面有一定的冲突，需要其他的测评成指导。

本问卷共90道题目，每道题目是一个陈述，请根据自己的真实情况对这些陈述进行评价，如果符合实际情况就在相应的题目前打"√"，否则打"×"，不要漏答。

1. 强壮而敏捷的身体对我很重要。

2. 我必须彻底地了解事情的真相。

3. 我的心情受音乐、色彩和美丽事物的影响。

4. 和他人的关系丰富了我的生命并使它有意义。

5. 我自信会成功。

6. 我做事必须有清楚的指引。

7. 我擅长于自己制作、修理东西。

8. 我可以花很长的时间去想通事情的道理。

9. 我重视美丽的环境。

10. 我愿意花时间帮别人解决个人危机。

11. 我喜欢竞争。

12. 我在开始一个计划前会花很多时间去计划。

13. 我喜欢使用双手做事。

14. 探索新构思使我满意。

15. 我是寻求新方法来发挥我的创造力。

16 我认为能把自己的焦虑和别人分担是很重要的。

17. 成为群体中的关键任务执行者，对我很重要。

18. 我对于自己能重视工作中的所有细节感到骄傲。

19. 我不在乎工作把手弄脏。

20. 我认为教育是个发展及磨炼脑力的终身学习过程。

21. 我喜欢非正式的穿着，尝试新颜色和款式。

22. 我常能体会到某人想要和他人沟通的需要。

23. 我喜欢帮助别人不断改进。

24. 我在决策时，通常不愿冒险。

25. 我喜欢购买小零件，做成成品。

26. 有时我长时间阅读，玩拼图游戏，冥想生命本质。

27. 我有很强的想象力。

28. 我喜欢帮助别人发挥天赋和才能。

29. 我喜欢监督事情直至完工。

30. 如果我面对一个新情景，会在事前做充分的准备。

31. 我喜欢独立完成一项任务。

32. 我渴望阅读或思考任何可以引发我好奇心的东西。

33. 我喜欢尝试创新的概念。

34. 如果我和别人产生摩擦，我会不断尝试化干戈为玉帛。

35. 要成功就必须定高目标。

36. 我喜欢为重大决策负责。

37. 我喜欢直言不讳，不喜欢拐弯抹角。

38. 我在解决问题前，必须对问题进行彻底分析。

39. 我喜欢重新布置环境，使他们与众不同。

40. 我经常借着和别人交谈来解决自己的问题。

41. 我常想起草一个计划，而由别人完成细节。

42. 准时对我来说非常重要。

43. 从事户外活动令我神清气爽。

44. 我会不断地问：为什么？

45. 我喜欢自己的工作能够抒发我的情绪和感觉。

46. 我喜欢帮助别人找可以和他人相互关注的办法。

47. 能够参与重大决策是件令人兴奋的事情。

48. 我经常保持清洁，喜欢有条不紊。

49. 我喜欢周边环境简单而实际。

50. 我会不断地思索一个问题，直到找出答案为止。

51. 大自然的美深深地触动我的灵魂。

52. 亲密的人际关系对我很重要。

53. 升迁和进步对我极重要。

54. 当我把每日工作计划好时，我会较有安全感。

55. 我不害怕过重工作负荷，且知道工作的重点。

56. 我喜欢能使我思考、给我新观念的书。

57. 我希望能看到艺术表演、戏剧及好的电影。

58. 我对别人的情绪低潮相当敏感。

59. 能影响别人使我感到兴奋。

60. 当我答应一件事时，我会竭尽监督所有细节。

61. 我希望粗重的肢体工作不会伤害人

62. 我希望能学习所有使我感兴趣的科目。

63. 我希望能做些与众不同的事。

64. 我对别人的困难乐于伸出援手。

65. 我愿意冒一点险以求进步。

66. 当我遵循成规时，我感到安全。

67. 我选车时，最先注意的是好的引擎

68. 我喜欢能刺激我思考的话。

69. 当我从事创造性的事时，我会忘掉一切旧经验。

70. 我对社会上有许多人需要帮助感到关注。

71. 说服别人依计划行事是件有趣的事情。

72. 我擅长于检查细节。

73. 我通常知道如何应对紧急事件。

74. 阅读新发现的书是件令人兴奋的事情。

75. 我喜欢美丽、不平凡的东西。

76. 我经常关心孤独、不友善的人。

77. 我喜欢讨价还价。

78. 我花钱时小心翼翼。

79. 我用运动来保持强壮的身体。

80. 我经常对大自然的奥秘感到好奇。

81. 尝试不平凡的新事物是件相当有趣的事情。

82. 当别人向我诉说他的困难时，我是个好听众。

83. 做事失败了，我会再接再厉。

84. 我需要确切地知道别人对我的要求是什么。

85. 我喜欢把东西拆开，看看能否修理他们。

86. 我喜欢研读所有的事实，再有逻辑地作出决定。

87. 没有美丽事物的生活，对我而言是不可思议的。

88. 人们经常告诉我他们的问题。

89. 我常能借着资讯网络和别人取得联系。

90. 小心谨慎地完成一件事是件有成就感的事情

评分办法：下表中的数字代表上列兴趣测验中的题号。

霍兰德职业兴趣测试答案表

现实型	1	7	13	19	25	31	37	43	49	55	61	67	73	79	85
研究型	2	8	14	20	26	32	38	44	50	56	62	68	74	80	86
艺术型	3	9	15	21	27	33	39	45	51	57	63	79	75	81	87
社会型	4	10	16	22	28	34	40	46	52	58	64	70	76	82	88
企业型	5	11	17	23	29	35	41	47	53	59	65	71	77	83	89
常规型	6	12	18	24	30	36	42	48	54	60	66	72	78	84	90

请算出每种类型打"√"的数目，并填在下面：

现实型_____ 研究型_____ 艺术型_____

社会型_____ 企业型_____ 常规型_____

将上述分数从高到低依次排好并填在下面：

第一位_____ 第二位_____ 第三位_____

第四位_____ 第五位_____ 第六位_____

1. 现实型（R）

共同特点：愿意使用工具从事操作性工作，动手能力强，做事手脚灵活，动作协调。偏好于具体任务，不善言辞，做事保守，较为谦虚。缺乏社交能力，通常喜欢独立做事。

典型职业：喜欢使用工具、机器，需要基本操作技能的工作。对要求具备机械方面才能、体力或从事与物件、机器、工具、运动器材、植物、动物相关的职业有兴趣，并具备相应能力。如技术性职业（计算机硬件人员、摄影师、制图员、机械装配工），技能性职业（木匠、厨师、技工、修理工、农民、一般劳动）。

2.研究型（I）

共同特点：思想家而非实干家，抽象思维能力强，求知欲强，肯动脑,善思考,不愿动手。喜欢独立的和富有创造性的工作。知识渊博，有学识才能，不善于领导他人。考虑问题理性，做事喜欢精确，喜欢逻辑分析和推理，不断探讨未知的领域。

典型职业：喜欢智力的、抽象的、分析的、独立的定向任务，要求具备智力或分析才能，并将其用于观察、估测、衡量、形成理论、最终解决问题的工作，并具备相应的能力。如科学研究人员、教师、工程师、电脑编程人员、医生、系统分析员。

3.艺术型（A）

共同特点：有创造力，乐于创造新颖、与众不同的成果，渴望表现自己的个性，实现自身的价值。做事理想化，追求完美，不切实际。具有一定的艺术才能和个性。善于表达、怀旧、心态较为复杂。

典型职业：喜欢的工作要求具备艺术修养、创造力、表达能力和直觉，并将其用于语言、行为、声音、颜色和形式的审美、思索和感受，具备相应的能力。不善于事务性工作。如艺术方面（演员、导演、艺术设计师、雕刻家、建筑师、摄影家、广告制作人），音乐方面（歌唱家、作曲家、乐队指挥），文学方面（小说家、诗人、剧作家）。

4.社会型（S）

共同特点：喜欢与人交往、不断结交新的朋友、善言谈、愿意教导别人。关心社会问题、渴望发挥自己的社会作用。寻求广泛的人际关系，比较看重社会义务和社会道德。

典型职业：喜欢要求与人打交道的工作，能够不断结交新的朋友，从事提供信息、启迪、帮助、培训、开发或治疗等事务,并具备相应能力。如教育工作者(教师、教育行政人员),社会工作者(咨询人员、公关人员)。

5.企业型(E)

共同特点:追求权力、权威和物质财富,具有领导才能。喜欢竞争、敢冒风险、有野心、抱负。为人务实,习惯以利益得失、权利、地位、金钱等来衡量做事的价值,做事有较强的目的性。

典型职业:喜欢要求具备经营、管理、劝服、监督和领导才能,以实现机构、政治、社会及经济目标的工作,并具备相应的能力。如项目经理、销售人员,营销管理人员、政府官员、企业领导、法官、律师。

6.传统型(C)

共同特点:尊重权威和规章制度,喜欢按计划办事,细心、有条理,习惯接受他人的指挥和领导,自己不谋求领导职务。喜欢关注实际和细节情况,通常较为谨慎和保守,缺乏创造性,不喜欢冒险和竞争,富有自我牺牲精神。

典型职业:喜欢要求注意细节、精确度,有系统、有条理,具有记录、归档、据特定要求或程序组织数据和文字信息的职业,并具备相应能力。如秘书、办公室人员、记事员、会计、行政助理、图书馆管理员、出纳员、打字员、投资分析员。

参考文献

[1]乔·卡巴金.正念:此刻是一枝花[M].北京:机械工业出版社,2017.
[2]刘荟琦.动机冲突对强迫症患者选择安全行为的影响[D].重庆:西南大

学,2017.

[3] 于路 . 社交恐惧及其影响因素研究 [J]. 中国校外教育 ,2019(9):4-5.

[4] 刁佳玺 , 廖佳妮 . 新时期网络舆论中的心理效应分析与策略研究 [J]. 创新创业理论研究与实践 ,2020,3(9):140-142,168.

[5] 杨治良 , 郝兴昌 . 心理学辞典 [M]. 上海 : 上海辞书出版社 ,2016.

[6] 徐月欣 . 基于积极心理学的高校教师职业幸福感的自我提升 [J]. 中国石油大学胜利学院学报 ,2017,31(4):56-58,74.

[7] 林汉华 . 保险业销售团队领袖的个人性格型态对其团队绩效的影响研究 [D]. 南昌 : 江西财经大学 ,2016.

[8] 徐佳辉 . 农村空巢老人心理慰藉的个案工作介入研究 : 以汉川市 D 村为例 [D]. 咸阳 : 西北农林科技大学 ,2018.

第七章

自我健康管理

——补

第一节

保健食品，蓝帽认证

★ 国标小蓝帽

在我国，保健食品是指声称具有保健功能或者以补充维生素、矿物质等营养物质为目的的食品。适宜于特定人群食用，具有调节机体功能，不以治疗疾病为目的，并且对人体不产生任何急性、亚急性或慢性危害的食品。在国外，不少国家对保健食品没有明确的定义。美国将其列为"膳食补充剂"，新西兰将其列为补充食品和食品补充剂。值得一提的是，无论在哪个国家，保健食品都不能代替正常用餐和常规治疗，并且在任何情况下，合格的保健食品都不应该对人体造成危害。

正规保健食品有严格的审批程序，无论是国产保健食品还是进口保健食品均实行注册和备案管理，需要经过卫生学、稳定学、功效成分等的检测，并经国家管理部门相关专家的评审，获得保健食品的批准证书。"小蓝帽"就是由国家食品药品监督管理局批准的保健食品标志，在保健食品领域，"小蓝帽"就是唯一的通行证。不过在选购保健食品时，不仅要认清、认准产品包装上的保健食品标识，还要注意保健食品批准文号。"药健字"在2004年前已被取消，市场上已不允许这种批号流通。2003年6月后由国家食品药品监督管理局批准，其格式为"国食健字****"或"国进食健字****"（进口保健食品）。例如，"小蓝帽"标识下面以国食健注G或J开头的即保健食品批准文号，"G"是指国内生产，"J"代表进口产品，如果没有看到这类批准文号，不要购买也不要食用。我们还可以通过批准文号到国家市场监督管理总局官方网站进行查询，能对上厂家、批准文号，就可以放心了。如果还有问题，也可以拨打12331进行咨询或投诉。

此外，根据2016年国家食品药品监督管理局关于保健食品的申报功能的相关规定，可以申报的保健食品功效仅有27种（包括增强免疫力、辅助降血脂、辅助降血糖、抗氧化、辅助改善记忆、缓解视疲劳、促进排铅、清咽、辅助降血压、改善睡眠、促进泌乳、缓解体力疲劳、提高缺氧耐受力、对辐射危害有辅助保护功能、减肥、改善生长发育、增加骨密度、改善营养性贫血、对化学性肝损伤有辅助保护功能、祛痤疮、祛黄褐斑、改善皮肤水分、改善皮肤油分、调节肠道菌群、促进消化、通便、对胃黏膜损伤有辅助保护功能）。除了这27种，企业所宣称的其他任何功能都是违法的，且每种产品最多只能有2种保健功能，其标识的保健功能必须与批准的保健功能一致。

科学选购保健食品，首先认准国标"小蓝帽"，其次查看标签内容是否符合要求：①保健功能和适宜人群；②食用方法和服用量；③贮藏方法；④功效成分的名称及含量；⑤保健食品批准文号。

★ 膳食补充剂 VS 保健食品

膳食补充剂是美国对于保健品的认定，它是指以微量元素、矿物质或其他具有对人体有益的必需维生素等成分，经过多次试验和研发后形成的产品，作为一种膳食补充剂，它不能代替普通食品或日常饮食。因此，在一定程度上膳食补充剂就是我们俗称的保健品中的一种。

在中国，保健品的相关法律法规又依据具体产品做出了相应划分，我国目前施行的《保健食品注册与备案管理办法》将营养素类也纳入保健食品的管理范畴，称为营养素补充剂（如维生素、矿物质为主要原料的产品），以补充人体营养素为目的。规定："保健食品是含有人体必需的微量元素或其他人体无自身合成的矿物质，调节特定人群身体机能，并且不以治疗疾病为目的，对人体健康无不良影响的一种食品。"这与美国对膳食补充剂的解释大同小异。当然，由于膳食补充剂的相关研究起步较晚，且中美两国国情差异较大，因此也不能简单地将二者画上等号。在现实生活的实际应用，如用法用量等也建议以我国出台的规定为主。需要注意的是，保健品声称的保健功能，应当具有科学依据，不得对人体产生急性、亚急性或者慢性危害。

合格的膳食补充剂基本能满足以下几方面特点：第一，以经现代工业手段加工后的动植物提取物为主，通过为消费者提供日常饮食中难以满足的营养元素达到保健功效；第二，都有其适应的人群，且不以治疗疾病为目的；第三，通过了国家对原料、功效、生产工艺等相关要素的严格审核。然而，许多不法商家希望利用老百姓对健康的渴求牟取暴利，通过夸大宣传、虚假宣传等方法误导消费者，导致保健品欺诈事件频繁发生，膳食补充剂市场鱼龙混杂，大众对保健品的不信任感也逐年上升。因此，消费者在选购膳食补充剂时一定要认准"小蓝帽"标志。

★ 保健品食用误区

1. 和平时常吃的药物一起食用

现在，只要去药房和超市，就能轻易买到保健品。正是因为保健食品轻易能够获得，所以很多人仅凭自己的判断就将保健食品与自己平时吃的处方药一起食用。将保健食品和处方药一起使用，有强化或减弱处方药的药效的风险，就像维生素一样，过度摄取的话会增加出血性脑中风的发生率。要安全有效地摄取保健品的话，还是要与药房的常驻药剂师商量，确认是自己必要的保健食品以后再开始食用。

2. 同时服用多种保健食品

受宣传和广告的影响，有很多人同时吃多种保健品。但是，摄取大量的保健食品，反而容易疏忽自己的正常饮食，损害健康。此外，摄取的保健食品中如果含有过敏成分会导致医疗机构在救治时无法立即查明原因，拖延救治。对于什么保健品都想试试的人，还是冷静点，多从平时的饮食当中摄取营养。

3. 超出标准剂量大量摄取

保健品到底还是食品，很多人会误认为多吃也没关系。但其实，这种想法是大错特错的。例如 β 胡萝卜素过量摄取的话，会增加吸烟者患肺癌的风险。日常生活中过量摄取水溶性的维生素也会给身体增加负担。过度摄取不仅不会带来预期的更好的效果，还会有危害健康的风险。一定要参考标准剂量，不要过量摄取。

4.没有实际效果却仍然坚持服用

很多人为了健康和美丽，即便是没有感觉到保健品带来实际效果的情况下，还会坚持服用。然而，保健品终归是辅助性的作用，我们最终还是要养成一个不依赖保健品的生活习惯。所以，没有得到实际效果时，一定要立即停止食用，向改善饮食生活的方向继续努力。

以上就是食用保健食品时存在的四大误区。因为保健食品的价格便宜，很多人无所顾忌地购买、食用。稍微对保健食品慎重一些，反而会有事半功倍的效果。

《中华人民共和国食品安全法》第七十八条明文规定：保健食品的标签、说明书不得涉及疾病预防、治疗功能，内容应当真实，与注册或者备案的内容相一致，载明适宜人群、不适宜人群、功效成分或者标志性成分及其含量等，并声明"本品不能代替药物"。保健食品的功能和成分应当与标签、说明书相一致。

第二节

含"锌"
茹苦说
"锌"事

★ **正确理解缺锌表现**

在很多权威文章中对孩子缺锌的描述是这样的：孩子缺锌时，通常的表现为食欲减退、易出皮疹、情绪不稳定、体重下降，甚至免疫功能受到影响。看到这里很多家长都会对号入座："我家宝宝就是这样啊，我说宝宝怎么食欲不振呢，原来是缺锌啊！"

其实权威文章里写的没错，但要注意，这些是缺锌的表现，而不是有这种表现了就一定缺锌。出现症状或是因为别的原因引起，比如孩子萌牙时也会表现为食欲减退，情绪不稳定。所以在判断孩子缺锌时，切不可对号入座。

孩子常见的缺锌表现有以下十种。要注意不是出现任一表现就一定需要补锌，还要结合日常生活习惯等具体因素判断。

（1）食欲减退，挑食、厌食、拒食，普遍食量减少，孩子没有饥饿感，不主动进食；

（2）乱吃奇奇怪怪的东西，比如：咬指甲、衣物、啃玩具、硬物、吃头发、纸屑、生米、墙灰、泥土、沙石等；

（3）生长发育缓慢，身高比同龄组的低 3~6 厘米，体重轻 2~3 公斤；

（4）免疫力低下，经常感冒发热，反复呼吸道感染，如：扁桃体炎、支气管炎、肺炎、出虚汗、睡觉盗汗等；

（5）指甲出现白斑，手指长倒刺，出现地图舌（舌头表面有不规则的红白相间图形）；

（6）多动、反应慢、注意力不集中、学习能力差；

（7）视力问题：视力下降，容易导致夜视困难、近视、远视、散光等；

（8）皮肤损害：出现创伤时，伤口不容易愈合；易患皮炎、顽固性湿疹；

（9）青春期性发育迟缓，如：男性生殖器睾丸与阴茎过小，睾丸酮含量低，性功能低下；女性乳房发育及月经来潮晚；男女阴毛皆出现晚等；

（10）口腔溃疡反复发作。

如果想要进一步确认孩子是否缺锌，可以到医院做微量元素检查。目前国际采用的查锌方法分为两种，其一是用头发进行化验，叫作发锌；另外一种叫作血锌，通过采血化验。但是，由于这两种方法可能会受到外界环境的影响，比如采集器具的污染等，都会产生一定的误差，所以目前比较准确判断的标准是，根据化验结果和症状由医生判断是否缺锌。

★ 锌的功能

锌是人体内 300 多种酶和蛋白质的重要组成成分，广泛参与生命活动的各个方面。

1. 锌与生长发育

人体内的内分泌腺体通过合成生长激素调节骨骼发育，而锌对生长激素的合成及转化有直接作用，故对儿童身高的影响较为明显。在此基础上，锌在骨中的浓度相对较高，是钙化基质重要组成部分，因此锌对骨骼的生长和发育有一定作用。此外，由于人体内核酸和蛋白质的合成和代谢，细胞生长、分裂和功能都需要充足的锌，在锌缺乏的情况下，细胞的分裂速度会减慢。

总之，锌缺乏会导致儿童骨生长发育缓慢、骨钙化不良、食欲低下、消化功能降低，从而导致儿童整体发育延迟。

2. 锌与智力发育

锌是中央神经系统发育所需的关键营养物质之一。脑部是体内锌含量较高部位，锌与脑的发育密切相关，它可促进脑核酸及蛋白合成，而缺锌可能导致大脑皮质发育停滞，从而在多个环节共同作用下影响智力发育。尽管目前针对儿童锌缺乏的研究尚未证实缺锌与行为异常存在必然的联系，但动物实验已经表明，在大脑的快速增长时期的严重缺锌会改变情绪的发展，学习、注意力和记忆力也受到影响。不少研究也表明锌是影响儿童智力发育的一个重要因素，而加强预防、合理膳食、及时补锌则有利于改善儿童智力发育。

3. 锌与儿童厌食

我们每一个人的味觉，都来自于舌上的味觉感受器——"味蕾"，舌面上的味蕾能感受到口腔内各种化学刺激，当食物中的呈味物质与味蕾接触时，味蕾就把感觉讯息传送至大脑，于是便产生了味觉。舌上的味蕾能感受到食物的味道，得借助一种叫作味觉素的含锌的唾液蛋白，而缺锌会使唾液中的有关酶类减少，味蕾功能减退从而味觉变迟钝，儿童就会表现出厌食或偏食，从而食欲减退，进食减少，不愿意好好吃饭。

★ 科学补锌

《中国居民膳食指南（2022）》建议 4 岁儿童每日锌摄入量要达到 5.5mg，7 岁儿童每日则需要 7mg 的锌。如果宝宝的饮食合理，营养平衡，则不用担心锌的不足。然而，锌元素主要存在于海产品和动物内脏中。猪肉、牛肉、羊肉、家禽等，还有蛋类、奶制品等食物中的锌元素含量也较多，而我国传统膳食以植物性食物为主，含锌量较低。尽管随着生活水平的提高，动物性食物的摄入量有所增加，但锌的摄入量仍未达到我国的推荐供给量标准。此外，垃圾食品也不能满足宝宝的每日锌需求。以鸡肉汉堡为例，每 100g 汉堡中锌含量仅为 0.52mg，而 100g 薯片中则为 1.74mg，能从中摄取的锌非常有限。有的快餐食品还添加了多种食品添加剂，如在香肠、干酪、罐头、调味汁、冰淇淋、清凉饮料等食品中，常含有食品添加剂——聚偏磷酸钠，还有甲基纤维素等。这些食品添加剂由十二指肠吸收进入人体后，会造成体内锌元素的丢失，从而引起人体缺锌。

需要注意的是，食物补锌的吸收率很低，见效通常比较慢，因此为孩子选用以锌为主的膳食补充剂是有必要的。常见的口服锌制剂元素锌含量（mg）如下表所示。

常见的口服锌制剂元素锌含量（mg）

不同锌制剂	锌元素含量（mg）
醋酸锌，30% 锌，25mg	7.5
醋酸锌，30% 锌，50mg	15
葡萄糖酸锌，14.3% 锌，50mg	7
葡萄糖酸锌，14.3% 锌，100mg	14
硫酸锌，23% 锌，110mg	25
硫酸锌，23% 锌，220mg	50
氧化锌，80% 锌，100mg	80

注：膳食补充剂的标准成分标签提供了产品中锌的形式名称和以毫克（mg）为单位的元素锌的含量。

市面上常见的"三合一锌"是由吡啶甲酸锌、枸橼酸锌和硫酸锌组成，提供 26.5mg 的锌元素剂量。没有多少实质性的证据表明一种形式的锌比另一种形式的锌更有效，因为人体对锌的吸收受多种因素的影响，包括以前的锌摄入量。因此在制定补锌策略时需要尽可能多地考虑其他变量，包括个人现有的缺锌与否等状况，如体内锌存量越低，对锌的吸收就越大；出汗多的人（如运动员、炎热环境中的人、夜间盗汗的绝经妇女）会有更多的锌流失；随着摄入量的增加，锌吸收的百分比会下降；老年人对锌的吸收会减少；锌的吸收随着饮食中蛋白质的摄入而增加，膳食中的蛋白质类型会影响锌的生物利用率，动物蛋白会促进吸收，谷物和大豆中的植酸盐会抑制锌的吸收，牛奶中的酪蛋白和钙通过与锌离子结合抑制吸收；铁会抑制锌的吸收等。

一般认为，长期摄入锌补充剂达到可耐受的摄入量上限是安全的（成人每天 40mg 元素锌）。营养良好的孕妇和哺乳期妇女禁止使用超过可容忍摄入量上限的锌补充剂。摄入过量锌的常见不良反应包括金属味、恶心、呕吐、腹部痉挛和腹泻。

　　补锌也要适量，不可把锌当成营养药长期服用，因为锌和铁在被肠道吸收时有相互阻碍的现象，锌补充得多，铁的吸收就会下降。

　　市面上有很多补锌产品都会声称能够"钙锌同补"，事实上钙在体内的含量远多于锌，也比锌活泼，同时补充会影响锌的吸收。因此，这两种微量元素最好分开补。如果需要同时补锌和补钙，时间最好错开，间隔 2 小时以上；或者最好选择白天补锌晚上补钙，吸收效果更好。

第三节

缺钙有风险，补钙有窍门

★ 不同年龄段缺钙表现

钙是人体所需的七大营养体系中矿物质营养之一，属于人体所需的常量元素。钙是骨骼组织的主要组成，对维持机体生长发育过程起到重要作用。钙的其他主要生理功能包括参与神经信号的传导和传递，维持肌肉活动，抗衰老等作用。如果人体缺乏钙营养，可能导致动作不协调，老得快，甚至可能出现暴躁易怒等不良情绪。

很多人觉得年轻人不需要补钙，只有老年人需要，实际上，人的骨密度会在 25 岁左右达到顶点，在 30 岁左右开始下降，因此，如果我们不注意钙的补充，加上平时运动较少，骨质就会逐渐变差，增加患骨质疏松的风险。不同年龄段的缺钙表现不同。出现以下症状，可能是你的身体在发出缺钙信号！

（1）儿童缺钙的表现。儿童缺钙多表现为偏食、厌食，不易入睡，入睡后爱哭、易醒、多汗，阵发性腹痛、腹泻，"X"或"O"型腿，鸡胸，发量稀疏，指甲灰白色或出现白痕，说话晚、学步晚、长牙晚且不整齐，智力发育慢于同龄孩子，抵抗力低下，容易感冒、发烧等。

（2）青少年缺钙的表现。青少年缺钙的表现为易腿软、抽筋、乏力、烦躁、精力不集中，偏食、厌食；蛀牙、牙齿发育不良；易过敏、易感冒等。

（3）孕妇及哺乳妇女缺钙的表现。处于非常时期的妇女，缺钙现象较为普遍，主要表现有四肢无力，经常抽筋、麻木，腰酸背痛，头晕、头疼，可能罹患贫血、产前高血压综合征、水肿及乳汁分泌不足等。

（4）老年人缺钙的表现。随着年龄增长，老年人钙流失加快，易引发缺钙。如出现老年性皮肤病；脚后跟疼，腰椎、颈椎疼痛；牙齿松动、脱落；明显的驼背、身高降低；食欲减退、消化道溃疡、便秘；多梦、失眠、烦躁、易怒等。

如果想进一步确定是否缺钙，可以在体检时做超声骨密度测定。这是一种较为简便快捷的骨质疏松筛查方法，其结果可以用来参考。骨质疏松风险或骨质疏松的高危人群，建议选择双能 X 线吸收测定（DXA），它能够更准确地检测人体重点部位骨密度情况。

钙的代谢平衡是一个复杂的过程，会对其产生影响的外部因素包括饮食结构、钙摄入量、钙溶解度等，内部因素包括钙的营养状态以及钙代谢系统。

人体对于钙的吸收主要是来自于饮食，对于钙的需求量也因年龄、性别、生理、疾病等因素的影响各不相同。正常成年人的钙平衡状态要求每天摄入和排出的钙在 360~500mg 左右，孕妇和哺乳期的妇女需要更多的钙来供给胎儿或婴儿，钙代谢处于负平衡状态，因此有较强的补钙需求。儿童时期是身体和智力发育的关键时期，钙对儿童身心发育具有不可低估的影响，需要大量的钙来保证生长。中国营养学会建议儿童每天钙摄入量为 0~6 个月 400mg，7 个月 ~2 岁 600mg，3~9 岁 800mg，10~12 岁 1000mg，13~15 岁 1200mg，16 岁 ~ 成年 800mg。

出现缺钙表现及情况应及时就医，不要盲目补钙，在医生指导下，根据自身情况科学补钙。

★ 钙的好兄弟维生素 D

钙在人体中约占体重的 2%，其中 99% 的钙以磷酸钙的形式分布在骨骼和牙齿中（被称为钙库），余下 1% 的钙以钙离子的形式分布在软组织中，起着钙的其他生理作用。影响钙代谢的四大激素包括甲状旁腺激素、维生素 D、雌激素和降钙素，钙在机体内的代谢和调节主要是依靠这四种激素的作用。

维生素 D 是一种来源于胆固醇的复杂有机分子，在紫外线的照射下皮肤胆固醇合成普通维生素 D，通过肝肾转化酶的作用进一步形成活性维生素 D。活性维生素 D 在促进肠道钙吸收、维持机体钙平衡和正常骨矿化等方面有着十分重要的作用。维生素 D 缺乏不仅可以影响钙的摄入从而影响骨转换代谢，也可以直接作用于骨细胞和骨骼肌细胞，最终造成骨代谢失衡、骨质疏松，增加老年人跌倒和骨折的风险。

维生素 D 的来源有两个方面，一是饮食摄入，肉、蛋、奶、海鱼等含有较多维生素 D，二是晒太阳。因为紫外线会促进我们的皮肤合成维生素 D。晒太阳需要足够的强度、时间、照射面积，如果阳光不强、皮肤裸露面积过小、晒太阳时间过短的话，也是不能达到促进皮肤合成维生素 D 的目的。

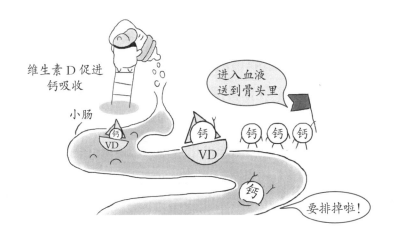

★ 科学补钙

科学合理地补钙，主要考虑钙质的摄入量和吸收率两方面，不仅要保证充足的摄入量，还要保证钙质摄入后有较好的吸收率。两者兼顾才能达到较理想的效果。

食物钙含量与消化吸收率是两个完全不同的概念。食物营养素含量通常用每 100g 食物所含该营养素克数来表示，消化率则是指该营养素在消化道内被分解的程度，消化率越高，被人体利用的可能性越大，吸收率也就越高。所以无论含钙量多高的食物，不能被人体吸收，都起不到补钙的效果，在补钙的过程中消化吸收率才是关键。

含钙丰富的食物多种多样，比如奶和奶制品、虾皮、虾米、牛奶、豆制品、黑芝麻等都富含大量的钙质。其中钙的最理想来源是奶和奶制品，不但钙含量高，而且牛奶中的钙磷比适中，可以很好地促进钙被人体消化吸收。同时牛奶中富含维生素 D，也是促进钙更好吸收的一个重要因素。

补钙是个系统工程，更是一门"吃动平衡"的艺术，健康肯定不是靠吃膳食补充剂就能维持的。在食用这些含钙丰富的食品时，应注意减少食用含磷酸盐、草酸或脂肪丰富的食物，因为他们能与钙剂结合成不被吸收的钙盐，影响钙的吸收。除了通过奶类及其制品、豆制品（如豆腐、豆干等）、带骨食用的小鱼小虾等食物摄入足量的钙，还需要蛋白质和维生素来促进钙吸收和骨骼合成。前面提到钙的好兄弟——维生素 D，在钙的吸收过程中起重要作用。维生素 D 是一类与光照紫外线密切相关的维生素，光照可以促进其合成。需要注意想要通过晒太阳的方式补钙时，一定要到室外，室内有玻璃对紫外线的阻隔，合成维生素 D 效果并不理想。同时晒太阳时间不宜过长，避免晒伤。

儿童补钙应以注重日常饮食补充钙的摄入为主，做到营养均衡，烹调合理，多进行日光照射，户外运动。需要指出的是，并不是所有的儿童都需要补钙。对于母乳喂养的婴儿，特别是在 3 个月以内完全依赖纯母乳喂养的婴儿，母乳中的含钙量虽然不及牛奶，但母乳中钙磷比例适当，且含有促进钙吸收的乳糖，如果母亲不缺钙，基本上能保证这一时期内婴儿对钙的需求。只要孕妇或者乳母保证足够的钙摄入量，胎儿或婴儿的钙源就有了充分的保证。当然，母乳中维生素 D 含量低，应鼓励家长让婴儿生后尽早到户外活动，促进皮肤光照合成维生素 D，或适当补充维生素 D。

市面上售卖的钙剂五花八门，消费者们往往不知道该如何选择。

而依据钙源对钙剂分类是网络测评中最常见的维度，也是各种广告宣传语喜欢提及的。所谓钙源，是指钙所存在的化合物及其载体。常见的有无机钙、有机酸钙、螯合钙。无机钙一般来说含钙量较高，由于水溶性较低，需要借助胃酸分解才能被吸收，常见的有碳酸钙；有机酸钙水溶性相对好，更易吸收，但通常含钙量低一些，如葡萄糖酸钙、乳酸钙、柠檬酸钙。还有一类螯合钙，能够增加机体的吸收，但成本相对较高。虽然理论上不同钙源的钙剂吸收率、含钙量有差别，但实际上正规药品的设计都能满足补钙的需求，经济又有效的钙剂就足够了，不必一味追求价格。

钙剂的使用并不是盲目的，要根据自身的情况，听从医生的指导，合理补钙，合理选择和应用钙剂，这样才能达到有效的补钙的目的。钙质的过量摄入，不仅达不到理想的补钙效果，还会因为摄入过量影响机体的生理功能，从而导致一系列的疾病，长期过量补钙会导致钙血症、厌食、抑郁、多尿等不良反应，又如氯化钙类钙剂大量服用会产生碱中毒。

同时，也有许多人群不适合补钙。①心脏功能不全，正在服用强心苷药物的人群禁止使用钙剂，因为钙剂会增强强心苷的毒性。②服用抗菌药物四环素类、异烟肼等的人群禁止使用钙剂，因为钙剂会阻碍这些药物的吸收，降低抗菌作用。③缺铁性贫血患者在使用铁剂治疗的同时避免使用钙剂，因为钙剂会降低铁剂的吸收效率；此外，与枸橼酸盐、草酸盐同时服用时，也会影响钙剂的吸收。

小 贴 士

长期钙摄入量>2000mg/日增加肾结石的风险。但权威研究结果显示，每日补充推荐剂量的钙剂（每日推荐800~1200mg），不但不增加肾结石风险，反而减少肾结石的生成。因为肾结石主要成分为草酸钙，一定浓度的血钙可拮抗或减少身体的草酸钙结石生成。

第四节

解密益生菌

★ 揭秘益生菌

益生菌（probiotics）的概念最早源于希腊语，意为"对生命有益"。现在，益生菌主要指在摄取足够数量后对于宿主机体健康有益，可在宿主肠道、生殖系统等处，提升菌群平衡能力及宿主健康水平的活的微生物。益生菌的3个核心特征是：足够数量、活菌状态、有益健康功能。目前，临床已证实以外源补充方式进入到肠道的益生菌，可通过自身所具备的黏附性和竞争性抑制作用，在肠道黏膜上形成天然屏障，有效隔离肠道内致病菌，避免肠道上皮组织受到病原菌的侵染，有效降低致病菌的定植率，使肠道的防御水平大幅提升，从而达到平衡肠道菌群，缓解肠道炎症反应、肠道应激综合征，提升人体胃肠道健康水平的作用。这就进一步降低了胃肠道癌症的发病率。此外也有研究证实益生菌可刺激细胞免疫因子，起到免疫调节的功能。

益生菌在肠道作用的简单机理

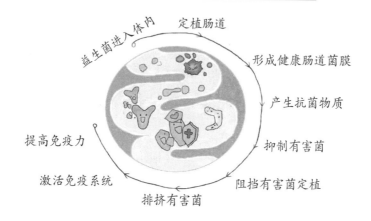

益生菌主要包括以下几大类：双歧杆菌类（长双歧杆菌、嗜热双歧杆菌等），乳杆菌类（嗜酸乳杆菌、乳酸菌、鼠李糖乳杆菌等），革兰阳性球菌类（粪链球菌、嗜热链球菌等），真菌类（酵母菌等）。部分常见益生菌及其功能如下表所示。

部分常见益生菌及其功能

菌种名称	生理功能	作用效果
长双歧杆菌	调节肠道功能紊乱，维护肠道微环境稳态	降低肠易激综合征患者的抑郁症状，使患者的抑郁评分下降2分以上
双歧杆菌	预防消化系统疾病，促进食物消化，改善肠道健康	肠易激综合征症状的总体评估显著下降；肠易激综合征症状显著改善；患者的生活质量显著提高

菌种名称	生理功能	作用效果
嗜酸乳杆菌	增加肠道内益生菌的数量及生命力，并且具有一定的抗癌作用	嗜酸乳杆菌和发酵乳杆菌共同培养，其抗癌活性显著增强，癌细胞的增殖显著降低
鼠李糖乳杆菌	调节肠道菌群、预防和治疗腹泻、提高机体免疫力	将腹泻风险从13.9%降低到5.2%，对比嗜热链球菌、双歧杆菌和德氏乳杆菌等益生菌，其效果最好
粪链球菌	能产生天然抗生素，有利于机体健康；同时还能产生细菌素等抑菌物质，改善肠道微环境	食用粪链球菌的仔猪平均日增重显著增加，腹泻率和死亡率显著降低，胃、十二指肠和结肠的蛋白酶活性增加，所有补充组的血浆免疫球蛋白A浓度显著升高
嗜热链球菌	防止坏菌滋生，治疗疾病，改善肠道微环境	能够延迟结肠炎的发作，减少疾病的临床症状，包括体重减轻和消化道出血；同时减少细菌移位到结肠组织情况的发生
酵母菌	保护肝脏，菌体中的硒、铬等矿物质能够抗衰老、预防动脉硬化、提高人体免疫力	在断奶仔猪饲粮中添加部分酵母菌代替抗生素可以显著提高仔猪的平均日增重

★ 选菌指南

　　补充益生菌的最大问题是，胃是强酸性环境。益生菌耐酸性很差，进入人体后活下来的概率非常低，能顺利到达肠道起作用者更是少之又少。而且，益生菌菌种稳定性不强，在常温下容易死亡。益生菌产品从被生产出来到被消费者购买，在这个过程中其实已有大量菌群死亡。益生菌的数量可能从十万级掉到万级，甚至更少。因此，与其摄入外来的益生菌，不如增殖体内的有益菌，也就是说"吃菌"不如"养菌"。

　　益生菌菌株能否在人体肠道中定植很大程度上取决于个体肠道中固有菌群的组成和结构。许多临床研究发现益生菌功能的发挥具有人群特异性，这种特异性导致益生菌对每个人的功效不同。目前尚无"万能"益生菌菌株可适用于改善每个人的肠道健康水平，选用益生菌时，既需要在菌株水平上进行相关益生功能的确认，又要依据不同宿主的个体特点进行益生菌个性化功能的判定和应用。因此，消费者应尽量听从专业医生的建议，理性选择益生菌产品，不要盲目购买。

目前，我国已获批的益生菌类保健食品的功能主要集中在增强免疫力和调节肠道菌群，常见产品形式包括粉剂、胶囊、片剂等。消费者在购买益生菌类的保健食品时可通过阅读产品标签或说明书了解其功能，选购适合自己的产品。冲调益生菌类保健食品的水温不宜超过40℃，与人体正常体温相近最佳，避免益生菌受热失活引起活性降低或丧失，从而影响其保健功能。对于乳酸菌饮料，消费者在购买时应注意区分产品类型，我国相关标准规定乳酸菌饮料产品标签应标明活菌(非杀菌)型或非活菌(杀菌)型,选购时可以通过标签标示进行区分。活菌型的乳酸菌饮料，其贮藏、运输过程若脱离冷链会导致乳酸菌活菌数下降且影响口感，消费者购买后应及时饮用或尽快放入冰箱冷藏。消费者在购买酸奶时应根据标签合理保存，低温酸奶应在冷藏条件下销售，购买后尽快放入冰箱冷藏并及时饮用，以保证其中的菌株活性。常温酸奶虽可在室温下存放，但消费者应注意检查产品是否超过保质期，不要饮用有涨袋的产品。

益生菌在防治腹泻、缓解婴儿过敏症状，改善食物不耐受等方面均具有良好应用。婴幼儿食品作为特殊食品，监管更为严格。目前，应用于婴幼儿食品的益生菌主要包括嗜酸乳杆菌、动物双歧杆菌、乳双歧杆菌、鼠李糖乳杆菌、罗伊氏乳杆菌、发酵乳杆菌、短双歧杆菌、瑞士乳杆菌、婴儿双歧杆菌、长双歧杆菌长亚种等明确菌株号的菌株。

益生菌在老年人中的应用广泛，但许多方面仍存在很大争议。老年人由于其肠道微生物群的多样性减少，更易致病与感染，且不同老年群体的个体差异性较大，因此在实际使用过程中，不仅需考虑益生菌的种类、剂量及时间，而且要更注重老年人的个性化。

此外，正在服用以下药物的人群，如果想要联用益生菌类保健食品，那么服药时间应间隔2小时以上。包括常用制酸药（奥美拉唑、雷贝拉唑、泮托拉唑及雷尼替丁等），抗菌药物（头孢菌素、左氧氟沙星、莫西沙星等），枸橼酸铋钾、蒙脱石散、医用活性炭等能抑制、吸附、杀灭或减弱益生菌疗效的药物。

小 贴 士

益生菌和益生元，虽然只是一字之差，却是截然不同的两种物质。益生元是指能够选择性地促进肠道内一种或几种有益菌生长繁殖，但不能被肠道消化和吸收的物质。

我们在重视益生菌的同时，也不能忽视了益生元的重要作用。要知道，没有足够的益生元，益生菌是会死掉的。益生元是支撑益生菌活下来的养分，只有肠道内有充足的益生元，益生菌才能大量繁殖，进而维持肠道健康。

第五节

第七营养素：膳食纤维

★ 声名鹊起的营养圈明星

膳食纤维是指能抵抗人体小肠消化吸收的、在人体大肠能部分或全部发酵的可食用的植物性成分，是碳水化合物及其相类似物质的总和。膳食纤维曾一度被认为是一无是处的"无营养物质"，因为它既不能被胃肠道消化吸收，又不能产生热量。但随着营养学和相关科学的深入发展，人们才渐渐发现了膳食纤维在保持消化系统健康上的重要作用。食入足够的膳食纤维能够降低血胆固醇、预防心血管疾病、减少和预防胃肠道疾病、防止便秘等，因此近年来，膳食纤维被食品行业、学术界以及广大消费者广泛关注，并被营养学界补充认定为"第七大营养素"。著名医学期刊《柳叶刀》曾点名表扬膳食纤维，将它和人类的"长寿力"相关联，但随着人们追求口感、食物越做越精细，它的摄入量却频频告急。

根据是否能溶于水可将膳食纤维分为可溶性膳食纤维、不溶性膳食纤维两大类。可溶性膳食纤维主要来源于魔芋、藻胶、果胶等，包括植物细胞壁内的储存物质和分泌物、合成类多糖、部分微生物多糖和部分半纤维素等。而不溶性膳食纤维主要来源于全谷类粮食，包括半纤维素、不溶性半纤维素、木质素、抗性淀粉、一些不可消化的寡糖和不消化的细胞壁蛋白等。简单来说，可溶性膳食纤维遇水膨胀，增加饱腹感，减少进食量；而不溶性膳食纤维主要就是大家熟悉的"粗纤维"，能促进肠蠕动。

膳食纤维中含有很多亲水基团，所以具有很强的膨胀性、吸水性和持水性。这种吸水溶胀的特性可以增大食糜体积，软化粪便，减轻直肠压力，从而减少和预防胃肠道疾病。膳食纤维一般体积较大，且吸水后体积更大，因此可对肠道产生填充作用，增加饱腹感，同时还能影响机体对食物其他成分的消化吸收，增加人的饱腹感，减少食物的总摄入量，进而降低食物中脂肪的热比值，控制和降低摄入食物的总能量，避免热能过剩。再者，膳食纤维能与部分脂肪酸结合，使得脂肪酸通过消化道时不被人体吸收，避免体内脂肪的过度积累，从而控制体重，预防肥胖症。

膳食纤维不仅能吸附胆固醇，抑制人体对其的吸收，而且可以阻断部分胆汁酸和胆固醇等在肠肝内的循环，加速胆盐、胆酸等的排泄，从而降低血液中胆酸和胆固醇的含量，起到预防冠心病的作用。

膳食纤维对维持肠道菌群稳态、肠道黏液的生成和降解平衡、保护肠壁结构等肠道健康的良性循环具有重要作用。人胃肠道中约有500~1000种细菌，总数约10万亿个，和人体细胞总数相当，肠道菌群在人体健康中起着重要的作用，食用可被肠道菌群代谢的膳食纤维和益生元可以调节肠道菌群组成和代谢功能，以改善健康、预防或治疗疾病。

★ 科学食用膳食纤维

世界卫生组织和我国的营养学会推荐，每日膳食纤维摄入量25~30g。事实上，在日常生活中按照中国膳食指南的每日摄入要求备餐，就可以满足身体对膳食纤维的基本需求。但我国膳食纤维的人均摄入量是10~15g/日，摄入量严重不足，且摄入量随食品精加工水平的提高呈逐步下降趋势。

越天然无加工的食物，膳食纤维保存得越多。每100g的食物里，膳食纤维含量高于2g的食物，都是高纤维食物。植物性食物是纤维素的主要来源，在蔬菜、水果、粗粮、菌藻、坚果类的食物中含量较多。植物食品中的膳食纤维含量和性质因品种、生产条件、成熟程度和其他因素等存在差别。谷物食品含膳食纤维最高。总之，含大量纤维素的食物有：粗粮、麸子、蔬菜、豆类等，虽然人们每日吃饭无法计算纤维摄入量，但常吃谷物、蔬菜、水果一定是没错的。

富含膳食纤维的食物：①水果：牛油果、番石榴等，很多膳食纤维都藏在水果皮里，去皮之后其流失量可达24%~46%；②蔬菜：莲藕、红萝卜、西蓝花、芹菜、南瓜、花椰菜、菠菜、菜花、圆白菜、茄子等；③豆类：黄豆、黑豆、红豆、绿豆、等豆类；④粗粮：土豆、薯类、燕麦等；⑤菌藻类：银耳、木耳、口蘑、紫菜等；⑥坚果：杏仁、核桃、板栗、巴旦木等。

2015—2019年，全球发布的宣称纤维相关新品中，添加前五的原料分别是：菊粉（8%）、低聚果糖（6%）、聚葡萄糖（4%）、低聚半乳糖（3%）、果胶（2%）。除了这几类主要膳食纤维原料，原料商也在不断开发具有益生元特性的膳食纤维新原料，主要来自于天然水果蔬菜。中国的植物纤维食品，多是用米糠、麸皮、麦糟、甜菜屑、南瓜、玉米皮及海藻类植物等制成。

市面上有许多膳食纤维补充剂，有些商家为了口感，会额外添加油脂或糖精等添加剂，所以选购上要注意配料表和营养标签，最好选择添加剂少的产品。以某款粗粮消化饼干为例，其原料前几位是小麦粉、麦麸、燕麦等，膳食纤维来源主要是这些，但因为需要加工，膳食纤维肯定会有部分损失。其100g的饼干膳食纤维量是3.4g，但是脂肪却高达20.3g，同等的膳食纤维量，其实只要多吃200g蔬菜就可以补齐，而且还没有那么多热量和脂肪。许多消费者在广告的诱导下以为吃膳食纤维补充剂可以减肥，没想到却越吃越胖，其原因就在此。要知道，膳食纤维并不能起到减肥药的作用。它的作用是在胃里面吸水膨胀，从而少吃一些其他食物。如果在多吃纤维的同时没有减少其他食物的摄入，那么对减肥也不会有明显效果。

膳食纤维不被人体吸收，过量摄入也容易造成铁、锌、镁、钙等矿物质难被身体吸收，而且可能会造成部分人群胀气、腹胀等情况。一些可溶性膳食纤维会吸水，食用后应多补充水分，如果喝水不够可能会造成便秘。由于膳食纤维会导致肠胃蠕动功能或消化功能下降，肠胃功能不佳的人群不适宜摄入大部分膳食纤维，例如老年人、做过肠胃手术、化疗患者等，即使是大便困难也不适宜大量摄入膳食纤维，有可能会增加肠胃不适。

膳食纤维"肠道清道夫"

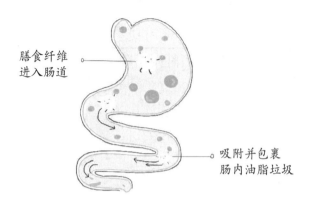

膳食纤维
进入肠道

吸附并包裹
肠内油脂垃圾

　　蔬菜里的"筋"不是膳食纤维，而是植物的维管束，多存在于茎、叶中，主要为植物输送水分、无机盐和有机养料等，也有支持植物体的作用。此外，许多没有"筋"的食物很可能纤维含量更高。比如红薯（甘薯）中不含有"筋"，但它的纤维素含量远高于有"筋"的大白菜。主食当中的纤维也不仅仅存在于小麦、麸皮那种口感粗糙的食物中，豆类的纤维含量比粗粮还要高；小杏仁的膳食纤维含量极高，却没人吃得出任何纤维的感觉。因此，有没有"筋"和口感是否粗糙并不是评判膳食纤维含量的可靠标准。

第六节

老年营养与膳食

★ 重点关注营养缺乏人群

从自然生物的角度来看，衰老是生物体随时间推移的一个自然和不可避免的过程。这是一种复杂的自然现象，表现为身体的结构退化和功能衰退，对环境的适应性和耐受性逐渐降低。衰老可以分为两类：生理性衰老和病理性衰老。生理性衰老指的是个体成熟后期发生的生理退化过程，而病理性衰老则指的是由于各种外部因素（如疾病、伤害和感染、免疫反应降低、饮食结构失调、代谢紊乱、对药物使用疏于监管和药物滥用等）而发生的与衰老类似的变化。从人类社会的角度来看，老龄化是人们对新事物不再感兴趣，记忆力减退，不喜欢社会交往，与常人有明显差异的一种自我封闭的生活行为。总的来说，衰老在本质上是病理、生理和心理过程相互作用的必然结果。它是生命形成和发展过程中身体成分和组织结构对生理功能的损失和退化过程，也是个体成长和发展的最后阶段的社会和心理过程。此外，有一类特殊的衰老过程被称为早衰，也就是在个体内部或外部因素的作用下造成的生命早期的衰老。早衰是一种影响人的寿命的病理性衰老过程。虽然生理性衰老是不可避免的自然规律，但病理性衰老是可以预防或延缓的。

由于老龄化总是伴随着生活环境和社交互动方式的重大变化，特别是身体和精神功能都有不同程度下降的情况下，随着咀嚼和消化食物的能力下降，加之视觉、嗅觉和味觉反应的迟钝，造成老年群体食欲不振的普遍现象。同时，随着年龄的增长，口味和对食物的喜好逐渐固化，导致饮食结构难以做到均衡和丰富，食物来源单一。虽然老年人的能量需求随着年龄的增长而减少，但对大多数营养物质的需求并没有减少；相反，对一些关键营养物质（如蛋白质和钙）的需求却在增加。而饮食习惯的变化可能会增加营养不良的风险，并削弱老年人机体应对疾病的能力。因此，老年人更应该认识到饮食多样性的重要性，要时刻提醒自己和家人丰富饮食，保障食品的供应。

良好的饮食不仅有助于保持身体机能，还能维护老年人的心理健康。许多高龄老年人的身体系统功能明显下降，患有一系列慢性疾病，自我照顾和精神协调能力逐渐丧失，而且往往营养不良，久而久之更需要他人来照顾，在身体机能退化和心理障碍两方面陷入恶性循环。基于老年人对营养更迫切和复杂的要求，如果难以通过饮食满足其营养需求，可以谨慎选择膳食补充剂。市面上常见的针对老年人的补充剂以钙、铁、锌、碘、维生素 A、维生素 D 和维生素 C 为主，补充剂形式也多种多样，包括营养强化饼干、麦片、牛奶、果汁和特盐等。

膳食补充剂对相关的营养缺乏症有预防作用，也是对出现营养缺乏临床症状的老年人最快速、最有效的干预方法。如果不清楚该怎么选膳食补充剂，最靠谱的方法是寻求医生或营养师的指导。在自行选用时要注意，身体需要的矿物质和维生素补充剂的剂量应以中国参考摄入量（DRIs）为基础，如果剂量太低，补充剂就无法对机体产生作用；如果剂量过高，又可能产生不少副作用。

★ 科学选购膳食补充剂

对普通消费者而言，与掌握膳食补充剂的功效原理相比，更重要的是了解它的特定适用人群和用量。如果能在专业人士的指导下选用会更加放心。

国家对保健品的成分有严格规定，严禁在其中加入西药或其他非法物料。许多不法商家为了让消费者快速体验到保健品的效果，会在产品里加入药品成分。因此消费者们一定要擦亮眼睛，对"快速见效"之类的宣传语要多加警惕。

为了选择合适的营养补充剂，必须首先观察老年人的身体状况。老年人的体重、握力、肩部和小腿周长都可以测量并记录在案。此外还可以测量身体成分，以检测身体脂肪量、瘦组织量、骨质和水含量的变化。这些都是指导膳食补充剂选用的重要数据。对于体重过轻或近期体重显著减少的老年人，则可以根据营养风险筛查 2002（NRS 2002）或微型营养评定简表（MNA-SF）进行简单的自我评估（见下表），从而判断营养摄入情况。

微型营养评定简表（MNA-SF）

指标	0分	1分	2分	3分
食欲及食物摄入	严重减少	减少	没减少	—
体重减少（kg）	>3	不知道	1~3	无体重下降
活动能力	卧床或轮椅	能下床但不能外出	能外出活动	—
近3个月心理压力或急性疾病	有	—	无	—
精神状况	重度痴呆或抑郁症	轻度痴呆	无	—
BMI（kg/m^2）	<19	19~21	21~23	>23
小腿围（cm）	<31	—	—	>31

注：由于老年患者的特殊性，常存在不易获得BMI的情况，如卧床或昏迷患者，可用小腿围代替。

评价标准：12~14分营养正常；8~11分营养不良风险；0~7分营养不良。

除了遗传倾向，营养不良是导致虚弱的一个重要风险因素。衰弱是一种非特异性的状况，主要来源于生理储备减少，身体脆弱性增加，应激承受能力下降。衰弱与多个系统的病理和生理变化有关，影响着肌肉骨骼系统、神经系统、免疫系统机体新陈代谢。衰弱、功能障碍和疾病多发是不同的概念，但它们是密切相关的，有时是重叠的。衰弱往往是多种慢性病、急性事件或严重疾病的结果。最常用的衰弱指标是Freid衰弱评估方法（见下表）。

Freid 衰弱评估方法

序号	检测项目	男性	女性
1	体重下降	过去1年中，意外出现体重过下降 >4.5kg 或体重下降 >5%	
2	行走时间（4.75m）	身高≤173cm：≥7s	身高>173cm：≥6s
		身高≤159cm：≥7s	身高>159cm：≥6s
3	握力（kg）	BMI≤24.0kg/m²：≤29	BMI 24.1~26.0kg/m²：≤30
		BMI 26.1~28.0kg/m²：≤30	BMI>28.0kg/m²：≤32
		BMI≤23.0kg/m²：≤17	BMI 23.1~26.0kg/m²：≤17.3
		BMI 26.1~29.0kg/m²：≤18	BMI>29.0kg/m²：≤21
4	体力活动（MLTA）	<383kcal/周（约散步2.5h）	<270kcal/周（约散步2.0h）
5	疲乏	CES-D 的任一问题得分2~3分 您过去的1周内以下现象发生了几天？ （1）我感觉我做每一件事都需要经过努力； （2）我不能向前行走。 　　0分：<1d；1分：1~2d；2分：3~4d；3分：>4d	

注：BMI—体质指数；MLTA—明达休闲时间活动问卷；CES-D—流行病学调查用抑郁自评量表；散步 60min 约消耗 150kcal 能量。

　　评分标准：具备表中5条中3条及以上被诊断为衰弱综合征；不足3条为衰弱前期；0条为无衰弱健康老年人。

　　通过以上两个量表，可以主动掌握老年人的身体状态。在此基础上如果发现异常，可以做到尽快咨询专业人士，减少慢性营养不良和衰弱带来的进一步风险。通过分析生化指标、临床症状和其他与营养有关的问题，从而做出对个人最适配的营养指导。对出现异常的老年人，首先应找到并消除病因，并根据目前的健康状况、能量摄入和身体活动水平，逐步将能量摄入增加到适当的推荐水平或略高于该水平。注意老年人的饮食，鼓励食用有营养的食物。如果老年人和体弱者的饮食量低于其目标饮食量的 80%，在医生和临床营养师的指导下，使用特殊医学食品。在特殊医学食品的选择中，标准的全蛋白配方适用于大多数老年人；氨基酸和短肽类配方适用于胃肠功能不全的老年人（如患有重症胰腺炎）；高能量密度的配方对营养不良的老年人很有帮助；乳糖不耐受的老年人可以选择不含乳糖的产品，避免造成腹泻；含纤维的配方可以改善肠道功能，减少老年人腹泻和便秘的发生率。特殊医学食品常用口服营养补充（ONS）方式，使用量 400~600kcal/d，含 15~30g 蛋白质，每天分成 2~3 次，至少持续 4 周，以保证达到营养补充的效果。注意要在两餐之间服用，以免影响主食进餐的胃口。对于不能吃正常饮食的老年人，建议使用口服液（50~100mL/h）来改善营养状况，维持身体功能，提高生活质量。

肌肉衰减会导致骨质疏松症的风险增加，这是老年人死亡的一个独立风险因素。而良好的营养摄入在减缓老年人的肌肉流失方面发挥着重要作用。人体从 40 岁左右开始出现肌肉质量的降低，每十年损失大约 8%，直到 70 岁。此后，肌肉流失的速度明显增加，每十年达到 15%。为了降低肌肉衰减的速度，缩小肌肉衰减带来的风险，即使是处于良好健康状态的老年人也可以重点选用以下膳食补充剂和食物。

首先是蛋白质。老年人每日蛋白质的推荐摄入量一般为 1.0~1.2g/kg 体重，对于那些每天进行抗阻训练的老年人来说，则为 1.2~1.5g/kg 体重或更多。喝牛奶是最简单的补充蛋白质的方法。研究表明，牛奶中的乳清蛋白可以促进肌肉形成，防止肌肉分解。牛奶的钙吸收率也非常高。建议每个人每天应喝 300~400g 鲜奶或同等含蛋白质的乳制品（相当于 30~36g 奶粉）。对乳糖不耐受的老年人可以考虑饮用低乳糖的牛奶或酸奶。此外，来自鱼、虾、禽肉、猪牛羊肉等动物性食物和大豆类食物的优质蛋白质比例不低于 50%，因此每天畜肉类 50g，鱼虾、禽类 50~100g 也可以满足蛋白质需要。一个可行的方法是将动物性食物加入一日三餐，例如早餐吃鸡蛋、牛奶和豆类，午餐和晚餐吃畜肉、家禽、鱼、鸡蛋、大豆和豆制品。特别注意在一餐中摄入大量蛋白质是不明智的。

有研究表明，抗氧化营养素如脂肪酸、维生素 C、维生素 E、类胡萝卜素和硒可以减缓肌肉流失。因此，增加消费富含 n–3 多不饱和脂肪酸的海鱼产品、蛋黄和少量的动物肝脏是有益的。维生素 D 能促进钙质的吸收，定期在阳光下锻炼对提高血清维生素 D 水平很有效。总而言之，老年人要增加消费高抗氧化营养素的食物，如深色蔬菜、水果和豆类，选用含多种微量营养素的膳食补充剂。

★ 家庭支持很重要

老年人的健康是每个家庭的追求。膳食补充剂对长辈们是非常有效的，但想要做到健康衰老，仅仅为长辈们购买膳食补充剂远远不够。在日常生活中，年轻人要为长辈们提供更多的支持。

在家里，为老年人创造一个积极的用餐氛围，可以帮助增加食欲和食物摄入量。比如让老年人和家人一起吃饭，尽可能让他们参与烹饪过程，并鼓励他们参与家庭活动。对于独居老人，要强调营造社会氛围和集体用餐的重要性，以提高心理素质，保持乐观情绪。要让老人意识到一日三餐不仅是一种物质需要，也是一种精神安慰。对于不能独立进食的老年人，陪护者应协助他们进食，并监督进食的情况和安全，以防止或减少危险情况的发生。一个普遍的现象是，老年人通常喜欢吃热的食物，而想让他们遵循严格的用餐时间表又很困难。因此想要在备餐过程中要确保饭菜的温度可以尝试使用保暖餐具。

在生活中，鼓励老年人主动参与体育活动和户外锻炼也很重要。生命在于运动，运动对于全年龄段的人群来说都是带来健康和活力的最佳途径。而最重要的是，老年人要自发的意识到运动对他们有好处，并在日常生活中主动地参与锻炼。值得注意的是，老年人的肌肉质量、数量和最大收缩能力都在随年龄的增长而降低，支撑力、平衡力和稳定性也更差。因此，要帮助老年人认识到其运动能力与年轻时存在差距是很正常的事。在选择运动方式和安排运动习惯时，也要根据自己的身体情况和健康状况决定运动的强度、频率和时间，同时结合自己的兴趣和行动能力，选择多种多样的体育活动。对于刚起步的老年人，如果想要尽可能地保持全身的活跃，可以选择缓慢和温和的运动形式，如散步、快走、太极拳、广场舞等。

说服长辈定期进行健康检查是很重要的。体检是做好医疗保健的基础，有助于在早期阶段发现健康问题。健康体检是国家基本公共卫生服务中重要的一环，是国家的一大惠民政策。党的二十大规划的健康中国建设蓝图中，积极的人口老龄化应对是国家战略的重中之重。在建设养老事业，推动实现基本养老服务的同时，更提出要坚持以预防为主，提高基层健康管理能力，这正是提供体检服务的首要任务。因此，老年人应根据自己的情况定期到有资质的医疗机构进行检查。哪怕是对健康状态良好的老年人而言，每年一到两次的体检也是很有必要的。值得一提的是，年轻人还应该帮助老年人从公共渠道获得与健康有关的基本知识，如报纸、书籍和保健中心的科学讲座，以提高他们的自我防范能力和对健康知识的了解。重要的是要让老年人自己明白，体检的主要目的是更早发现健康风险，一来通过调整生活方式减少其影响，二来也能在更严重的健康问题产生之前寻求医务人员的帮助，从而真正做到健康衰老。

小贴士

　　特殊医学食品，是为了满足进食受限、消化吸收障碍、代谢紊乱或特定疾病状态人群对营养素或膳食的特殊需要，专门加工配制而成的配方食品。目前我国的特殊医学食品分为三大类：①全营养配方食品，可作为单一营养来源满足目标人群营养需求的特殊医学用途配方食品。②特定全营养配方食品，可作为单营养来源能够满足目标人群在特定疾病或医学状况下营养需求的特殊医学用途配方食品。③非全营养配方食品，可满足目标人群部分营养需求的特殊医学用途配方食品，不适用于作为单一营养来源。特殊医学食品必须在医生或临床营养师指导下，单独食用或与其他食品配合食用。因此消费者们千万不要盲目选购，亏钱事小，伤身事大。

参考文献

[1] 王林,李春霖.钙剂和维生素D在老年骨质疏松症中的应用[J].中国临床保健杂志,2022,25(1):30-33.

[2] 张丽丽.钙剂合理应用的原则和方法探究[J].世界最新医学信息文摘（电子版）,2018,18(97):82,85.

[3] 杨顺海,贾立培.儿童口服钙剂的选择与应用[J].临床合理用药杂志,2014,7(11):122-123.

[4] 中国食品科学技术学会益生菌分会.益生菌的科学共识（2020年版）[J].中国食品学报,2020,20(5):303-307.

[5] 吕玉红,郭瑞瑞,孙心悦,等.肠道菌群利用膳食纤维及其与人体健康关系研究进展[J].中国酿造,2021,40(3):6-10.

[6] 刘劼,严冬青,刘健.膳食纤维——人类的健康卫士[J].现代食品,2020(1):113-115.

[7] 曹清明,王蔚婕,张琳,等.中国居民平衡膳食模式的践行——《中国居民膳食指南（2022）》解读[J].食品与机械,2022,38(6):22-29.

第八章

自我健康管理

——养

第一节

养生
重在养心

★ <u>心者，君主之官</u>

心居于胸腔左侧、隔膜之上，是"君主之官"，它有两种含义：一种是生理意义上的器官，另一种是血液循环的动力器官，主要功能是为血液流动提供压力，把血液运行至身体各个部分，是循环系统中的动力。这种理解是西医的说法。中医意义上的心不是一个简单生理意义上的心，它的意义很广，比如"心主神明""开窍于舌""其华在面"等，可以看出中医的心除了一个独立的实际器官外，还包括人的精神、感觉等。

心为神之居、血之主、脉之宗，在五行属火，配合其他所有脏腑功能活动，起着主宰生命的作用。故《素问·灵兰秘典论》有"心者，君主之官。神明出焉。"按照中医的理论，心的生理功能主要包含两个方面：一是主血脉，二是主神明。《素问·六节藏象论》称其为"阳中之太阳"。也就是说，心相当于一团旺盛的火焰，日复一日燃烧着，为支撑人类的身体而辛勤工作，它为什么拥有这样旺盛的能量？这能量又来自哪儿？

这就是阳气的作用，为气之推动和温煦功能。由于火为阳，主气、主生、主动。在人体中心和血脉相连，正是由于心阳不停地蒸腾升发，心气不断搏动输出血液才能得到流通，运行在全身各处，营养脏腑经络、四肢百骸、肌肉皮毛。若心脏停止跳动，血液循环和人的生命活动就会终止，因此中医称"气为血之帅"，就是心气统领血液之意。为维持人体生命活动的源泉，心只有拥有充沛的阳气，才可以维持人的生命。

★ 心的生理功能

心其中一个重要功能为"主血脉"，是指心气推动和调节血脉循行于脉中，周流全身的作用，发挥营养和滋润作用。心主血脉包括主血和主脉两个方面。第一个方面"主血"，心主血的基本内涵，指心气推动和调控血液运行，输送营养物质于全身脏腑形体官窍的作用。人体各脏腑器官组织以及心脉自身，其生理机能的正常发挥皆有赖于血液的濡养。血液的运行与五脏机能密切相关，其中心的搏动泵血作用尤为重要。心脏的搏动，主要依赖心气的推动和调控，心阳能激发心脏的搏动，心阴能抑制心脏的搏动。心气充沛，心阴与心阳协调，心脏搏动有力，频率适中，节律均匀，血液正常输布全身，发挥其濡养作用。若心气不足，心脏搏动无力，或心阴不足，或心阳不足，均可导致血液运行失常。心主血的另一内涵是心的生血作用，即所谓"奉心化赤"。

指饮食水谷经脾胃运化而生成的水谷精微，其化为血液，须经心火（即心阳）的"化赤"作用，即《素问·经脉别论》所谓"浊气归心，淫精于脉。"可见，心有总司一身血液的运行及参与血液生成的作用。

第二个方面即为"主脉"，心主脉，指心气推动和调控心脏的搏动和脉管的舒缩，维持脉道通利的作用。"脉为血之府"，是容纳和运输血液的通道。《灵枢·决气》说："壅遏营气，令无所避，是谓脉。"心气充沛，心阴与心阳协调，心脏有节律地搏动，脉管有规律地舒缩，脉道通利，血运流畅。《素问·六节藏象论》所说"心者……其充在血脉"，即是针对心、脉和血液所构成的一个相对独立系统而言。血液的正常运行及其作用的正常发挥，除心气充沛外，还有赖于血液的充盈和脉道的通利。换言之，血液的正常运行必须以心气充沛、血液充盈、脉道通利为基本条件。其中心气充沛又起着主导作用，故说"心主身之血脉"。《素问·五脏生成篇》中写到"诸血者，皆属于心。"其基本内涵有两点："行血"与"生血"。"行血"则是心气推动调控血液运行；"生血"是指水谷精微在心阳的作用下化生为血液，形成物质基础。两者相辅相成，缺一不可。

心脏的生理功能之一为"藏神"，又称心主神志，指心统帅人体生命活动和主宰意识、思维等精神活动的机能。故《素问·灵兰秘典论》说："心者，君主之官也，神明出焉。"人身之神，有广义与狭义之分。广义之神，指整个人体生命活动的主宰和总体现；狭义之神，指人的意识、思维、情感等精神活动。心所藏之神，既是广义之神，又包括了狭义之神。人体的脏腑、经络、形体、官窍，各有不同的生理机能，但都必须在心神的主宰和调节下分工合作，共同完成整体生命活动。心神正常，各脏腑机能协调有序，则身心康泰。神能驭气控精，并调节血液和津液的运行输布，而精藏于脏腑之中，脏腑之精所化之气为脏腑之气，脏腑之气则推动和调控着脏腑的机能。因此，心神通过驾驭协调各脏腑之精气以达到调控各脏腑机能之目的。同时，心具有接受外界客观事物和各种刺激并作出反应，进行意识、思维、情感等活动的机能。如《灵枢·本神》说："所以任物者谓之心。"这一复杂的精神活动实际上是在"心神"的主导下，由五脏协作共同完成的。由于心为藏神之脏，故情志所伤，首伤心神，次及相应脏腑，导致脏腑气机紊乱。心藏神，为精神之所舍，故称为"五脏六腑之大主"（《灵枢·邪客》）。

心主血脉与藏神机能密切相关。血是神志活动的物质基础之一，《灵枢·营卫生会》说："血者，神气也。"而心藏神，又能驭气以调控心血的运行。病理状态下，两者也常相互影响。如心血不足，心神失养，可致心神失常，而见精神恍惚、心悸失眠等症；心神异常，亦可影响心主血脉机能。

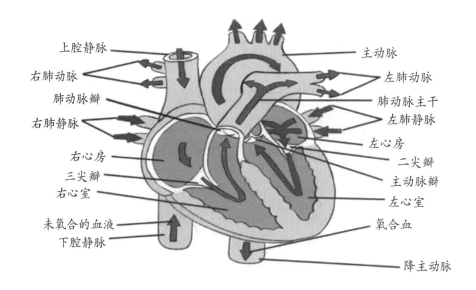

上腔静脉　　主动脉
右肺动脉　　左肺动脉
肺动脉瓣　　肺动脉主干
右肺静脉　　左肺静脉
　　　　　　左心房
右心房　　　二尖瓣
三尖瓣　　　主动脉瓣
右心室　　　左心室
未氧合的血液　氧合血
下腔静脉
　　　　　　降主动脉

★ 心的生理特性

心有两个生理特性，其中一个特性为"主通明"，包含两层含义，一是心脉以通畅为本，二是心神以清明为要。心位于胸中，五行属火，为阳中之阳脏。《血证论》中说："心为火脏，烛照万物。"其意在于说明推动心的运行还需有"阳气"，心阳有推动心脏脉搏，温通全身血脉，振奋精神，以使其生机不息的作用。但自古以来调和机体都会讲究一个阴阳，所以心阳必须与心阴相协调，才能够维持心主血脉与心藏神的生理功能，才能使心脉畅通，心清神明。若使心阳不足，失于温煦、鼓动，则会导致血液运行迟缓，瘀滞不畅，从而引起精神萎靡，神识恍惚；若使心阴不足，失于濡养、宁静，心阳过于亢盛则会导致血液运行加速与心神不宁，出现心慌、心悸、失眠等症状。

心的另一个生理特性"心气下降"，心脏位于人体的上部，其气宜下降。心气中含有心阴与心阳两部分：心阴牵制心阳（心火），化生为心气下行以助肾阳，制约肾阴，使得人体上部不热，下部不寒，从而维持人体上下的寒热平衡与动静协调。若心火虚衰，不能下行资助肾阳，出现血流迟缓，腰部就会以下寒凉，应当补足心阳；若心阴不足，不能牵制住下降的心火，就会出现上热下寒的症状，应当滋养心阴以降心火。

★ 心之所属

心者，"在体合脉，其华在面"。脉，即为经脉、血脉。在临床应用中又将经脉与血脉的内涵做了界定，"经脉"一般指经络系统中的经脉，是精气运行的通道，所以针灸、推拿等作用于经络。"血脉"，专指血管，是血液运行的通道，所谓"脉为血之府"。全身的血脉统领于心，由心主司。因此称心"在体合脉"。而面部的色泽能给人最直观的反映，反映心血、心气的盛衰以及身体机能的强弱，彰显着一个人健康与否，故称心之华在面。正如《灵枢·邪气藏腑病形》所记载："十二经脉，三百六十五络，其血气皆上于面而走空窍。"其机理如此，在于全身血气皆上注于面。心气旺盛，血脉充盈，则面色红润有光泽；心气不足，则血不能养，可见面色苍白；心脉麻痹，则见面色晦暗；心火亢盛则见面色红赤。《素问·五藏生成》中记载道："心之合，脉也；其荣，色也。"

心者，"开窍于舌"。舌的主要机能是主司味觉，表达语言。《灵枢·忧恚无言》说："舌者，音声之机也。"心之经脉上通于舌，《灵枢·经脉》提到："手少阴之别……循经入于心中，系舌本。"舌主司味觉和语言，均有赖于心主"血脉"和"藏神"的生理机能。故《灵枢·脉度》说："心气通于舌，心和则舌能知五味矣。"《灵枢·五阅五使》说："舌者，心之官也。"心主血脉、藏神机能正常，则舌体红活荣润，柔软灵活，味觉灵敏，语言流利。若心血不足，则舌淡；心火上炎，则舌红生疮；心血瘀阻，则舌质紫暗，或有瘀斑。若心藏神的机能失常，则可见舌体伸缩不自然、谈吐不利的现象，甚或失语等。舌为口中的实体器官，并非"窍"，与耳、目、鼻、口等孔窍样器官不同。心原有窍为耳，如《素问·金匮真言论》说："南方赤色，入通于心，开窍于耳。"提示耳之听觉与心神相关。以后发现耳的听觉与肾精肾气的关系更为密切，就把耳归为肾之窍，并将非孔窍器官的舌替代耳作为心之窍。此外，舌通过经络与脾、肝、肾等脏也有联系，这与心为"五脏六腑之大主"之说相合。

心者，"在志为喜"。喜，是心之精气对外界刺激的应答而产生的良性情绪反应。心精、心血、心气充沛，心阴、心阳协调，是产生喜乐情绪的内在基础，故《素问·阴阳应象大论》说："在脏为心……在志为喜。"喜乐愉悦有益于心主血脉的机能，所以《素问·举痛论》说："喜则气和志达，营卫通利。"但喜乐过度则可使心神受伤，如《灵枢·本神》说："喜乐者，神惮散而不藏。"从心主神志的机能状况来分析，又有太过与不及的变化。精神亢奋可使人喜笑不休，神气不足可使人易于悲哀，如《素问·调经论》说："神有余则笑不休，神不足则悲。"另外，心为神明之主，不仅喜能伤心，而且五志过极均能损伤心神。所以《灵枢·邪气藏府病形》说："愁忧恐惧则伤心。"

心者，"在液为汗"。汗是五液之一，是津液经阳气蒸化后，由汗孔排于体表的液体。如《素问·阴阳别论》说："阳加于阴谓之汗。"心精、心血为汗液化生之源，故称心在液为汗。《素问·宣明五气》有"五脏化液：心为汗"之说。心主血脉，心血充盈，津血同源，血中之津渗出脉外则为津液，津液充足，化汗有源。汗出过多，津液大伤，必然耗及心精、心血，可见心慌、心悸之症。故又有"血汗同源""汗为心之液"之说。此外，汗液的生成与排泄又受心神的主宰与调节，所以情绪激动、劳动、运动及气候炎热时均可见汗出现象。如《素问·经脉别论》说："惊而夺精，汗出于心。"由此可见，心以主血脉和藏神机能为基础，主司汗液的生成与排泄，从而维持了人体体温的相对恒定及对外在环境的适应能力。汗由津液所化，津液是气的载体，大汗可大量耗散津液，致心气或心阳无所依附而亡失，出现心气脱失或心阳暴脱的危候。

★ 养心之道

1.修身养心

一说到养心，有些人会认为就是单纯地修心养性，静坐甚至读佛经，有点勇气的甚至出家避世，跑到山上修道独居。所谓"小隐于野，大隐于市"，真正的养心修心，不在于形式，而是不再被外界环境所牵制导致心灵失调。身心一体，养心一定要关注身体，身体是心存在的基础，同理，想要拥有健康，离不开健康的精神心理，身心合一，虚实相合，这是自古以来所提倡的目标。

养心要达到的目标。这个问题也可问下自己，想要达到什么目标？波澜不惊还是心平气和？充满自信还是不卑不亢？它没有一个绝对的标准。这里提出一个目标：应该增强心的弹性，提升心的调节能力，也就是自我调节变通的能力。人是有感情的，七情六欲，喜怒哀乐，总想着把自己塑造成某种"完美理想"的心理素质,是违背常理的。谁都有悲伤的时候，也有开怀大笑时刻，都有生气郁闷焦虑之时，也有恐惧担惊受怕的时候……之所以出问题，因为调节能力较差，没有及时调整到正常状态，长久陷于某种情绪中，才产生伤害。不管处于何种情绪，很快能摆脱并回归平常心。形象点说，就像弹簧一样，能屈能伸，能收能放，始终维持一定的弹性变通能力。另外生气是对人体的最大伤害，当人生气时，血压会突然间升高；长期生气，心脏会受不了。另外，身体内的浊气便会乱窜，窜至心脏之间，便会堵塞心脏，长此以往容易形成心包积液。

2.日常养心

（1）经常按摩心包经。人体的每条手臂都有 6 条经络，其中在手臂的阴面的中间那条线就是心包经；心包经与心脏有关，经常按摩心包经，保持心包经的畅通，对心脏病很有益处。如果感觉心慌时，用刮痧板沿着心包经从上至下地刮痧，心脏会感觉特别舒服。

（2）保持适量的运动，促进心脏的活力。如果一个人长期不运动，心脏就渐渐地失去活力；运动能加速身体内血液的循环速度，增加心脏的活力，心脏的活力提高了，身体各方面的机能就会提高。

（3）每天睡个午觉。睡午觉，看似简单的事情，但对养心却非常有利。人经过了一个上午的学习和工作，头脑已经非常累了，需要休息；中午，刚吃过午饭，消化食物需要充分的血液，再加上11~13点是心经的运行时间；此时美美地睡个午觉，对于身体非常有利，哪怕闭目养神30分钟，都能很好地养生。

（4）多吃红色的食物。赤色是心脏的对应色，利于心脏，可经常吃，食补的方法安全简单；比如红豆、红皮花生、红枣，这些食物能补血养颜，还能养心。

小贴士

　　大喜则伤心，一切波动的情绪对人体都是不利的；若想养心，则不能大喜大悲，学会控制自己的情绪，看淡一切得失，伤什么也不能伤"心"。

第二节

肝胆
两相照

★　荣辱与共的肝和胆

　　肝胆相照，比喻真心实意、以真心相见、互相坦诚交往共事，常用来形容两个人之间亲密无间的关系。殊不知，在机体中，肝和胆也是一对荣辱与共的器官，两器官位置相邻，运作也有很强的关联性，比如说消化所必须的胆汁就是由肝脏分泌再由胆囊储存。肝脏是人体最重要的器官之一，承载着分泌、代谢、凝血、解毒、造血及调节血液循环等功能，因此，一旦肝脏遭受损伤，其带来的危害显而易见（虽然肝脏具有自愈性，但我们也不能忽视）。胆囊，是储存胆汁的器官，胆囊结石属于最常见的胆囊疾病之一，急性期可诱发极其严重的并发症，若不及时处理甚至会危及生命！

而中医学所说的肝，比西医所说的概念更广更复杂，它不仅是指解剖学上的肝脏，更重要的是一个功能活动系统，是一个比较抽象的概念，如人的精神、情志、活动等都涉及中医肝的功能范围。肝为"将军之官"，在五行中属木，为阴中之阳脏，通于春气；在体合筋，开窍于目，其华在爪，在液为泪；肝藏魂，在志为怒；与胆互为表里，胆为六腑之一，又为奇恒之腑。另一方面，中医认为胆的主要生理功能为贮藏和排泄胆汁，并舍神主决断。因其所藏胆汁为清纯、清净的精微物质，故又称胆为"中精之腑""中清之腑"。胆的经脉为足少阳胆经，与足厥阴肝经相互络属，构成表里关系，也因此两者关系紧密，其关系宛如亲兄弟，由此演化而来"肝胆相照"的称呼。

★ 肝的功能

肝的主要生理功能有两个：主疏泄、藏血。所谓肝主疏泄，即指疏通、畅达、宣散、流通、排泄等综合生理功能。古代医家以自然界树木之生发特性来类比肝的疏泄作用。自然界的树木，春天开始萌发，得春风暖和之气的资助，则无拘无束地生长，条达舒畅。肝就像春天的树木，充满生机；其舒展之性，使人保持生机活泼。

肝主疏泄这一生理功能，涉及范围很广，一方面代表着肝本身的柔和舒展的生理状态，另一方面主要关系着人体气机的调畅。人体各种复杂的物质代谢，均在气机的运动升降出入过程中完成。肝的疏泄功能正常，则气机调畅，气血调和，经脉通利，所有脏腑器官的活动正常协调，各种富有营养的物质不断化生，水液和糟粕排出通畅。若肝失疏泄，气机不畅，不但会引起情志、消化、气血水液运行等多方面异常表现，还会出现肝郁、肝火、肝风等多种肝的病理变化。

肝主疏泄，调节情志活动。人的情志变化，是大脑对外界刺激的反应。在中医理论中，人的情志活动，除了为心所主宰，还与肝的疏泄功能有密切的关系。肝的疏泄功能正常，气机调畅，方能保持精神乐观，心情舒畅，气血和平，五脏协调。反之，若肝主疏泄功能障碍，气机失调，就会导致精神情志活动的异常，表现为如下两方面，一是肝的疏泄功能减退，导致人体气机阻滞不畅，不但出现胸肋、两乳的胀闷疼痛，同时还可出现郁郁寡欢，闷闷不乐，情绪低沉，多疑善虑等病理现象，中医称之为肝郁，或肝气郁结。二是肝的疏泄功能太过，情志亢奋，出现头胀头痛，面红目赤，急躁易怒，甚则不能卧寐等症状，中医称之为肝火亢盛。此外，肝调畅情志与肝藏血密切相关。肝藏血，血舍魂，肝血充足，肝体得到肝血的滋养，则疏泄功能正常，方能很好地调节情志活动。若肝血亏损，疏泄无权，则出现种种情志活动异常的病症，如惊骇多梦、卧寐不安、梦游等。肝疏泄失职，可引起情志的异常。反之，也可因外界七情的刺激，特别是郁怒，或在长久反复的不良刺激下，引起肝的疏泄功能失常，产生肝气郁结或气滞血瘀的病理变化。因此，中医学又有肝喜条达而恶抑郁、暴怒则伤肝的说法。

肝主疏泄，助消化吸收。人体的消化功能，包括对饮食物的受纳和腐熟、水谷精微的输布和吸收等生理、生化过程。这些生理活动，虽然主要由脾胃主管，但也需要得到肝主疏泄的促进作用，方能维持消化的过程顺利进行。归纳起来，肝助消化的作用，主要体现在两个方面：一是肝能促进胆汁的生成和排泄；二是维持脾胃气机的正常升降。而胆附于右肝叶之后，胆内储藏胆汁，具有较强的消化饮食的作用。胆汁的生成、排泄都依靠肝之余气，通过疏泄作用，溢入于胆，聚合而成。肝疏泄正常，气机调畅，胆道畅通，胆汁方能顺利排入消化道，以起到帮助消化的作用。若疏泄失职，胆汁分泌和排泄异常，常出现黄疸，口苦，呕吐黄水，胁肋胀痛，食欲减退等症。这说明胆汁的分泌和排泄代表了肝疏泄功能的一个重要方面。

另外，肝助消化作用还表现在协调脾胃的正常升降方面。脾与胃同居中焦，脾主升，胃主降，只有脾升胃降协调，饮食的消化过程才能正常。而脾胃的正常升降不仅与脾胃本身的生理活动有关，而且还和肝主疏泄的功能活动有密切关系。所以肝的疏泄功能正常，是脾胃正常升降，维持消化机能旺盛的一个重要条件。若肝的疏泄功能异常，则不但影响胆汁的生成和排泄，而且还会导致脾胃的升降机能紊乱。如脾不升清，在上发为眩晕，在下发为飧泄（大便清稀，并有不消化的食物残渣，肠鸣腹痛，脉弦缓等）；如胃不降浊，在上则发为呕逆嗳气，在中则为脘腹胀满疼痛，在下则为便秘。前者称为肝脾不和，后者称为肝气犯胃，二者可统称为木旺乘土。对此，临床常采用疏肝理气、调和脾胃的方法予以治疗。

肝主疏泄，促进气、血、水的正常运行。气、血、水等物质在体内处于不停的流行状态。气、血、水流行通利状态，除和心、肺、脾、肾等脏腑的生理活动有关外，还和肝的生理功能有密切的关系。例如，气的正常运行，要依靠肝的疏泄功能，因为疏泄功能直接影响气机的调畅。肝主疏泄，气的运行通利，气的升降出入才能正常。若肝的疏泄功能失职，气机不畅，气的运行则发生障碍，可出现气滞不行的病理变化，出现胸、肋、乳房胀痛等症状，对此，多采用疏肝、理气的方药治疗，常能获得满意的效果。

气是血的运行动力，气行则血行，气滞则血瘀。这里所说的气，除与心气的推动、肺气助心行血、脾主统摄血行等作用有关外，还与肝主疏泄的功能有关。若疏泄正常，血液循环则保持通利状态。若疏泄失职，通利作用失常，则出现血瘀等种种病症，如胸肋刺痛，并积肿块，月经不调等。

　　肝的疏泄通利作用在促进水液代谢、保持水液代谢平衡方面，也发挥着重要作用。肝调节水液代谢，主要体现在调畅三焦气机，维持三焦水道通畅，使水液易于流行等方面。如肝的疏泄失职，气机失调，不但影响到三焦水道的通利，使水液的输布排泄障碍，而且气滞则血瘀，瘀血阻滞脉道，进一步阻遏气机，而致水湿停留于人体某些部位，留而为饮，凝而为痰，痰气互结，又可形成痰核、瘰疬（俗称老鼠疮，生于颈部的一种感染性外科疾病）。如水湿停留于胸腹腔，则形成胸水和腹水症。

　　肝主疏泄的这三个方面，是相互之间密切联系的。例如，情志障碍可影响胆汁的分泌和排泄，同样又可影响脾胃的消化功能。胆汁的分泌排泄功能障碍也可影响消化功能。情志不调，又可影响气血、水液的运行，反之，气血运行不利，也可影响情志活动。所以，这三个方面是不能孤立地看待的，只有互相结合全面去看，才能在临床实践中正确理解肝的疏泄功能。

　　肝的第二个生理功能为肝藏血。肝藏血是指肝脏具有储藏血液和调节血量的功能。人体的血液由脾胃消化吸收来的水谷精微所化生。血液生成后，一部分运行于全身，被各脏腑组织器官所利用，另一部分则流入到肝脏而储藏之，以备应急的情况下使用。在一般情况下，人体各脏腑组织器官的血流量是相对恒定的，但又必须随人体的机能状态及气候变化的影响，而发生适应性调节。例如，人体在睡眠、休息等安静状态下，机体各部位对血液的需求量就减少，则一部分血液回归于肝而藏之。当在劳动、学习等活动量增加的情况下，人体对血液的需求量就相对增加，肝脏就把其储藏的血液排出，从而增加其有效血液循环量，以适应机体对血液的需要。正因为肝有储藏血液和调节血量的生理功能，故又有肝为血海的说法。所以人体各部位的生理活动，皆与肝有密切关系。如果肝脏有病，藏血功能失常，不仅会出现血液方面的改变，还会影响到机体其他脏腑组织器官的生理功能。藏血功能失常，主要有两种病理变化：一是藏血不足，血液虚少，则分布到全身其他部位的血液减少，不能满足身体的生理需要，因而产生肢体麻木，月经量少，甚至闭经等；二是肝不藏血，则可导致各种出血，如吐血、咯血、衄血、崩漏等。

另外，藏象学说中还有肝藏魂之说。魂乃神之变，是神所派生的，它们都以血为其主要物质基础。心主血脉而藏神，肝藏血，血舍魂。肝藏血的功能正常，则魂有所舍。若肝血不足，心血亏损，则魂不守舍，可见惊骇多梦，夜寐不安，梦游，梦呓以及出现幻觉等症。

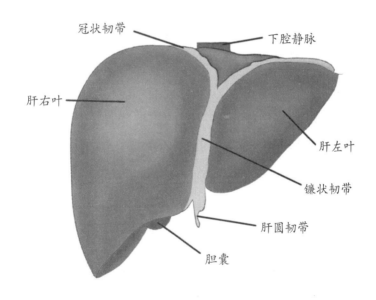

综上所述，肝能藏血，又主疏泄，而这两种功能之间，又存在着相互依存、相互制约的密切关系。表现在生理方面，则肝主疏泄，调畅气机，气行血行，血方能归藏。肝血充足，肝之阴血又能制约肝之

阳气，使其不至于疏泄太过。表现在病理方面，藏血与疏泄的病变常相互影响。如肝失所藏，血虚阴不足，血不养肝，则肝的疏泄功能失常，可表现为情绪易于激动，烦躁不宁或性情抑郁沉闷，睡眠多梦，同时又可见到胸胁隐痛，月经不调等症。

★ 胆的奥秘

胆为六腑之一，又为奇恒之腑。胆位于右胁下，附于肝之短叶间，其形如囊，故又称胆囊。胆的经脉为足少阳胆经，与足厥阴肝经相互络属，构成表里关系。胆的主要生理功能为贮藏和排泄胆汁，并舍神主决断。《难经·四十二难》说："胆在肝之短叶间，重三两三铢，盛精汁三合。"后世医家在《内经》和《难经》的基础上，又有所补充发挥。

胆的其中一个生理功能为贮藏和排泄胆汁。胆汁来源于肝，由肝之精气所化生，如《脉经》所说："肝之余气泄于胆，聚而成精。"胆汁生成后贮藏于胆，经浓缩再由胆排泄于小肠，以促进饮食水谷的消化和吸收，是脾胃运化功能正常进行的重要条件。胆汁的生成和排泄，受肝的疏泄功能的控制和调节，是肝的疏泄功能的具体体现之一。肝的疏泄功能正常，则胆汁的分泌排泄畅达，脾胃运化功能健旺。若肝的疏泄功能失常，胆汁的分泌排泄受阻，则会影响脾胃的受纳腐熟和运化功能，而出现厌食、腹胀、腹泻等症状；若湿热蕴结肝胆，使肝失疏泄，胆汁外溢，浸渍肌肤，则发为黄疸，出现目黄、身黄、小便黄等症状；若湿热浊邪滞留胆系，久经煎熬，尚可形成砂石，阻闭气机，则出现右胁胀痛或痛引肩背不适，甚或局部剧烈绞痛；若胆气上逆，则可见口苦、呕吐黄绿苦水等症状。

胆的另外一个功能是主决断，指胆在精神意识思维活动中，具有判断事物、作出决定的作用。胆主决断对于防御和消除某些精神刺激（如大惊卒恐等）的不良影响，维持和调节气血正常运行，确保脏腑之间关系协调，有着重要的作用。一般来说，胆气壮盛之人，勇于决断，外界的精神刺激对其所造成的影响较小，而且恢复也较快；胆气虚怯之人，优柔寡断，百虑不决，在受到不良精神刺激的影响时，则易于出现胆怯易惊、善恐、失眠、多梦等精神情志异常的病变。胆主决断的功能与肝主谋虑的功能息息相关。谋虑是思维筹划，比较鉴别，分析推理的过程；决断则是对上述思维过程出现的多种可能性进行最后抉择。肝胆互为表里关系，肝为将军之官，主谋虑；胆为中正之官，主决断；决断来自谋虑，谋虑后必然决断，使决断中正不偏，恰到好处。故《素问·灵兰秘典论》说："胆者，中正之官，决断出焉。"

★ 肝胆相照之理

中医理论中，肝胆互为表里，中医中的五脏六腑，肝脏为五脏之一，胆为六腑之一。胆汁之所以能正常发挥作用，离不开肝脏的疏泄功能；反之，胆汁若排泄不畅，则会影响到肝脏正常工作。另外，在精神意志方面也反映了肝胆之间的相互关系，比如我们常说怒伤肝，怒亦伤胆，只是愤怒，会让人觉得胆气不足，只有肝胆共同协调作用了，才能够壮胆。

肝胆相照，用我们身体里的肝胆系统来说，就是一荣俱荣，当然，若是疾病来临，自然也一损俱损，因此临床上常有"肝胆同病"的说法。从而在预防疾病上，需要肝胆同防。而要肝胆同防，首先应该保持舒畅的心情，肝气通达，胆汁输送才能通畅，利于脂肪的转化和全身代谢的调整；其次，平时多注意饮食，限制烟酒，减少过多的脂肪和胆固醇的摄入，也不仅是在预防脂肪肝，同时也在预防胆结石。

　　肝开窍于目，肝主藏血，肝主疏泄，有贮藏和调节血液及排毒功效。因此，保护好肝脏，才能延年益寿。肝胆五行均为木，经脉相通，构成脏腑表里的关系。在消化上，肝胆共同配合，让胆汁分泌到消化系统里，帮助消化食物。肝脏的疏泄功能正常，胆汁才会储存、排泄出来；胆汁排泄不阻碍，肝气才能起到正常的疏泄作用。此外，肝胆相互配合、相互用，人的精神意识和思维活动才能维持正常。如果肝脏不舒服，可以影响胆汁的生成和排泄，导致消化功能异常。若是胆汁排泄障碍，可引发肝疏泄异常，临床上可见口苦、腹胀、胁肋胀痛等症状。如肝胆火旺，肝胆湿热，临床表现为胁痛、口苦、呕吐、眩晕等症状，应同时清理肝胆。

★　养肝之道

　　（1）养肝顺时节。一年四季，什么季节最适宜养肝胆？中医认为，肝属木，春天最宜养肝。春天万物生长，树枝伸展，正好与肝气的升发相对应。这个时候，肝胆所承担的工作最多，也就需要重点关注。一天中什么时间是养肝的最佳时机？《黄帝内经》中指出："人卧血归于肝。"凌晨1点到3点是肝经运行时间，是养肝的最好时机。胆为少阳之枢，通达阴阳。少阳不升，天下无明。如果晚上睡不着，或者睡得质量不好，第二天少阳之气没有升起来，人就容易困乏、精神不振。除了晚上要保证好的睡眠，中午还要安排半个小时养神。

　　（2）多喝水。对身体来说多喝水是一种很好的养生方式，不仅能补充身体水分，还能减少毒素对肝脏的侵害，消化不必要的废物。肝喜阴，多喝养肝茶可以及时补充体内水分，让肝脏处于滋润环境，能促进肝脏毒素的排出。

（3）药补。一些中医药材可以减少毒素对肝脏侵害，能起到养肝护肝的功效，如菊花，降低肝火，养肝明目，增强肝脏功能；金银花，有清热解毒之效，还能润肠道、温补肝肾；决明子，能促进肝脏排泄，清理有害垃圾，有清肝明目、清热解毒之效；牛蒡根：有养肝、解毒等作用。

（4）多运动。肝脏需要养，多运动，少饮酒。运动可以舒畅自身的经脉，并且已患有肝病的人就得忌烟酒了，饮食宜清淡，不宜暴饮暴食。健康人也要合理饮食，少吃辛辣之食。

小 贴 士

养肝绝非一日之功，任何事情都贵在坚持，养肝也是如此。健康食品藏在大自然中，我们应该在大自然中寻找养生保健的食物，改善日常饮食习惯，合理膳食，护理好自己的肝脏。

第三节

脾胃不和
百病生

★ 脾胃乃"后天之本"

脾是人体最大的淋巴器官，位于腹腔的左上方，具有储血、造血、清除衰老红细胞和进行免疫应答的功能。在中医的描述，脾位于中焦，在膈之下，胃的左方。《素问·太阴阳明论》说："脾与胃以膜相连"。脾的主要生理功能是主运化，统摄血液。脾胃同居中焦，是人体对饮食物进行消化、吸收并输布其精微的主要脏器。人出生之后，生命活动的继续和精气血津液的化生和充实，均赖于脾胃运化的水谷精微，故称脾胃为"后天之本"。脾气的运动特点是主升举。脾为太阴湿土，又主运化水液，故喜燥恶湿。脾在体合肌肉而主四肢，在窍为口，其华在唇，在志为思，在液为涎。

脾胃经络分别指足太阴脾经和足阳明胃经，二者互为表里，主消化和吸收功能。脾在五行属土，为阴中之至阴，与长夏之气相通应，旺于四时。

★ 细说脾胃

1.脾脏的生理功能

脾脏运化以生气血，其包含了两个方面：运化、统血。脾主运化，是指脾具有把饮食水谷转化为水谷精微（即谷精）和津液（即水精），并把水谷精微和津液吸收、转输到全身各脏腑的生理功能。这是整个饮食物代谢过程中的中心环节，也是后天维持人体生命活动的主要生理机能。为了更好地理解脾气运化的具体作用和过程，将其分为运化食物和运化水液两个方面的生理过程来阐述。

运化食物，是指脾气促进食物的消化和吸收并转输其精微的功能。食物经胃的受纳腐熟，被初步消化后，变为食糜，下送于小肠作进一步消化。食物的消化虽在胃和小肠中进行，但必须经脾气的推动、激发作用，食物才能被消化。由胃传入小肠的食糜，经脾气的作用进一步消化后，则分为清浊两部分。其精微部分，经脾气的激发作用由小肠吸收，再由脾气的转输作用输送到其他四脏，分别化为精、气、血、津液，内养五脏六腑，外养四肢百骸、皮毛筋肉。即《素问·玉机真藏论》所谓"脾为孤脏，中央土以灌四傍"；《素问·厥论》所谓"脾主为胃行其津液者也"。因此，脾气的运化功能健全，则能为化生精、气、血等提供充足的养料，脏腑、经络、四肢百骸以及筋肉皮毛等组织就能得到充足的营养而发挥正常的生理活动。若脾气的运化功能减退，称为脾失健运，也必然影响食物的消化和水谷精微的吸收而出现腹胀、便溏、食欲不振以至倦怠、消瘦等精气血生化不足的病变。

运化水液，是指脾气的吸收、转输水精，调节水液代谢的功能。脾气运化水液的功能主要表现为两个方面：一是将胃和小肠消化吸收的津液，即水精，以及大肠吸收的水液，由肾气的蒸化作用回吸收的水液，经脾气的转输作用上输于肺，再由肺的宣发肃降作用输布于全身，使"水精四布，五经并行"（《素问·经脉别论》）。二是在水液的代谢过程中起枢转作用。肺为水之上源，肾为水之下源，而脾居中焦，为水液升降输布的枢纽。凡水液的上腾下达，均赖于脾气的枢转。脾气散精，将水精和部分谷精一同上输于肺，其中清纯部分经肺的宣发作用，输布于皮毛、肌腠和头面诸窍而润泽之；浓厚部分在肺的肃降作用下，下行濡润五脏六腑。输送到皮肤肌腠的津液被利用后可化汗排出体外。输送到脏腑的水精，被脏腑利用后化为浊液归肾或膀胱，经肾气的蒸化作用，浊中之清上升，经脾气之转输上达于肺，再次参与水液代谢；浊中之浊变为尿液排出体外。由于脾气在水液的升降布散运动中发挥着枢转作用，使之上行下达，畅通无阻，从而维持了水液代谢的平衡。若脾气运化水液的功能失常，必然导致水液在体内停聚而产生水湿痰饮等病理产物，甚至导致水肿，故《素问·至真要大论》说："诸湿肿满，皆属于脾"。临床治疗此类病证，一般采用健脾燥湿和健脾利水之法。

运化食物和运化水液，是脾主运化的两个方面，二者是同时进行的。饮食物是人类出生后所需营养的主要来源，是生成精、气、血、津液的主要物质基础，而饮食物的消化及其精微的吸收、转输都由脾所主，脾气不但将饮食物化为水谷精微，为化生精、气、血、津液提供充足的原料，而且能将水谷精微吸收并转输至全身，以营养五脏六腑、四肢百骸，使其发挥正常功能，并能充养先天之精，促进人体的生长发育,是维持人体生命活动的根本,故称为"后天之本"。脾为"后天之本"的理论，对养生防病有着重要意义。在日常生活中注意保护脾胃，使脾气充实，运化功能健全，则正气充足，不易受到邪气的侵袭，即所谓"四季脾旺不受邪"（《金匮要略·脏腑经络先后病脉证》）。否则，脾气不健，气血亏虚，人体易病。所以元·李杲《脾胃论·脾胃盛衰论》说："百病皆由脾胃衰而生也。"

脾脏的第二大生理功能为统血。脾主统血，是指脾气有统摄、控制血液在脉中正常运行而不逸出脉外的功能。明·薛己《薛氏医案》明确提出："心主血，肝藏血，脾能统摄于血。"清·沈明宗《金匮要略编注》也说："五脏六腑之血，全赖脾气统摄。"

脾气统摄血液的功能，实际上是气的固摄作用的体现。脾气是一身之气分布到脾脏的一部分，一身之气充足，脾气必然充盛；而脾气健运，一身之气自然充足。气足则能摄血，故脾统血与气摄血是统一的。脾气健旺，运化正常，气生有源，气足而固摄作用健全，血液则循脉运行而不逸出脉外。若脾气虚弱，运化无力，气生无源，气衰而固摄功能减退，血液失去统摄而导致出血。病理上，脾不统血与气不摄血的机理亦是一致的。只是由于脾气有升举的特性，并与肌肉有密切的关系，所以习惯上把下部和肌肉皮下出血，如便血、尿血、崩漏及肌衄等，称为脾不统血，寓涵血随气陷而下逸出血的病机在内。脾不统血由气虚所致，属虚性出血，一般出血色淡质稀，如为便血，可呈黑色柏油样，并有气虚见症。

综上，脾主运化的能力反映为进食的食物以后能够充分地吸收利用。气血的生成也是靠脾，把气血运转到全身各处。另外脾还主统血，如果出现牙龈出血或皮下出血，或妇女月经量过多，血液外溢表现时，脾统血能力可能受到影响。脾脏是人体最大的免疫器官，位于左上腹部，具有滤血、贮藏血液的作用。在胚胎早期，还有造血的功能，出生后造血功能消失，但是在特定条件刺激下还能够恢复造血的功能。脾脏在人体当中起到重要的免疫作用，脾脏对人体是相当重要的组织器官。但是脾脏比较柔软脆弱，在受到外物撞击时，容易破裂出血，严重的甚至能够危及生命，很容易引起炎症感染。身体其他疾病还容易引起脾大，影响脾脏的正常功能。

2. 胃的生理功能

胃的主要生理功能是受纳和腐熟水谷，胃的运动特点是主通降，胃的特性是喜润恶燥。胃主受纳腐熟水谷《灵枢·平人绝谷》说：胃"受水谷。"《难经·三十一难》说："中焦者，在胃中脘，不上不下，主腐熟水谷。"

胃主受纳，即接受和容纳。水谷，即饮食物。胃主受纳，是指胃在消化道中具有接受和容纳饮食物的作用。饮食物的摄入，先经口腔，由牙齿的咀嚼和舌的搅拌，会厌的吞咽，从食管进入胃中。胃的纳，不仅是容纳，它还有主动摄入的意思，亦称为"摄纳"。胃之所以能主动摄纳，是依赖于胃气的作用，胃气主通降，使饮食下行，食下则胃空，胃空则能受饮食，故使人产生食欲。饮食入口，经过食管，容纳于胃，故称胃为"水谷之海""太仓""仓廪之官"。胃容纳水谷的量，在《灵枢·平人绝谷》中有胃"受水谷三斗五升，其中之谷常留二斗，水一斗五升而满"的记载。腐熟，是指胃对饮食物进行初步消化，形成为"食糜"的作用过程。《灵枢·营卫生会》说的"中焦如沤"，更形象地描绘了胃中腐熟水谷之状，犹如浸泡沤肥之状。胃接受水谷后，依靠胃的腐熟作用，进行初步消化，将水谷变成食糜，成为更易于转运吸收的状态。食糜传入小肠后，在脾的运化作用下，精微物质被吸收，化生气血，营养全身。故称胃为"水谷气血之海"。

胃的受纳、腐熟功能失常，一是受纳腐熟不及，如胃气虚弱，或胃气不降，即使胃中空虚，也无食欲，或食后胃脘疼痛、嗳腐食臭，或食后呕吐；一是摄纳腐熟太过，如胃中火旺，消谷下行过快，食后不久即饥饿欲食。胃的受纳腐熟功能，虽然是消化过程的开始，但它是非常重要的，因为胃的受纳腐熟，是小肠的受盛化物和脾主运化的前提条件。人体精气血津液的产生，直接源于饮食物，而作为水谷之海的胃，也就成了气血生化之源。故《灵枢·玉版》说："人之所受气者，谷也。谷之所注者，胃也。胃者，水谷气血之海也。"《素问·五脏别论》说："胃者，水谷之海，六腑之大源也。五味入口，藏于胃，以养五脏气……是以五脏六腑之气味，皆出于胃。"说明胃的受纳腐热水谷，是机体营养之源。因此，胃的受纳腐熟功能强健，则机体气血的化源充足；反之，则化源匮乏。所以，《灵枢·五味》说："谷不入，半日则气衰，一日则气少矣"。

此外，胃主受纳腐熟水谷的功能，必须和脾的运化功能相配合，才能使水谷化为精微，以化生气血津液，供养全身，维持机体的生命活动。如《景岳全书·饮食门》说："胃司受纳，脾司运化，一纳一运，化生精气。"故脾胃合称为"后天之本""气血生化之源"。

胃主通降，通，就是通畅，降，则是下降。饮食物经食管进入胃中，经胃受纳腐熟后再下传小肠，在这一过程中，胃必须保持畅通状态，才能使饮食物的运行畅通无阻。保持"通"的状态，有赖于胃气的推动作用。胃气的运动特点是"降"，才能使饮食物经腐熟后，向下传送到小肠。"通"与"降"的含义虽然不同，但二者关系非常密切。通，才能降；降，才能保持通。若不通，就不可能降；反之，如果不降，也就不会通。也就是说，通与降是互为条件、互为因果的。所以，胃的功能正常，常用"以降为顺""以通为和"来说明，简称为"胃主通降"。胃主通降，相对于脾的升清而言，则是降浊。浊，此指饮食水谷，如《灵枢·阴阳清浊》说：“受谷者浊”，“浊者下走于胃”。胃主降浊，主要是指胃中初步消化的食糜，在胃气的推动下而下降肠道。

胃失通降，即为病理状态。若胃气虚弱，传送无力，致饮食停滞胃中，产生胃脘胀满疼痛、食少等症；若胃气不降，甚则上逆，产生胃脘胀满、嗳气、呃逆、呕吐等症。

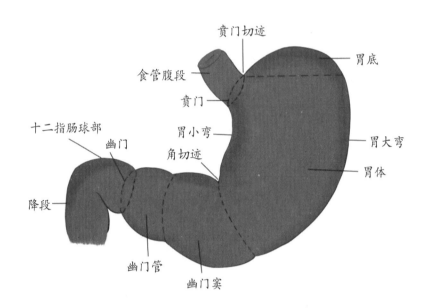

★ 脾胃不和百病生

在藏象学说中，常以脾升胃降来概括整个消化系统的功能活动。胃气的通降作用，不仅作用于胃本身，而且对整个六腑系统的消化功能状态都有重要影响，从而使六腑都表现为通降的特性。胃与其他的腑，一通则皆通，一降则皆降。在中医学中，对小肠将食物残渣下传于大肠，以及大肠传化糟粕的功能活动，也用胃的通降来概括，将大便秘结也列入胃失通降之症。因此，胃之通降，概括了胃气使食糜及残渣向下输送至小肠、大肠和促使粪便排泄等的生理过程。

关于脾胃不和百病生这一点，在中医理论中，肾为先天之本，脾为后天之本。金元四大家之一的李东垣就说过"百病皆由脾胃衰而生"，因为脾胃为气血生化之源，没有正气就好比没有钱，寸步难行。李东垣深知此理，创立《脾胃论》，并有了"百病皆由脾胃衰而生"的著名病机论点。从脾胃在人体脏腑生理功能方面的重要性言起，原文有云："夫饮食入胃，阳气上行，津液与气，入于心，贯于肺，充实皮毛，散于百脉。脾禀气于胃而浇灌四旁，营养气血者也。"其意为凡饮食入胃，胃中得阳气以助消化，形成津液（营养物质）及元气以推动心脏，灌输到肺中充实皮毛（肺合皮毛）、散布百脉（肺朝百脉），这一生理过程是由于脾受气于胃而灌溉津液于四肢（脾主四肢、脾为胃行其津液），营养了全身的气血。此为一个正常的饮食习惯和合理的饮食结构而形成的正常生理功能过程。

总而言之，人体脏腑生理功能上相互联系，病理变化中相互影响，此亦为中医学整体观念的具体体现。现代诸多医家认为，脾胃为人体元气之本、后天之本是李东垣所云"百病皆由脾胃衰而生"的理论基础。人的营气、阴精、地阴、天阳等皆来源于脾胃。更有诸多医家以"脾胃为本"为理论指导治疗内、外、妇、儿等多科疾病。

★ 养胃之道

俗话说胃病"三分治七分养"，七分养应该在三分治的基础上进行，经全面检查确诊后进行系统治疗，并配合精神方面进行调养，才能达到理想的治疗效果。胃就像一部每天不停工作的机器，食物在消化的过程中会对黏膜造成机械性的损伤，保持有节制的饮食是治疗胃病的关键。另外，高度精神紧张也是胃病发生的重要原因，如司机、建筑工人、办公室工作人员等的胃病发生率都很高，所以这些人更应该保持良好的生活习惯及精神的愉悦。

（1）从生活作息上做起，最起码一天三顿要定时定量，最好给自己设定一个时间表，然后严格遵守。

（2）一般胃消化功能不好的人，症状是吃一点点就会饱，稍微多吃一点就会胃胀，特别在晚上多吃的话，还会因为胃部滞胀而影响入睡。因而建议少吃多餐，食物以软、松为主，一些比较韧性、爽口的东西不宜多吃。汤最好饭前喝，饭后喝也会增加消化困难。

（3）胃病的人应该戒烟、酒、咖啡、浓茶、碳酸性饮料。

（4）有胃病的人饭后不宜运动，最好休息一下等胃部的食物消化得差不多了再开始工作，或者慢步行走，也对消化比较好。

（5）木瓜适合胃的脾性，可以当作养胃食物，不过对于胃酸较多的人，不要使用太多。而且，胃喜燥恶寒，除冰的东西以外，其他寒凉的食物像绿豆沙等也都不宜多吃。

胃病是一种慢性病，不可能在短期内治好。治病良方就是靠"养"，好胃从生活习惯的改良中获得。

第四节

养肺心经

★ 肺为"娇脏"，主一身之气

肺作为人体最敏感的器官之一，能够明显反应人体最真实的状态，在西医解剖学中，肺脏位于胸腔当中，共有五片肺叶，右肺宽而短，为三片肺叶，左肺窄而长，为两片肺叶。在中医里，肺处于人体胸中最高的位置，称肺为华盖，形容肺像雨伞一样，给五脏六腑挡风遮雨。肺在五行属金，专司呼吸，主宣发肃降，通调水道，朝百脉，主治节，协助心君调节气血运行，故称"相傅之官"。肺在志为忧（悲），在液为涕，在体合皮，其华在毛，在窍为鼻。肺的经脉与大肠相连，互为表里关系。肺主气司呼吸，主行水，朝百脉，主治节。肺气以宣发肃降为基本运行形式。肺叶娇嫩，不耐寒热燥湿诸邪之侵；肺又上通鼻窍，外合皮毛，与自然界息息相通，易受外邪侵袭，故有"娇脏"之称。

肺主气，首见于《素问·五藏生成》说："诸气者，皆属于肺。"肺主气包括主呼吸之气和主一身之气两个方面。

所谓肺主气，即与呼吸功能有关，指肺主呼吸之气。呼吸功能是人体重要的生理功能之一。人体一生中，都在不断地进行着新陈代谢，在物质代谢过程中，一方面要消耗大量的清气，同时又不断地产生大量的浊气，清气需不断地进入体内，浊气需不断地排出体外，都要依靠肺的生理功能。肺既是主司呼吸运动的器官，又是气体交换的场所。通过肺的呼吸功能，从自然界吸入清气，又把体内的浊气排出体外，从而保证了新陈代谢的顺利进行。肺主气司呼吸功能正常，除了肺本身的生理功能正常，还与气道的通畅与否有关。所谓"气道"，是指气体进出体内外的通道。包括气管、支气管、咽喉等。气道通畅，也是维持呼吸正常的重要条件。

肺主一身之气，是指肺有主持、调节全身各脏腑经络之气的作用。肺主一身之气这一功能主要体现在气的生成，特别是宗气的生成方面。宗气是由脾胃化生的水谷精气与肺从自然界吸入的清气相结合，积于胸中而成。因此，肺的呼吸功能正常与否，直接影响到宗气的生成。而宗气通过心脉布散到全身也要靠肺气的协助。所以肺通过宗气的生成与布散，起到主持一身之气的作用。其次，肺主一身之气还体现在对全身的气机具有调节作用。实际上，肺的一呼一吸运动，就是全身之气的升降出入运动。

肺主气的功能正常，气道通畅，呼吸就会正常自如。若肺有了病变，不但影响到呼吸运动，而且也会影响到一身之气的生理功能。例如，肺气不足，则呼吸微弱，气短不能接续，语音低微。若肺气壅塞，则呼吸急促、胸闷、咳嗽、喘息。此外，如果影响到宗气的生成和布散，失去对其他脏腑器官的调节作用，则会出现全身性的气虚表现，如疲倦、乏力、气短、自汗等。若肺一旦丧失呼吸功能，则清气不能吸入，浊气不能排出，宗气不能生成，人的生命也随之告终。

肺的另外一个重要功能，主宣发与肃降。所谓"宣发"，即宣布、发散之意。肺主宣发，即肺脏具有向上、向外升宣布散的生理功能。这种功能主要体现在以下三个方面：其一是通过肺的气化，使体内浊气不断排出体外；其二是使气血、津液输布至全身，以发挥滋养濡润所有脏腑器官的作用；其三，宣发卫气，调节腠理之开合，通过汗孔将代谢后的津液化为汗液排出体外。若肺失宣散，即可出现咳嗽、吐痰、喘促胸闷、呼吸困难以及鼻塞、喷嚏和无汗等症状。

所谓"肃降"，即清肃下降之意，清肃又包含有肃清的意思，即肃清、排出肺内毒邪与异物的作用。肺为娇脏，属清虚之器官，异物不容，毫毛必咳，肺内不能容有任何水湿痰浊和异物停留。由此可见，肺的清肃功能，乃是机体自卫功能的表现。而下降是指肺气向下通降的生理作用。肺主肃降作用主要体现于三个方面：一是吸入自然界清气；二是把肺吸入的自然界清气和脾转输来的水谷精微下行布散；三是肃清肺和呼吸道内的异物，以保持呼吸道的洁净。若肺的肃降功能失职，则可出现呼吸短促或表浅、胸闷、咳喘、咯血等病理现象。

肺气的宣发和肃降功能是肺的生理功能相辅相成的两个方面。在生理情况下，两者相互依存、相互配合、相互制约，使呼吸保持平稳状态。在病理情况下，它们经常相互影响，没有正常的宣发，就没有正常的肃降；没有正常的肃降，也就不可能有正常的宣发。如果二者失调，出现"肺气失宣""肺失肃降"等病变，则见胸闷、咳嗽、喘息等症状。

肺的第三个生理功能，通调水道。人体的水液代谢在生理活动中具有十分重要的作用，它主要包括水分的摄入、在体内的传输利用和代谢后水液的排泄等几个环节，是在多个脏腑参与下共同完成的，肺是其中之一。肺调节水液代谢的作用称为"通调水道"，主要体现在下述两个方面。一是肺主宣发，调节汗液的排泄。排泄汗液，是人体水液代谢的一部分。有人估计，每天每人通过汗液排出 400mL 左右的水分。肺主宣发，将水谷精微和津液宣散于周身，特别是使布散到体表的津液，通过汗孔，以汗的方式排泄于体外。在生理情况下，肺的宣发功能正常，则汗的排泄适度，起到调节水液代谢的作用。在病理情况下，肺的宣发功能失常，就会引起水肿、小便不利等病变。二是肺气肃降，使水道维持通畅。"水道"，即指体内水液运行、排泄的道路。水道的通行畅达，流通无阻，是维持水液代谢平衡的重要条件。因此，有"肺主行水""肺为水之上源"的说法。肺病，通调水道功能减退，就可发生水液停聚而生痰、成饮，甚则水泛为肿。对此，临床上多采用宣降肺气，疏通水道以利水的方法治疗。

肺的最后一个重要生理功能，肺朝百脉、主治节。在古代，全身之脉称为百脉，肺朝百脉，即全身血液都朝会于肺。肺朝百脉的生理意义在于：全身血液通过肺脉流注于肺，通过肺的呼吸功能，进行气体交换，然后再输布全身。肺主一身之气，调节全身之气机，而血液的正常运行，亦赖于肺的敷布和调节，故有"血非气不运"之说。《素问》说："肺者，相傅之官，治节出焉。"这是将肺比喻为辅助一国之君主的宰相，协助心君，调节全身。肺的治节作用，概括起来，主要体现于四个方面：一是肺主呼吸；二是肺有节律地呼吸运动，协调全身气机升降运动，使脏腑功能活动有节；三是辅佐心脏，推动和调节血液的运行；四是通过肺的宣发与肃降，治理和调节津液的输布、运行与排泄。因此，肺的治节功能，实际上是代表着肺的主要生理功能。若肺主治节的功能失常，则既可影响到宗气的生成与布散，又因肺气虚衰，影响到血液的正常运行；既可影响到津液的调节与排泄，又可影响到气机的升降运动。

★ "娇脏"易损

在了解完肺的基础生理功能之后，再来谈一下肺部最常见的问题。肺部最常见的疾病便是感冒，这与肺气有关，一个人容易反复地感冒，觉得气短乏力，这些都是肺气虚的表现，也能体现出人体的抵抗力、免疫力和肺部的健康息息相关。

（1）肺气虚：身体疲倦无力，自汗，面色偏白，气短乏力，呼吸无力，声音低微，咳嗽，常胸闷，头目不清，头沉（总想睡觉），痰多清稀。导致肺气虚的原因有多种，如肾虚纵欲，在五脏子母所属的关系中，肺是肾之母，过度耗损肾气必然波及肺气；也有可能脾虚，脾气运化失常，无法转化为肺气；或者透支过度，比如常年高强度长时间运动；并且久病也会伤气，从而导致肺气虚；再者也有节食减肥导致的营养不良，体内水谷精微不能得到充分的运化，无法为肺部宗气提供来源。

（2）肺阴虚：是指肺阴不足，虚热内生所表现的证候。多因久咳伤阴或痨虫袭肺或燥热伤阴而致。常见于咳嗽、失音、咯血、肺痨、肺痿、热病后期等，相当于西医的支气管炎、支气管扩张、肺炎、肺结核等疾病。肺阴虚的病因有内外两个方面，外因为感受燥热邪气，燥热化火，耗伤肺津，肺燥伤阴而致；内因则由于久咳伤肺，或痨虫袭肺，或肾阴不足，肺失滋润而致肺阴虚证。肺阴虚的患者平时也可以多吃一些滋补肺阴的食物，以滋阴潜阳为法，可以选择糯米、绿豆、藕、大白菜、黑木耳、银耳、豆腐、甘蔗、梨、西瓜、黄瓜、山药、乌贼等这些食物，都具有滋补机体阴气的功效。

（3）肺实火旺：临床表现为黄痰黏稠，咳嗽或咳喘，咳吐脓血，痰味腥臭，或发热胸痛，咽喉干痒，疼痛，咽喉有异物感，口干，便干便秘，尿黄。有的皮炎，皮疹，面部痤疮等。肺火多是机体感受外邪或者七情内伤，从而影响了肺的正常的生理功能而出现相应的临床症状，肺火多发生于燥热的秋季或者炎热的夏季。祛肺火要从饮食上调理，多吃一点属性偏凉的食物，如冬瓜、百合、菠菜、香蕉、梨、枇杷、白萝卜、猪肝等可以清泻肺火。

（4）肺气虚寒：指肺气虚弱、久患肺病损伤肺气，或者外感寒邪导致肺调理气机运动，肺部抵御外邪侵入的功能减退，肺虚寒症状和肺气虚症状同时出现。临床表现主要为怕冷、咳嗽、四肢凉、说话声音低微、胸闷、易感冒、神态疲惫、呼吸短促、面色淡白、舌色淡、苔白、痰稀白，甚至出现水肿，小便不利等症状；肺气虚寒的调理方法可以分为饮食、运动、口服汤药等。在饮食方面要注意忌辛辣刺激食物，可以多吃红枣、枸杞、山药等食物，平时应忌烟忌酒；在运动方面可以学习太极和八段锦，增强体质，不可剧烈运动；口服汤药方面，可以在医生指导下服用参苏饮、六君子汤或玉屏风散等补益肺气。也可以通过针灸、推拿、刮痧等方法进行调理。

（5）痰浊阻肺：痰浊阻肺主要症状为咳嗽咳痰、胸闷气短、恶心呕吐、舌苔厚腻等。痰浊阻肺一般是由于外感风寒，或风热之邪，没有得到及时治疗，导致外邪从肌表、口鼻入肺，影响肺的正常升降功能，导致痰湿内生阻滞于肺，也可能是饮食不慎，过食肥甘厚味之后出现的痰浊内生，阻滞于肺。中医治疗以祛湿清痰、宣通肺气为主，方选二陈汤加减。在用药的同时一定要多饮水，保持清淡饮食，忌辛辣、油腻、鱼肉等。

★ 养肺之道

（1）远离寒、火、燥。肺为娇脏，非常娇嫩，怕寒怕火怕燥，一切冰冷之物勿碰（包括夏天）；过于干燥之物不建议吃。肺喜润，滋润温软为宜。平时饮食清爽清淡为主。

（2）勿久卧。久卧伤气，有的人越睡越困，不是没睡够，而是睡过了，反而气更加虚。养成好的作息习惯，到点就起床，别赖床就行

（3）防油烟、粉尘、雾霾。相当一部分肺病，甚至大病都是和烟尘有关，属于外邪。

（4）少抽烟。如果肺气已经不足，戒烟势在必行。

（5）情绪调节。生气不仅伤肝，也会伤肺，表现火大喘不上气，憋得难受，其实根源还是肝火大，除自己有意识调节情绪外，千万不要憋在心里，找合适的渠道发泄出来，伤害会小很多。悲伤肺，过于悲伤，整天愁眉苦脸，伤肺得肺病。如果情绪是性格问题，这个非药食可以改变，多读书提升精神境界或者随着年龄增长成熟会好很多；如果非性格问题，则可以就导致情绪失调原因主动去改变。

　　以"食"养肺：秋季养肺适当多吃葱、姜、蒜等辛味食物，因具有发散、行气、活血、通窍等功效，可以补益肺气。以"动"养肺：适当运动锻炼可以提高免疫力，如慢跑、太极拳、散步等。以"暖"养肺：空调温度不宜太低也不要吹的时间过长，少食寒凉食物；喝水以温开水为宜。以"笑"养肺：悲伤低落的情绪会损伤肺，每天多笑能消除疲劳、解除抑郁，还可使胸廓扩张、肺活量增大，有助于宣发肺气，利于人体气机升降。

第五节

谨"肾"
行事

★ 肾的精妙

常常有人把肾虚挂在嘴边，"肾虚"是中医特有的概念，只有中国和受中国文化影响较深的国家才有这个概念的。但其实在西医解剖学中的肾，位于腰部两侧后方，只是脊椎动物的一种器官，属于泌尿系统的一部分，负责过滤血液中的杂质、维持体液和电解质的平衡，最后产生尿液经尿道排出体外；同时也具备内分泌的功能以调节血压。所以西医中的"肾"与性、性功能没有任何关系。在西医的研究中，决定人类性、性功能的最重要器官是性腺，即男子的睾丸和女子的卵巢。以及丘脑下部—脑垂体—性腺轴系统，由这一复杂的内分泌系统调控着人类的性功能。

中医对肾的认识，内涵比现代医学解剖之"肾"广泛。它认为肾在人体是一个极其重要而又包涵多种功能的脏器；内藏元阴元阳（肾之阴阳的别称），为水火之宅，是先天之本，生命之根。中医的肾与膀胱、骨髓、脑、头发、耳、二阴等构成系统。中医认为，肾为先天之本，寓元阴元阳。先天之本是指人立身之本，"人始生，先成精"，而肾藏精，故肾为先天之本。元阴是指阴精，元阳是指元气，元阴元阳在人的生命活动中，从孕育成形到发育壮大的过程中起着决定性作用。《素问·脉要精微论》说："腰者，肾之府。"由于肾藏有"先天之精"，为脏腑阴阳之本，生命之源，故称为"先天之本"。肾在五行属水，肾与膀胱互为表里，肾藏精，主生长发育和生殖，肾开窍于耳及二阴，肾在体为骨，其华在发。

肾藏精，主生长发育。肾主藏精，以气为用，关系着人的生长发育。肾气盛衰直接关系到人的生长发育，乃至衰老的全过程，也关系着人的生殖能力。在整个生命过程中，正是由于肾中精气的盛衰变化，而呈现出生、长、壮、老、已的不同生理状态。人从幼年开始，肾精逐渐充盛。到了青壮年，肾精进一步充盛，乃至达到极点，体壮实，筋骨强健。而待到老年，肾精衰退，形体也逐渐衰老，全身筋骨运动不灵活，齿摇发脱，呈现出老态龙钟之象。打个比方，假使人是棵大树的话，肾就像大树的树根一样，根深方能叶茂，同样道理肾好身体才好。在生长发育障碍临床治疗中，补肾是重要治疗方法之一；补肾填精又是延缓衰老和治疗老年性疾病的重要手段。

肾藏精，主生长发育和生殖。精有精华之意，指人体最重要的物质基础。肾所藏之精包括"先天之精"和"后天之精"。"先天之精"禀受于父母，与生俱来，有赖于后天之精的不断充实壮大，"后天之精"来源于水谷精微，由脾胃化生，转输五脏六腑，成为脏腑之精。脏腑之精充盛，除供应本身生理活动所需外，其剩余部分则贮藏于肾，以备不时之需。当五脏六腑需要时，肾再把所藏的精气重新供给五脏六腑。故肾精的盛衰，对各脏腑的功能都有影响。肾所藏之精化生为肾气，肾气的充盈与否与人体的生、长、壮、老、已的生命过程密切相关。例如，人在七八岁时，由于肾气的逐渐充盛，所以有"齿更发长"的变化；发育到青春期，肾气充盛，产生了一种叫作"天癸"的物质，于是男子就能产生精子，女子开始排卵，出现月经，性功能也逐渐成熟而有生殖能力；待到老年，肾气渐衰，性功能和生殖能力随之逐渐减退而消失。

肾主水，主要是指肾中精气的气化功能，对于体内津液的输布和排泄，维持体内津液代谢的平衡，起着极为重要的作用，《素问·逆调论》所说："肾者水脏，主津液。"

在正常生理情况下，津液的代谢，是通过胃的摄入、脾的运化和转输、肺的宣发和肃降、肾的蒸腾汽化，以三焦为通道，输送到全身；经过代谢后的津液，则化为汗液、尿液和气排出体外。肾中精气的蒸腾汽化，实际上是主宰着整个津液代谢，肺、脾等脏对津液的气化，均依赖于肾中精气的蒸腾汽化；特别是尿液的生成和排泄，更是与肾中精气的蒸腾汽化直接相关，而尿液的生成和排泄，在维持体内津液代谢的平衡中又起着极其关键的作用，所以说肾主水液。如果肾中精气的蒸腾汽化失常，则既可引起关门不利，小便代谢障碍而发生尿少、水肿等病理现象，如《素问·水热穴论》中说："肾者，胃之关也，关门不利，故聚水而从其类也。上下溢于皮肤，故为胕肿。胕肿者，聚水而生病也。"又可引起气不化水，而发生小便清长、尿量大量增多等病理现象。

肾主纳气。纳，就是固摄、受纳的意思。肾主纳气，是指肾有摄纳肺所吸入的清气，防止呼吸表浅的作用，才能保证体内外气体的正常交换。人体的呼吸功能，虽为肺所主，但必须依赖于肾的纳气作用，《类证治裁》中说："肺为气之主，肾为其之根，肺主出气，肾主纳气，阴阳相交，呼吸乃和。"肾的纳气功能，实际上就是肾的闭藏作用在呼吸运动中的具体体现。从理论上来说，肺吸入之清气，必须下达于肾。《难经》中提到"呼出心与肺，吸入肾于肝"，实际上是说明了肺的呼吸要保持一定的深度，有赖于肾的纳气作用。因此，肾的纳气功能正常，则呼吸均匀和调。若肾的纳气功能减退，摄纳无权，呼吸就表浅，可出现动辄气喘，呼多吸少等病理现象。这称为"肾不纳气"。

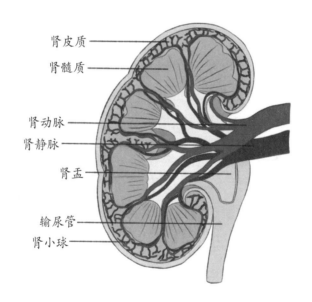

肾皮质
肾髓质
肾动脉
肾静脉
肾盂
输尿管
肾小球

★ 所谓"肾虚"

中医所说的肾虚一般分为四种，肾阳虚、肾阴虚、肾气虚、肾精虚，这四种虚证不能一概而论。

（1）肾阳虚：俗称命门火衰，有阳虚的临床表现，如畏寒、肢冷、小便清长、性欲减退、阳痿早泄、舌淡苔白、脉沉迟。

（2）肾阴虚：俗称肾水不足，除有肾虚的表现外，还有阴虚的临床表现，如五心烦热、潮热盗汗、口干舌燥、尿黄便干、舌红少苔、脉细数。

（3）肾气虚：有面色淡白，腰膝酸软，听力减退，小便频频而清，甚至不禁，滑精早泄，尿后余沥，舌淡苔薄白等症状。

（4）肾精虚：主要表现为小儿发育迟缓，身材矮小，智力和动作迟钝，囟门迟闭，骨骼萎软，男性精少不育，女子经闭不孕，性功能减退，早衰，发脱齿摇，耳鸣耳聋，健忘恍惚，动作迟缓，足痿无力，精神呆钝等。

★ 养肾之道

（1）饮水养肾。水是生命之源。水液不足，则可能引起浊毒的留滞，加重肾的负担。因此，定时饮水，每天保证充足的饮水量，是很重要的养肾方法。及时排尿，膀胱中贮存的尿液达到一定程度，就会刺激神经，产生排尿反射。这时一定要及时如厕，将小便排干净。否则，积存的小便会成为水浊之气，侵害肾脏。

（2）足部保暖。肾经起于足底，而足部很容易受到寒气的侵袭。因此，足部要特别注意保暖，尤其在寒冷的冬季，要穿棉鞋棉袜保温；夏季睡觉时不要将双脚正对空调或电扇；不要长时间赤脚在潮湿的地面行走。

（3）运动养肾。生命在于运动。通过运动也可以养肾纠虚，方法简单易学：两手掌对搓至手心热后，分别放至腰部上下按摩，至有热感为止。早晚各一遍，每遍约200次。此运动可补肾纳气。

（4）避免劳顿体力。劳动过重会伤气，脑力劳动过重会伤血，房劳过度易伤精。因此一定要量力而行，劳作有度、房事有节，这样才有助于养肾护肾精。充足的睡眠对于气血的生化、肾精的保养起着重要作用。临床发现，许多肾功能衰竭的患者有长期熬夜、过度疲劳、睡眠不足的经历。因此，养成良好的作息习惯，早睡早起，避免熬夜，有利于肾精的养护。

（5）饮食调理。通过调理饮食能够补肾的食物有很多，除黑芝麻、黑木耳、黑米、黑豆等黑色食物外，核桃、韭菜、虾、羊腰等也能起到益肾的作用。日常适当多吃这些食物，可补肾养肾。

（6）慎服药物。是药三分毒。不论中药还是西药，都有一些副作用，有的药物常服会伤肾。因此在用药时要提高警惕，使用前认真阅读说明书；需长期服用某种药物时，应先咨询专业医生，不要自行乱服药物。

小贴士

补肾最简单、有效的方法就是不要伤害肾，不要伤害肾最稳妥的方法就是不要乱补肾，不要乱吃药，正常健康的饮食习惯就是对肾脏最大的保护。

参考文献

[1] 王小强,蒲玉婷,白雪,等.中医"养生先养心"的养生思想与方法[J].中国民间疗法,2020,28(1):1-4.

[2] 杨玉芳,孙贵香,龚兆红,等.浅论国医大师孙光荣中和思想之"养生第

一要养心"[J].湖南中医杂志,2019,35(10):20-22.

[3] 凌依.中医：春季优先养肝[J].现代养生,2015,244(6):24-25.

[4] 陈磊,张国梁,侯勇,等.新安医家中医肝病学术思想探析[J].国医论坛,2018,33(4):22-24.

[5] 陈星,刘清娥.论中医脾的形质与功能[J].陕西中医,2015,36(1):73-74.

[6] 王铭.中医脾肾相关的理论研究[D].福州：福建中医学院,2009.

[7] 陈永,乐毅敏,易惺钱,等.用现代医学解释中医基础理论——中医基础理论发展新格局[J].江西中医药,2014,45(3):3-6.

[8] 张蕴.秋季如何科学养生[J].新农村,2021,457(10):40.

[9] 郑敏麟,阮诗玮.论中医"肾"藏象的宏观和微观实质[J].中华中医药杂志,2012,27(10):2560-2564.

[10] 沈自尹.中医肾的古今论[J].中医杂志,1997,(1):48-50.

后　记

随着我国社会的发展，国民健康意识大大提高，健康需求呈现多层次、多样化的趋势。我国健康管理面临新的形势与机遇：社会快速增长的老龄化，导致预期寿命延长，老龄人口基数大，群体发病率高，社会负担加重，加之我国慢性病增多的严重威胁，催生和促进了健康管理的快速发展。

政府政策支持和社会广泛参与是开展健康管理研究与实践的重要前提，是推动我国健康管理学科与相关服务业可持续发展的关键所在。国家及政府相关部门自 2010 年以来颁布的很多重要文件，一定程度上支持了健康管理发展。《国务院关于促进健康服务业发展的若干意见》《"健康中国 2030"规划纲要》和《国务院关于实施健康中国行动的意见》《健康中国行动——癌症防治实施方案（2019—2022 年）》《促进健康产业高质量发展的行动纲要（2019—2022 年）》《健康保险管理办法》《中华人民共和国基本医疗卫生与健康促进法》相继颁布，吹响了以提高人民健康为核心、全方位全周期保障人民健康的战斗号角，开启了"健康中国"建设新纪元。以大卫生观、大健康观为指导，以人民健康为中心，坚持预防为主，努力实现医学目的和医学服务模式转变的新局面将逐渐出现。

每个人都是自己健康的第一负责人，社会广泛参与开展健康管理需要我们每一个人为之付出行动。世界卫生组织对影响健康的因素进行如下总结：健康 =60% 生活方式 +15% 遗传因素 +10% 社会因素 +8% 医疗因素 +7% 气候环境因素，其中生活方式占 60%，而且也是唯一可以完全由我们自主掌握的因素。所以，坚持健康的生活方式，才是健康长寿的基础。我们能够通过对自己生活方式的调整，适当采取保健措施，来达到最大限度促进自身健康的目的。

在西方，健康管理计划已经成为健康医疗体系中非常重要的一部分，并已证明能有效地降低个人的患病风险，同时降低医疗开支。美国的健康管理经验证明，通过有效的主动预防与干预，健康管理服务的参加者按照医嘱定期服药的几率提高了 50%，其医生能开出更为有效的药物与治疗方法的几率提高了 60%，从而使健康管理服务的参加者的综合风险降低了 50%。健康管理通过系统检测和评估可能发生疾病的危险因素，帮助人们在疾病形成之前进行有针对性的预防性干预，可以成功地阻断、延缓，甚至逆转疾病的发生和发展进程，实现维护健康的目的。健康管理不仅是一套方法，更是一套完善、周密的程序。

世界卫生组织曾列出了全世界普遍存在的十大健康危险因素：体重过轻，不安全的性行为，高血压，吸烟，喝酒，不安全的水和卫生设施及不卫生习惯，缺铁，固体燃料释放的室内烟雾，高胆固醇，肥胖。如果要认真的去找，每个人身上都会有一个以上的健康风险因素。自我健康管理是指自己对自己身体的健康信息和健康危险因素进行分析、预测和预防的全过程，更是一项伴随每个人终身的长期工程，就是要找到自己身上的健康危险因素，通过科学方法干预去掉，让自己保持健康，或者小病康复，大病不恶化。

据研究显示，有效的控制生活方式相关危险因素，如不合理的饮食、缺乏体育锻炼、吸烟、酗酒和滥用药物等，就能减少 40%~70% 的早死，1/3 的急性残疾和 2/3 的慢性残疾。而冠心病、脑卒中、糖尿病、慢性呼吸系统疾病等常见慢性病及肿瘤都与吸烟、过量饮酒、饮食不合理、体力活动不足、长期过劳、精神紧张和心情郁闷等几种共同的生活方式有关。

那么什么样的生活方式是健康的呢？本书通过对我国居民的健康现状分析，用通俗易懂的语言，从食、动、睡、想、补、养几个维度介绍有益于健康的习惯化的行为方式，把危险因素变为健康因素，旨在帮助大家形成健康理念，走出健康管理的"误区"，调动自己的积极性，有效地利用资源，采取行动来达到最大化的健康效果。

由中共中央、国务院印发并实施的《"健康中国2030"规划纲要》中提出了健康优先的原则，把健康摆在优先发展的战略地位，立足国情，将促进健康的理念融入公共政策制定实施的全过程，加快形成有利于健康的生活方式、生态环境和经济社会发展模式，实现健康与经济社会良性协调发展。伴随着健康中国建设的广泛开展和健康中国行动深入实施，健康管理进入了新的发展时期。我们要抓住机遇，勇于创新，不懈努力，聚力前行。中国的健康管理事业一定能够从世界范围内的跟跑者成为领跑者，为健康中国建设，为提高国民健康贡献力量！